高职高专护理类教材

$\mathcal{N}$ursing Management

护理管理学

杨艳莉 等 主编

河南大学出版社
HENAN UNIVERSITY PRESS

·郑州·

图书在版编目(CIP)数据

护理管理学 / 杨艳莉等主编. -- 郑州：河南大学出版社，2023.8
ISBN 978-7-5649-5588-5

Ⅰ.①护… Ⅱ.①杨… Ⅲ.①护理学－管理学 Ⅳ.①R47

中国国家版本馆CIP数据核字(2023)第157932号

HULI GUANLIXUE
护理管理学

责任编辑	林方丽	韩 璐
责任校对	陈 巧	
封面设计	郭 灿	

出　版	河南大学出版社			
	地址：郑州市郑东新区商务外环中华大厦2401号			
	邮编：450046			
	电话：0371-86059701（营销部）			
	网址：hupress.henu.edu.cn			
排　版	河南树青文化传播有限公司			
印　刷	广东虎彩云印刷有限公司			
版　次	2023年8月第1版		印　次	2023年8月第1次印刷
开　本	787 mm×1092 mm　1/16		印　张	20.75
字　数	427千字		定　价	62.00元

（本书如有印装质量问题，请与河南大学出版社营销部联系调换。）

编委会

主编

杨艳莉	>>	河南科技大学第一附属医院
樊少磊	>>	郑州大学第三附属医院
余　瑾	>>	南昌大学第一附属医院
姜薇薇	>>	新疆医科大学第一附属医院
王　萍	>>	新疆医科大学第一附属医院

副主编

费贤芹	>>	安徽省第二人民医院
石宏燕	>>	江门市中心医院
胡趣儿	>>	南方医科大学顺德医院（佛山市顺德区第一人民医院）
余文思敏	>>	香港大学深圳医院
徐　艺	>>	新疆医科大学第一附属医院

前言

护理管理学是将管理学理论和方法应用于护理实践并逐步发展起来的一门应用学科，主要研究护理管理现象和规律，通过计划、组织、人力资源管理、领导等管理职能，达到提高护理管理效率的目的。学习的主要任务是了解管理的理论基础和方法，以及护理管理的组织结构、特点和任务；基本掌握管理的五个职能，并具有运用管理基本理论和技能解决护理管理实际问题的能力。

从性质上看，护理管理学既属于护理学，又属于管理学的分支学科。护理管理是一种行为过程，是护理管理者为了实现管理目标，采用一定的组织形式和方法，指挥、协调和控制被管理者完成预定护理目标的一种活动过程。管理者、被管理者和作用对象构成管理活动的三要素，其中管理者是活动的主体，护士长即科室和病房护理管理的主体，如何提高护士长的素质和管理能力、改善护理质量是摆在当前医院管理者面前的重要课题。

本书在编写过程中坚持以重点内容教学为主导，以案例引入知识点，以我国护理管理实践为基础，结合管理科学理论的学习，探讨通过最佳护理服务，使医疗卫生保健需求与护理资源配置有机结合；构思新颖，管理理论与临床应用兼备，注重理论联系实践，力求反映护理管理科学新动态和改革发展的前沿研究，突出护理管理学的科学性、实用性，体现"以就业为导向，以能力为本位，以发展技能为核心"的职业教育培养理念。通过学习，学生可以掌握护理管理学的基本理论和方法，能够分析和解决护理领域中的实际问题。

本教材可供护理学专业本科、高等专科、高等职业技术学院学生使用，也可供各级各类护士及护理管理人员学习使用。由于编写人员水平有限，如有不足，恳请批评指正。

目 录

项目一 绪论 ·· 1
    任务一 管理及管理学 ··· 2
    任务二 护理管理与护理管理学 ·· 20

项目二 护理的计划管理 ·· 28
    任务一 计划 ·· 29
    任务二 目标与目标管理 ·· 38
    任务三 时间管理 ·· 48
    任务四 管理决策 ·· 58

项目三 护理的组织管理 ·· 71
    任务一 组织概述 ·· 72
    任务二 我国卫生组织系统 ··· 86
    任务三 我国护理组织系统 ··· 93
    任务四 组织文化 ·· 102

项目四 护理的人力资源管理 ·· 113
    任务一 概述 ·· 114
    任务二 护理人力资源规划 ··· 121
    任务三 护理人员选聘与培训 ·· 125
    任务四 护理人员的使用与绩效考核 ··· 131

项目五 护理的领导管理 ·· 147
    任务一 概述 ·· 148

任务二　领导理论 ·· 157
　　任务三　激励理论 ·· 171

项目六　护理质量管理 **186**
　　任务一　质量管理概述 ·· 187
　　任务二　护理质量管理概述 ·· 198
　　任务三　护理质量管理体系 ·· 205
　　任务四　护理质量控制 ·· 211
　　任务五　护理质量评价 ·· 218

项目七　医疗护理风险与安全管理 **228**
　　任务一　医疗护理风险管理 ·· 229
　　任务二　医疗护理安全管理 ·· 241
　　任务三　护理人员职业性损伤及防范 ··· 255

项目八　护理经营管理 **263**
　　任务一　护理成本 ·· 264
　　任务二　护理预算管理 ·· 273
　　任务三　护理服务营销管理 ·· 282

项目九　护理科研管理 **295**
　　任务一　护理科研的历史、特点和任务 ··· 296
　　任务二　护理科研的原则和程序 ··· 302
　　任务三　护理科研管理 ·· 306

答案 ·· 318

参考文献 ·· 324

项目一 绪 论

管理（management）是人类的一种社会活动，管理学作为一门科学，19世纪末发源于美国，之后推广到西欧各国、日本，现已受到各国重视。管理学是一门实用性较强的科学，应用范围广，不仅适用于工商管理，也适用于医院、学校、研究单位以至军队和机关的管理。如同科学技术也是生产力一样，管理也是一种特定形态的生产力。一个国家、一个单位或部门，管理的优劣是关系到它的兴衰存亡的根本大事，这一点已经越来越被人们所认识。现代社会发达程度越高，管理就越重要，而管理理论和方法在不同领域的运用是一门复杂的工作，因此，学习管理的基本理论和发展情况，对管理学有一个完整概括的了解，有益于我们吸取西方护理管理有益的东西，扬长避短，洋为中用，建立适合我国国情的护理管理学。

管理是人类组织社会活动的一个最基本的手段，大到一个国家，小到一个家庭，只要有两个或两个以上的人为了完成他们中任何一个人都不可能单独完成的目标而把他们的努力和资源结合在一起时，就需要有一个管理过程。通过管理，人们才能被组织起来，为达到某种目标而行动。

案例导入

如果你是某教学医院的护士长，所在的心脏内科有40张床位，11名护士，其中副主任护师1人、主管护师3人、护士7人，其中有一名护士休产假。科室工作较忙，治疗量大，有的护士某些操作不能按正规要求去做，影响实习学生的实习质量。护理组一年只发表1篇论文，护理科研工作薄弱。现在是年底，准备做明年的工作计划。

思考与讨论：

(1) 你打算应用哪些管理方法？

（2）你如何进行有效的管理，改变科室护理工作的面貌？

任务一 管理及管理学

任务目标

1. 熟悉管理、管理者及管理学的概念。
2. 理解学习管理学知识的重要性。
3. 掌握管理的基本特性。

一、管理

（一）管理的定义

管理是指管理者通过计划、组织、人力资源管理、领导、控制等各项职能工作，合理有效地利用和协调组织管理所拥有的资源要素，与被管理者共同实现组织目标的过程。

管理的内涵包括以下五个方面：

（1）管理是人类有意识、有目的的活动（目的性）。

（2）管理应当是有效的（有效性）。

（3）管理的本质是协调：一是组织内部各种有形和无形资源之间的协调，二是组织与外部环境的协调。

（4）协调是运用各种管理职能的过程。

（5）管理的对象是组织管理所拥有的资源，包括人、财、物、信息和时间五个方面。

值得注意的是，管理的各个学派在各个时期对管理含义的解释各不相同。美国管理学派认为，管理是"为了达到同一目标而协调集体所做努力的过程"。法国学者认为"管理可以被看作为实现所要达到的目标而协调人力和财力的一种合理方法"。我国有的学者认为"管理就是通过共同劳动加以组织指挥，以期达到最大效能的活动"。综合以上观点，现代管理学者提出"管理就是由一个人或更多的人来协调他人的活动，以便收到个人单独活动所不能收到的效果而进行的各种活动"。

尽管不同时期的管理学家给予管理不同的解释，对管理的研究和认识角度不同，但人们对管理过程中存在的基本因素的认识几乎是一致的。这就是管理概念使我们注意到的对几个关键问题的研究：

（1）管理工作的中心是管理其他人的工作；管理工作的主要目的是通过其他人的活动来收到工作效果。

（2）管理工作是通过协调其他人的活动来进行的。

（3）管理人员必须同时考虑两个方面：①其他人的活动，即其他人的工作；②其他人，即人们。

以上这些因素归纳起来，就形成了对管理的认识，即"管理是领导者利用各种原理和方法，把大家的力量和活动引向目标的一系列的活动过程"。

（二）管理的职能

管理的职能，也就是管理的作用或功能。管理的职能还有另外一种含义，即它是管理过程中的基本要素或主要步骤，从计划、组织、领导、人力资源管理、控制五个方面来论述管理职能。管理工作的各项职能是一个统一的有机整体，是一个系统的网络，每项职能之间是相互联系的。在实际管理工作中，它们是一种相互交叉着的循环过程。

1. 计划

计划是指为实现组织管理目标而对未来行动方案做出选择和安排的工作过程。计划职能是管理的主要职能，是指事先确定目标和对实现这些目标所使用的手段的管理活动，主要分为四个步骤：①确定目标及其先后顺序；②预测对实现目标可能产生影响的未来事态；③通过预算来执行计划；④提出和贯彻指导实现预期目标的政策。每一个阶段都是不可少的，而且必须把它同其他阶段联系起来，这样才能实现计划职能。

2. 组织

"组织"一词具有双重含义：作名词用，主要指组织形态；作动词用，即指组织工作，是指对人员的角色安排和任务分配。组织职能的主要内容包括组织的结构设计、人员配备、医院护理管理的规划与变动、医院护理管理授权等。组织是分配和安排医院护理管理成员之间的工作、权力和资源，实现医院护理管理目标的过程。

3. 领导

领导是指指导和督促组织成员去完成任务的一项管理职能。

> **知识拓展**
>
> 法约尔指出:"管理,就是实行计划、组织、指挥、协调和控制。计划,就是探索未来,制订行动计划;组织,就是建立企业的物质和社会的双重结构;指挥,就是使其人员发挥作用;协调,就是联合、调和所有的活动及力量;控制,就是注意是否一切都按已制定的规章和下达的命令进行。"

4. 人力资源管理

人力资源管理职能是指管理者根据组织内部的人力资源供求状况所进行的人员选择、使用、评价、培训的活动过程,目的是保证组织任务的顺利完成,并且把人员配备职能的含义扩展为选人、用人、评人、育人和留人等五个方面。随着管理理论研究和实践的不断深入,这一职能已经发展成为一门独立的管理科学分支——人力资源管理学。

5. 控制

控制是指为实现组织目标,管理者针对被管理者的行为活动进行的规范、监督、调整等管理过程。人类各项活动有着复杂的内部和外部联系,虽然事先制订出切实可行的计划,但在管理中还会出现各种预料不到的情况,在实现计划的过程中,仍然可能产生不同程度的偏差,这就要求对控制职能加以调节,以保证目标的实现。

(三) 管理的对象

管理活动的实现是一种管理对象过程,有管理就要有管理的对象。关于管理的对象,在科学管理时期,泰罗、法约尔等人提出管理对象"三要素"理论,他们认为管理对象是人、财、物这三个基本要素。后来随着管理实践的展开和对管理理论的研究,管理学家认为管理过程中人、财、物是重要的,但是时间和信息同样重要,特别是生产高度发达以后。所以,"三要素"理论逐渐发展成为"五要素"理论,即认为管理对象包括"人、财、物、信息、时间"五个基本要素。

1. 人力资源

人具有思维和创造性,是组织中最重要的资源。人力管理主要是指对从事社会活动的劳动者,包括生产人员、管理人员和技术人员的管理;从长远的发展来说,还应包括对预备劳动力的培养教育。高效能的管理要人尽其才,用人所长,特别要注意发挥人才的作用。

2. 财力资源

财力是指一个国家或一个组织在一定时期内所掌管和支配的物质资料的价值表现。对财力进行管理,就是要根据财力的客观运动过程特点进行正确有效的管理。要按经济规律办事,要使资金的使用主要保证管理计划的完成,因为经济管理直接影响到管理工作的成效。在市场经济中，财力资源既是各种经济资源的价值体现，又是具有一定独立性和运动规律的特殊资源。

3. 物力资源

物是人们从事社会实践活动的基础，所有组织的生存与发展都离不开物质基础。医院物力资源不仅包括组织的有形资产，还包括无形资产。在无形资产中，有相当一部分是与人力资源紧密结合的。

4. 信息资源

信息是物质属性和关系的表征，宇宙中的万事万物都是通过各自的信息来显示其固有特征的。信息是医院护理管理中不可缺少的构成要素。随着信息社会的到来，广泛地收集信息、精确地加工和提取信息、快速准确地传递和处理信息、有效地利用信息为管理活动服务已成为护理信息管理的重要内容。

5. 时间资源

时间是运动着的物质的存在形式，物质与时间、空间与时间都是客观存在且不可分割的。时间是一种珍贵的资源，过去了就永远不会再来，丝毫没有弹性，完全没有替代性。所以，现代管理非常重视对时间的管理。一个有效的领导者必须管理好自己的时间，在尽可能少的时间内取得尽可能大的效益。

（四）管理的基本特征

1. 管理的二重性

管理具有二重性：一是自然属性，二是社会属性。二重性是管理的重要性质。

管理的自然属性体现在管理具有指挥、协调劳动的职能，它是为了组织共同劳动产生的，反映了社会劳动过程本身的要求，是一系列科学方法的总结。

管理的社会属性是指管理所具有的监督职能，它是由阶级关系决定的，反映了一定社会形态中统治阶级的要求，受到生产关系和经济基础的影响和制约，具有鲜明的阶级性。社会制度不同，管理的目的和性质也不同。

2. 管理的科学性和艺术性

管理既是科学又是艺术，是科学性和艺术性的辩证统一。管理是由一系列概念、原理、原则和方法构成的知识体系，反映了管理活动的科学性。艺术性就是强调管理的实践性，没有实践，也就无所谓艺术。

知识拓展

管理的艺术性是指一切管理活动都应具有创造性，管理没有一成不变的模式，没有放之四海而皆准的经验。管理的艺术性是由最重要的管理要素——人具有的主观能动性和感情所决定的。人的

> 主观能动性的基础是人能够积极地思维，能够自主地做出行为决定。他们不同于无生命的物质。管理工作者只有充分利用这种主观能动性，才能把人们的积极性和创造性调动起来，使他们自觉地为实现组织的目标去努力工作。此外，人还富有感情。感情是难以数量化、模式化的东西。它的变化有一定的规律，但又带有戏剧性。感情的变化受多种因素的影响，如不同的个人对同一种管理方式会做出截然不同的反应，会有完全不同的行为，同样，在不同的环境中，管理者处理同一问题可能就要采取不同的方法。管理者必须灵活地运用管理的基本原则，只有根据具体的管理对象、管理环境，创造性地去解决实际中存在的问题，管理才可能成功。

3. 管理的普遍性与目的性

管理普遍存在于各种活动之中，这就决定了管理的普遍性。管理是人类一项有意识、有目的的协作活动，是为实现组织既定的目标而进行的，这就是管理的目的性。

二、管理者

（一）管理者的含义

管理者是指在组织中直接监督和指导他人工作的人。管理者通过其职位，对组织负有贡献的责任，因而能够实质性地影响该组织的经营及取得的成果。现代观点强调管理者必须对组织负责，而不仅仅是拥有权力。与管理者相对应的是非管理者。

（二）管理者的分类

管理者可分为基层管理者、中层管理者和高层管理者。

1. 基层管理者

基层管理者是指那些在组织中直接负责非管理类员工日常活动的人。基层管理者主要职责是直接指挥和监督现场作业人员，保证完成上级下达的各项计划和指令。基层管理者主要关心的是具体任务的完成。

基层管理者的称谓主要有：督导、团队主管、教练、护士长等。

2. 中层管理者

中层管理者是指位于组织中的基层管理者和高层管理者之间的人。

中层管理者承上启下，主要职责是正确领会高层管理者的指示精神，创造性地结合本部门的工作实际，有效指挥各基层管理者开展工作。中层管理者注重的是日常管理事务。

中层管理者的称谓主要有：部门主管、机构主管、项目经理、科室领导等。

3. 高层管理者

高层管理者是指组织中居于顶层或接近于顶层的人，对组织负全责，主要侧重于加强组织与外部的联系和决定组织的大政方针。高层管理者注重良好环境的创造和重大决策的正确性。

高层管理者的称谓主要有：总裁、副总裁、首席执行官、医院院长等。

（三）管理者应具备的能力

1. 沟通能力

为了了解组织内部员工互动的状况，倾听员工心声，一个管理者需要具备良好的沟通能力，其中又以"善于倾听"最为重要；唯有如此，才不至于让员工离心离德，或者不敢提出建设性的提议与需求，而管理者也可借由员工的认同感、理解程度及共鸣程度，得知自己的沟通技巧的效果。

2. 协调能力

管理者应该要能敏锐地觉察员工的情绪，并且建立疏通、宣泄的管道，切勿等到对立加深、矛盾扩大后，才急于处理与排解。此外，管理者对于情节严重的冲突，或者可能会扩大对立面的矛盾事件，更要果决地加以排解；即使在状况不明、是非不清的时候，也应即时采取降温、冷却的手段，并且在了解情况后，立刻以妥善、有效的策略化解冲突。只要把握消除矛盾的主动权，任何形式的对立都能迎刃而解。

3. 规划与统筹能力

管理者的规划能力并非着眼于短期的策略规划，而是长期计划的制订。换言之，卓越的管理者必须深谋远虑、有远见，不能目光如豆，只看得见现在而看不到未来，而且要适时让员工了解公司的远景，才不会让员工迷失方向；特别是进行决策规划时，更要能妥善运用统筹能力，有效地利用部属的智慧与既有的资源，避免人力浪费。

4. 决策与执行能力

在民主时代，虽然有许多事情以集体决策为宜，但是管理者仍经常须独立决策，包括分派工作、协调人力、化解员工纷争等等，这都考验着管理者的决策与执行能力。

5. 培训能力

管理者必然渴望拥有一个实力强的工作团队，因此，培养优秀人才也就成为管理者的重要任务。

6. 统御能力

有句话是这样说的："一个领袖不会去建立一个企业，但是他会建立一个组织来建立企业。"根据这种说法，当一个管理者的先决条件就是要有能力建立团队，之后才能进一步建立企业。但无论管理者的角色怎么复杂多变，赢得员工的信任都是首要的条件。

（四）管理者应具备的管理技能

1. 技术技能

技术技能是指对某一特殊活动——特别是包含方法、过程、程序或技术的活动——的理解和熟练程度。它包括专门知识、在专业范围内的分析能力以及灵活地运用该专业的工具和技巧的能力。技术技能主要是涉及"物"（过程或有形的物体）的工作。

2. 人事技能

人事技能是指一个人能够以小组成员的身份有效地工作，并能够在他所领导的小组中激发起大家的协作精神和团队精神，创造一种良好的氛围，以使员工能够自由地、无所顾忌地表达个人观点的能力。管理者的人事技能是指管理者为完成组织目标应具备的领导、激励和沟通能力。

3. 思想技能

思想技能包含把企业看成一个整体的能力，包括识别一个组织中彼此互相依赖的各种职能，一部分的改变如何影响所有其他各部分，并进而影响个别企业与工业、社团之间，以及与国家的政治、社会和经济力量这一总体之间的关系，即能够总揽全局，判断出重要因素并了解这些因素之间的关系。

4. 设计技能

设计技能是指以有利于组织利益的种种方式解决问题的能力，特别是高层管理者不仅要发现问题，还必须像一名优秀的设计师那样具备找出某一问题切实可行的解决办法的能力。如果管理者只能看到问题的存在，并只是"看到问题的人"，他们就是不合格的管理者。管理者还必须具备这样一种能力，即能够根据所面临的现状找出行得通的解决方法的能力。

这些技能对于不同管理层次的管理者的相对重要性是不同的。技术技能、人事技能的重要性依据管理者所处的组织层次从低到高逐渐下降，而思想技能和设计技能则相反。对基层管理者来说，具备技术技能是最为重要的，具备人事技能在同下级的频繁交往中也非常有帮助。当管理者在组织中的组织层次从基层往中层、高层发展时，随着他同下级直接接触的次数和频率的减少，人事技能的重要性也逐渐降低。也就是说，对于中层管理者来说，对技术技能的要求下降，而对思想技能的要求上升，同时具备人事技能仍然很重要。但对于高层管理者而言，思想技能和设计技能特别重要，而对技术技能、人事技能的要求相对来说则很低。当然，这种管理技能和组织层次的联系并不是绝对的，组织规模大小等一些因素对此也会产生一定的影响。

三、管理学、卫生管理学及护理管理学

（一）管理学

1. 管理学的概念

管理学是指研究管理活动基本规律与方法的一门综合性应用科学。

2. 管理学的特点

（1）实践性。管理学的理论直接来源于管理的实践活动，并且直接为管理实践活动提供指导。

（2）综合性。人们的管理活动，除了受生产力、生产关系、上层建筑等因素的影响之外，还要受自然、心理甚至感情等因素的影响。

（3）社会性。管理学研究的是管理活动中的各种关系及其一般规律。

3. 管理学研究的内容

（1）生产力，主要研究如何合理规划并组织生产力。

（2）生产关系，主要研究如何建立和完善组织机构和管理体制，如何正确处理组织中人与人之间的相互关系，如何有效地实施激励，最大限度地调动各方面的积极性和创造性，实现组织目标。

（3）上层建筑，主要研究如何使组织内部环境与外部环境相适应的问题。

另外，管理学研究的内容还有从历史角度出发研究管理思想及理论的形成、演变和发展及从管理者角度出发研究管理过程等。

（二）卫生管理学

1. 卫生管理与卫生管理学的概念

卫生管理是指政府根据卫生事业的规律和特点，以保障和促进人民健康为目的，对卫生组织体系、系统活动和社会措施进行计划、组织和控制的过程。

卫生管理的最终目的是最大限度地保持和促进人民的健康；主要目标是最大限度地发挥卫生资源的作用，保持整个卫生系统的高质量和高效率，保持社会各阶层在卫生筹资和健康状况上的公平性。

卫生管理学是指研究卫生事业发展规律的学科。它的任务是研究卫生事业管理的理论和方法，研究与国情相适应的卫生政策，研究与政策相适应的组织管理和工作方法，研究卫生事业管理的经验。

2. 卫生管理学的研究对象与内容

卫生管理学的研究对象与内容主要包括：①卫生事业管理理论；②卫生组织体系；

③卫生政策；④卫生行政管理；⑤卫生事业管理的方法。

（三）护理管理学

1. 护理管理学的概念

护理管理学是指将管理学理论和方法应用于护理实践并逐步发展起来的一门应用学科，主要研究护理管理现象和规律，通过计划、组织、人力资源管理、领导、控制五个管理职能，达到保证护理管理效率的目的。

2. 护理管理学的目的

学习护理管理学的主要目的是了解管理的理论基础和方法，以及护理管理的组织结构、特点和任务；基本掌握管理的五个职能，并具有运用管理基本理论和技能解决护理管理实际问题的能力。

3. 护理管理学的主要内容

（1）重视护理质量管理。护理工作的复杂性和多样性是客观存在的，护理管理应以严格的质量控制为根本；要着眼于各要素质量，以统筹全局；具体抓环节质量，重视最终质量，进行质量的反馈控制。反馈内容包括工作的态度、效率和质量，对评价结果进行分析并反馈给护士，肯定成绩，表扬优秀，对差的提出纠正方案，达到改进护理工作、提高质量之目的。

（2）不陷于琐碎事务。一个一年劳动三百天的护士长，可以当选劳模，但却不一定是合格的护士长。而能调动护士的积极性，把护理工作管理得井井有条，得到广大护士的认可的护士长才是一个合格的护士长。任何一项工作，都要靠大家去努力完成，作为一个护士长不可能，也不应该亲自去做所有的具体工作，应该起参谋和统帅作用。

（3）制订切实可行的护理工作计划。根据护理部及科内的工作计划，制订出本科室的具体护理工作计划并确保实施。制订工作计划时应注意从实际出发，群策群力，制订出切实可行的计划，不轻易改变或废止，但可根据情况变化做必要的修改。计划必须提出明确的要求、方法、程序、注意事项，使执行者知道应该怎样去做。

（4）勤于管理，及时完成各种记录。

①护士长手册：除日计划、周安排外，每周由科护士长或护理部主任审阅后签署意见。②差错登记：记录姓名、诊断、病情、抢救时间、抢救成效、护理措施、经验和教训等，以便积累临床护理的第一手资料。③护士长业务查房和管理查房记录：业务查房要求记录查房的病种，讲解的内容，提出的护理问题、要点等。④座谈会记录：对患者、陪护和护士提出的问题要有明确的答复和记录，尽量满足他们的要求。⑤讲评考核记录：记录本科护士考试、考核或参加全院护士考试、考核的成绩和平时对本科护士的讲评、好人好事等。⑥参加科内会议或护理部会议记录。⑦输血、输液反应登记：要求详

细记录患者姓名、病种、输入何种液体、内加何种药物、出现何种症状、如何处理、患者情况等。⑧教学记录：记录各班教学计划、教学会议等。⑨病种护理科研总结登记。

四、学习管理学知识的重要性

人们常说技术水平决定了社会生产力水平，从而推动社会发展的进程。但是，仅有先进的技术，没有先进的管理水平，没有相应的管理科学的发展，先进的技术是无法得到推广和有效运用的，它的作用也不可能得到充分的发挥，而且它还会阻碍社会生产力的提高。因此，在当代，人们普遍认为，先进的技术和先进的管理科学是推动现代社会发展的两个"车轮"，缺一不可。这一点已为许多国家的发展经验所证明。19世纪时经济学家特别受欢迎，而20世纪40年代以后，整个社会却是管理人才的天下了。这些都表明管理在现代社会的发展中占有很重要的地位，也凸显了其重要作用。

由于管理的重要性，未来的社会更需要管理，管理是人类不可缺少的重要活动。随着未来社会共同劳动的规模日益扩大，劳动分工协作更加精细，社会化大生产日趋复杂，管理就更加重要了。在人类经历了农业革命、工业革命这样两个文明浪潮以后，以全新技术为主要特征的"第三次浪潮"也冲击到我们的身边，全新的技术、高速度的发展需要一套更科学的管理，才能使新的技术、新的材料充分发挥它们的作用。比起过去和现在，未来的管理在未来的社会中将处于更加重要的地位。

管理占有重要的地位，从而决定了学习、研究管理学的必要性。随着生产力和科学技术的发展，人们才逐渐认识到管理的重要性。经济的发展固然需要丰富的资源与先进的技术，但更重要的还是组织经济的能力，即管理能力。从这个意义上说，管理本身就是一种经济资源，作为"第三生产力"在社会中发挥作用。先进的技术要有先进的管理与之相适应，否则，落后的管理就不能使先进的技术得到充分发挥。由此可以看出，管理在现代社会的发展中起着极为重要的作用。

而学习、研究管理学是培养管理人员的重要手段之一。判定管理是否有效的标准是管理者的管理成果好坏。通过实践可验证管理的有效性，因此，实践是培养管理者的重要一环，而学习、研究管理学也是培养管理者的一个重要环节。管理者只有掌握扎实的管理理论与方法，才能很好地用其指导实践，并可缩短或加速自己的成长过程。目前我国的管理人才，尤其是合格的管理人才是缺乏的，因此，学习、研究管理学，培养高质量的管理者成为当务之急。学习、研究管理学是未来的需要。随着社会的发展，专业化分工会更加精细，社会化大生产会日益复杂，而日新月异的社会将需要更加科学的管理。因此，管理在未来的社会中将处于更加重要的地位。

五、管理思想的形成与发展

管理活动源远流长，人类进行有效的管理活动已有数千年的历史，但从管理实践到形成一套比较完整的理论，则是一段漫长的历史发展过程。回顾管理学的形成与发展，了解管理先驱对管理理论和实践所做的贡献，以及管理活动的演变历史，对每个学习管理学的人来说都是必要的。

从人类社会产生到18世纪，人类为了谋求生存自觉不自觉地进行着管理实践，其范围是极其广泛的。但是这一时期人们仅凭经验去管理，尚未对经验进行科学的抽象和概括，没有形成科学的管理理论。早期的一些著名的管理实践和管理思想大都散见于埃及、中国、希腊、罗马和意大利等国的史籍和许多宗教文献之中。18世纪到19世纪的工业革命使以机器为主的现代意义上的工厂成为现实，工厂以及公司的管理越来越突出，管理方面的问题越来越多地被涉及，管理学开始逐步形成。这个时期的代表人物有亚当·斯密（1723—1790）、大卫·李嘉图（1772—1823）等。亚当·斯密是英国资产阶级古典政治经济学派的创始人之一，他的代表作是《国富论》。亚当·斯密发现，分工可以使劳动者从事某种专项操作，便于提高技术熟练程度，有利于推动生产工具的改革和技术进步，可以减少工种的变换，有利于劳动时间的节约，从而提出了分工理论。大卫·李嘉图是英国资产阶级金融家、古典政治经济学的杰出代表者和完成者，1817年大卫·李嘉图的《政治经济学及赋税原理》一书出版，在资产阶级经济学界产生了深远的影响。

> **知识拓展**
>
> 我们会经常发现，在世界上具有伟大人性但是缺乏自我控制的人，在追求最高荣誉时，一旦碰到困难和危险，就懒惰、犹豫、容易沮丧；相反，我们也常常发现能够完善地进行自我控制的人，没有任何困难可以吓倒他们，没有任何危险能够惊骇他们，但同时，他们对有关正义或人性的全部感觉似乎无动于衷。
>
> ——亚当·斯密《国富论》

管理学形成后又分为三个阶段：古典管理理论阶段（20世纪初到20世纪30年代行为科学学派出现前）、现代管理理论阶段（20世纪30年代到20世纪80年代，主要指行为科学学派及管理理论丛林阶段）和当代管理理论阶段。

（一）古典管理理论阶段

古典管理理论阶段是管理理论最初形成的阶段，在这一阶段，人们侧重于从管理职能、组织方式等方面研究企业的效率问题，对人的心理因素考虑很少或根本不去考虑。其间，在美国、法国、德国分别活跃着具有奠基人地位的管理大师，即科学管理之父泰罗、一般管理理论之父法约尔以及组织理论之父马克斯·韦伯。

泰罗重点研究在工厂管理中如何提高效率，提出了科学管理理论。科学管理的中心问题是提高劳动生产率，而科学管理的关键在于变原来的经验工作方法为科学工作方法。为此，泰罗提出了任务管理法和配备"第一流"的工人。法约尔对组织管理进行了系统的研究，提出了管理过程的职能划分理论。他在著作《工业管理与一般管理》中阐述了管理职能的划分，认为管理的职能是计划、组织、指挥、协调和控制。马克斯·韦伯在管理思想方面的主要贡献是在《社会组织和经济组织理论》一书中提出了理想官僚组织体系理论，他认为建立一种高度结构化的、正式的、非人格化的理想官僚组织体系是提高劳动生产率最有效的形式。上述三位及其他先驱者创立的古典管理理论被以后的许多管理学者研究和传播，并加以系统化。其中贡献较为突出的是英国的厄威克与美国的古利克，前者提出了他认为适用于一切组织的八条原则，后者概括提出了"POSDCORB"，即管理七项职能。

（二）现代管理理论阶段

第二阶段是现代管理理论阶段，主要指行为科学学派及管理理论丛林阶段。行为科学学派阶段主要研究个体行为、团体行为与组织行为，重视研究人的心理、行为等对高效率地实现组织目标的影响作用。行为科学学派的主要成果有梅奥的人际关系理论、马斯洛的需求层次理论、赫茨伯格的双因素理论、麦格雷戈的X理论和Y理论等。

20世纪40年代到80年代，除了行为科学学派得到长足发展以外，许多管理学者都从各自不同的角度发表自己对管理学的见解。这其中主要的代表学派有管理过程学派、管理科学学派、社会系统学派、决策理论学派、系统理论学派、经验主义学派、经理角色学派和权变理论学派等。这些管理学派研究方法众多，管理理论不统一，各个学派各有自己的代表人物，各有自己的用词意义，各有自己所主张的理论、概念和方法，美国加利福尼亚大学的教授哈罗德·孔茨称其为管理理论丛林。

管理过程学派又称管理职能学派，是哈罗德·孔茨和西里尔·奥唐奈里奇提出的。管理过程学派认为，无论组织的性质和组织所处的环境有多么不同，管理人员所从事的管理职能却是相同的。哈罗德·孔茨和西里尔·奥唐奈里奇将管理职能分为计划、组织、人事、领导和控制五项，而把协调作为管理的本质。哈罗德·孔茨利用这些管理职能对管理理论进行分析、研究和阐述，最终得以建立起管理过程学派。哈罗德·孔茨继承了法约尔的理论，并把法约尔的理论更加系统化、条理化，使管理过程学派成为管理各学派中最具有影响力的学派。

管理科学理论是指以系统的观点运用数学、统计学的方法和电子计算机技术，为现代管理的决策提供科学依据，通过计划和控制解决企业中生产与经营问题的理论。该理论是泰罗科学管理理论的继承和发展，其主要目标是探求最有效的工作方法或最优方案，以最短的时间、最少的支出取得最大的效果。

社会系统学派从社会学的角度来分析各种组织。它的特点是将组织看作一种社会系统，是一种人的相互关系的协作体系，是社会大系统中的一部分，受到社会环境各方面因素的影响。

美国的切斯特·巴纳德决策理论学派是在第二次世界大战之后，吸收了行为科学、系统理论、运筹学和计算机程序等学科的内容发展起来的，代表人物是美国管理学家、计算机学家和心理学家西蒙。决策理论学派认为管理过程就是决策的过程，管理的核心就是决策。西蒙强调决策职能在管理中的重要地位，以有限理性的人代替绝对理性的人，用"满意原则"代替"最优原则"。

系统理论学派是指将企业作为一个有机整体，把各项管理业务看成相互联系的网络的一种管理学派。该学派重视对组织结构和模式的分析，应用一般系统理论的范畴、原理，全面分析和研究企业和其他组织的管理活动和管理过程，并建立起系统模型，以便于分析。系统理论学派的重要代表人物是弗里蒙特·卡斯特。弗里蒙特·卡斯特是美国系统管理理论的重要代表人物、著名的管理学家，主要著作有《系统理论与管理》（与约翰逊、罗森茨韦克合著）、《组织与管理：系统方法与权变方法》（与罗森茨韦克合著）等。

经验主义学派又称为经理主义学派，以向大企业的经理提供管理当代企业的经验和科学方法为目标。它重点分析成功管理者的实际管理经验，并加以概括、总结出他们的成功经验中具有的共性东西，然后使之系统化、合理化，并据此向管理人员提供实际建议，其中的代表人物有彼得·德鲁克、欧内斯特·戴尔等。

经理角色学派以对经理所担任角色的分析为中心来考虑经理的职务和工作。该学派认为针对经理工作的特点及经理所担任的角色等问题，如能有意识地采取各种措施，将有助于提高经理的工作成效。经理角色学派的代表人物是亨利·明茨伯格。

权变理论学派认为，企业管理要根据企业所处的内外条件随机应变，没有什么一成不变、普遍适用的"最好的"管理理论和方法。企业管理要根据企业所处的内部环境和外部环境来决定其管理手段和管理方法，即要按照不同的情景、不同的企业类型、不同的目标和价值，采取不同的管理手段和管理方法。其代表人物卢桑斯在1976年出版的《管理导论：一种权变学》是系统论述权变管理理论的代表著作。

（三）当代管理理论阶段

第三阶段是当代管理理论阶段。进入20世纪70年代以后，国际环境剧变，尤其是石油危机对国际环境产生了重要影响。这时的管理理论以战略管理为主，研究企业组织与环境的关系，重点研究企业如何适应充满危机和动荡的、不断变化的环境。迈克尔·波特所著的《竞争战略》把战略管理理论推向了高峰，他强调通过对产业演进的说明和对各种基本产业环境的分析，得出不同的战略决策。

20世纪80年代为企业再造时代。该理论的创始人是美国麻省理工学院教授迈克尔·哈默与詹姆斯·钱皮。他们认为企业应以工作流程为中心，重新设计企业的经营、管理及运作方式，进行所谓的"再造工程"。美国企业从20世纪80年代起开始了大规模的企业重组革命，日本企业也于20世纪90年代开始进行所谓的第二次管理革命，这十几年间，企业管理经历着前所未有的、类似脱胎换骨的变革。

20世纪80年代末以来，信息化和全球化浪潮迅速席卷全球，顾客的个性化、消费的多元化决定了企业必须适应不断变化的消费者的需要，在全球市场上争得顾客的信任，才有生存和发展的可能。这一时期的管理理论研究主要针对学习型组织而展开。彼得·圣吉在所著的《第五项修炼》中更是明确指出企业唯一持久的竞争优势源于比竞争对手学得更快更好的能力，学习型组织正是人们从工作中获得生命意义、实现共同愿景和获取竞争优势的组织蓝图。

六、管理的原理与原则

（一）管理原理

管理原理就是指在管理的实践过程中，通过对管理工作中实际问题的科学分析和总结形成的具有普遍指导意义的基本规律。

1. 系统原理

系统是人们对有联系的客观事物的一种总的描述。它是指由若干相互联系、相互依存、相互作用的要素所组成的具有特定功能的有机整体。管理是对组织进行的管理，而组织是由相互联系和作用的要素组成的统一整体。管理的系统原理是指在管理过程中应从组织全局的角度出发，正确处理组织与各要素之间、各要素相互之间的关系，以实现组织利益最大化。系统原理在管理的原理中是最具基础性的原理。

2. 能级原理

管理的能级原理是指为了实施有效的管理，必须在组织中建立一个合理的能级结构，并按一定的标准，将管理的对象置于相应的能级结构中。能级原理的运用重点在于如何使人的能量得到最大限度的发挥，以实现目标。

能级原理的基本内容如下。

（1）科学、合理地确定组织的能级结构。

（2）按层次需要选人、用人，使各种人才处于相应的能级。

①能级与职位匹配，使能者有其位；②能级与岗位匹配，使能者有其岗；③能级与待遇匹配，使能者有其利；④能级与能级交叉匹配，实现能力优化组合。

3. 人本原理

人本原理是一种以人为中心（核心）的管理思想。它要求将组织内的人、人际关系放在首位，将管理工作的重点放在激发职工的积极性和创造性方面，使人性得到最完美的发展。管理中对人的认识过程是：要素研究—行为研究—主体研究。

人本原理的主要内容如下。

（1）尊重人——员工是企业的主体。

（2）依靠人——有效管理的关键是员工参与。

（3）发展人——现代管理的核心是使人性得到最完美的发展。

（4）为了人——管理是为人服务的。

4. 责任原理

责任原理是指在管理工作中，必须在合理分工的基础上明确相关部门和个人应承担的相应责任，以实现高效的管理。

责任原理的主要内容如下。

（1）合理分工。

①没有分工，会造成责任模糊、管理混乱；②分工过细，会影响人的积极性和创造性，导致工作效率低下。

（2）明确责任。

列宁曾经说过管理的基本原则是一定的人对所管的一定的工作完全负责。

明确责任包含了四个方面的意思：①职责界限要清楚；②职责内容要具体；③职责中要包括横向联系的内容；④职责一定要落实到人。

（3）职位设计和权限委授要合理。

（4）检查、监督有力，奖惩公正、及时。

5. 效益原理

现代管理的基本目标在于获得最佳的管理效益。效益原理是指在管理工作中，要求一切活动都要始终围绕系统的整体优化目标，通过不断地提高效率，使投入的人、财、物等资源得以充分、合理、有效地利用，从而产出最佳的管理效益。

效益原理的主要内容有五个方面。①要重视经济效益；②要有正确的管理战略；③追求局部效益必须与追求全局效益协调一致；④要努力提高管理系统的效率；⑤管理者应追求长期、稳定的高效益。

6. 弹性原理

管理弹性是指管理在客观环境下为达到组织目标而必须增强的应变能力。弹性原理是指在管理工作中，为使系统同外部环境之间保持积极的动态适应关系，考虑到各种变化的可能性，从而使管理系统整体或内部诸要素、层次在各个环节和阶段上保持适当的弹性。

管理弹性可以分为局部弹性和整体弹性两类。

（1）局部弹性是指任何一种管理必须在一系列管理环节中保持可以适当调节的弹性。对于局部弹性来说，衡量标准要合理，而且任何局部弹性都不能成为对抗上层管理指令的手段或工具。

（2）整体弹性是指管理系统作为一个整体对环境的适应能力或生存本领。其目的是优化系统内各个要素和管理系统诸要素的结构，以及增加管理系统及其要素和层次同环境的沟通频率和强度。

（二）管理原则

1. 创新与改善原则

对于一个组织来说，思想观念、制度、战略、策略、组织、技术、方法、产品、服务须不断创新和改善，组织才能生存和发展。而这其中，观念更新是根本。

改善是日本企业成功的诀窍。虽然改善和创新都是进步，但它们有区别。创新是跳跃式的进步，改善是渐进式的进步；创新的效果立竿见影，改善的效果日积月累才能看出来；创新可以依靠少数聪明的脑袋，改善则须众人努力，没有全员的努力，是谈不上改善的。将别人创新的东西拿过来加以改善，就会比别人做得更好。创新加改善的效果远远超过创新加维持的效果。日本人从美国人那里学到统计质量控制和全面质量管理，经过改善，日本企业的质量管理比美国企业的质量管理做得更好。

2. 激活原则

激活原则是指管理的目的不是要将管理对象管死，而是要使管理对象充满活力，使每个下属单位、每个人都充分发挥主动性和创造性。

在现代社会，机械组织已不能适应现实，有机组织才能生存。机械组织注重效率，强调按职能实行专业化分工，强调集中决策和严格的等级制，它适用于稳定的环境。有机组织注重对外界变化的适应性，强调按任务和业务过程组织资源，等级不明显，组织的目标人人都明确，决策分散，它适用于急剧变化的环境。现代社会环境处于急剧变化之中，任何社会组织都应该成为一个有机组织，它的下属单位都应该是"活细胞"，而不是"死砖头"。

3. 重点原则

重点原则是指看问题、处理问题要抓重点、抓关键、抓瓶颈，解决问题才能事半功倍。由于事物发展不平衡是绝对的，任何时候都会有影响全局的重点和关键，有制约总体产出的瓶颈，哲学上称其为主要矛盾或矛盾的主要方面。抓住重点、抓住关键和抓住瓶颈，就可以以较少的资源消耗，取得较大的总体效果。瓶颈是局部，但决定了系统的产出，瓶颈上的损失就是系统的损失，不断寻找瓶颈，是管理的要诀。

4. 差别原则

差别原则是指对不同的管理对象要区别对待，体现差别，才能产生前进的动力。差异产生动力。有水位差，水才能流动；有电位差，才能形成电流。

5. 简化原则

从事管理，首先要做正确的事，在此前提下，组织机构、工作程序、工作方法和工作关系越简单越好。要把正确的事做正确，就要正确地做事。管理对象多样化、管理内容丰富化、情况瞬息万变，都会造成管理复杂化。要正确地做事，就要把复杂的事情简化，而不是把简单的事情复杂化。

6. 配套原则

配套原则是指政策、条例、办法、规定等管理措施要配套，并保持一致性。尽管任何管理措施都不是全能的，都有副作用，但不能"因噎废食"，关键在于"对症下药"，并在解决主要问题时采取配套措施，减少以至消除副作用。

7. 逐步过渡原则

逐步过渡原则是指组织从一种状态向另一种状态转变须逐步过渡。物体有惯性，改变其运动方向需要施加外力；社会和各种社会组织也有惯性，要改变其状态也需要施加外力。社会经济状况，科学技术水平，管理水平，交通状况，人的素质、思想观念等都不是一朝一夕能够改变的，社会的惯性需要巨大的社会力才能改变。只有采取逐步过渡的办法才能改变社会和组织的状态，欲速则不达，"拐弯太急易翻车"。

8. 适度原则

适度原则是指看问题、处理问题要把握"度"。"过犹不及"，很多事情都有"度"的问题。例如，原则性和灵活性，没有原则性，就没有基准，随意处理问题是管理的大忌；没有灵活性，就会忽视个别特殊问题，不考虑特殊性就是僵死的管理。如何合理把握原则性和灵活性，需要很高的领导艺术。

9. 责任、权利一致原则

人们承担的责任和享受的权利以及相应的报酬应该一致，责任才不会落空。权利与责任不可分，这是常识。有责任就应该有权利。有责任无权利，责任一定会落空；有权利而无责任，会导致权利滥用。权利所到，即责任所在；权利越大，责任也就越大。每级机构、每个人都要有明确的责任和权利。上级不要越级指挥，越级指挥导致组织破坏；下级不要失职，也不能僭越，僭越必然造成混乱。

10. 分类原则

分类原则是指根据需要按一定特征将管理对象分类，用相同的方法处理同类对象，以减少重复工作，保持管理措施的一致性。由于事物具有相似性，按一定属性衡量，总可以把事物分类。管理者每天都要处理大量的问题。将所处理的问题分类，对同种问题按相同的办法处理，不仅能提高效率，而且能避免不一致。在政策、措施上保持一致性，才能使下级朝着既定的方向努力，才能使上级处事公平，增强人们的信心。保持一致性还有利于实现管理工作标准化。同样的事情处理多了，就会使方法更完善，使政策和措施标准化。

11. 目标原则

目标原则是指每项活动都要紧紧围绕组织的目标，不断减少以至消除与组织目标无关的活动，协调全局与局部、个人与组织的目标，以减少资源浪费。难度适当的目标是使人"跳起来"能够摘到的"苹果"。目标有时间性，没有时间要求就失去了目标的意义。目标应该是结果，而不是中间过程。实行目标管理，就不要干预中间过程。目标管理是一种简单易行而又行之有效的管理方式，它有利于调动下属的积极性和主动性。

12. 例外原则

例外原则是指当工作正常进行时，就不要去干预，把精力用到需要的地方。领导者对下级或副手应该采取例外原则管理，要区分下级工作的"随机波动"和"系统偏差"。下级或副手管理的部门或单位不可能一点问题也没有，如果是"随机波动"，让下级或副手自己去处理；如果是"系统偏差"，则要进行干预。领导者如果事无巨细，件件要干预，不仅时间、精力不够，而且未见得能处理好；不仅会贻误主要工作，而且会使下级或副手的工作责任心和主动性降低。

以上12条管理原则可以进行如下分类。

涉及总体管理的原则有创新与改善原则、配套原则、逐步过渡原则和适度原则。

涉及激励的原则有激活原则，责任、权利一致原则和差别原则。

涉及效益效率的原则有简化原则、重点原则、分类原则、目标原则和例外原则。

（杨艳莉）

任务二　护理管理与护理管理学

任务目标

1. 理解护理管理的概念与特点。
2. 掌握护理管理学的概念及研究范围。
3. 掌握护理管理学的发展历程及未来趋势。

一、概述

护理工作在医院总系统中属于垂直管理运行的子系统,护理工作又是技术工作,所以护理管理在护理工作中占有相当重要的地位。

(一)护理管理的概念

护理管理是指以提高护理工作质量为主要目标的工作过程。世界卫生组织给护理管理下了如下定义:护理管理是为了提高人们的健康水平,系统地利用护士的潜在能力和其他有关人员或设备、环境和社会活动的过程。美国护理管理专家Gillies指出,护理管理是使护理人员为患者提供照顾和关怀的工作过程。她认为护理管理的任务是通过计划、组织以及对人力、物力、财力资源进行指导和控制,达到为患者提供有效而经济的护理服务的目的。

护理工作的服务对象和任务决定了护理管理应以提高护理质量为主要目的,也就是运用最有效的管理过程,提供良好的护理服务。护理质量取决于护理管理的水平,所以,护理管理是保证、提高护理工作质量的关键。

知识拓展

护理管理的任务是研究护理工作的特点,找出其规律性,对护理工作诸要素(人员、技术、信息等)进行科学的计划、组织、控制和协调,以提高护理工作的效率,提高护理工作质量。

(二) 护理管理的特点

护理管理有其自身的规律性。护理学要综合人们的心理和生理相互联系的知识，以及自然科学、社会科学、人类科学方面的知识，帮助、指导和照顾人们保持或重新获得体内外环境的相对平衡，从而使其身心健康、精力充沛。护理工作的对象是患者，在医学模式发展成为生物—心理—社会医学模式的今天，护理工作出现了较大的转变，更显示出其独立的、具有自身规律的特点，护理管理必须适应这些特点。

护理工作的对象是患者这一特点，对护士素质提出了特殊要求。护士直接为患者服务，要求护理人员有较好的素质修养，所以，培养和保持护士的良好素质是护理管理建设的重要内容之一。

护理管理也要适应护理工作的科学性和服务性的特点，护理学作为独立学科要综合运用各方面的知识。随着现代护理理论的发展，新技术、新知识引入护理学更加强了护理的科学性。护理工作的服务性也较强，特别是临床上以患者为中心的护理，其科学性、服务性、技术性、思想性及时间连续性都很强，要求理论联系实际，脑力劳动和体力劳动相结合，护理管理要适应这些特点。

护理工作联系广泛，主要表现在管理的对象和范围广泛及参加管理的人员广泛两方面。护理工作要与医生、后勤、行政人员以及患者及其家属、单位发生多方面的联系，尤其是近几年发展起来的社区医疗护理服务、家庭医疗服务等，使得护理工作多方面的沟通交往显得尤为重要。协调好这些联系，也是护理管理的重要内容。

护理工作的连续性和护理人员的性别特点对护理管理有特殊的要求。护理工作的连续性强，工作24小时不间断，而护理队伍中女性占绝大多数，所以，护理管理也必须考虑这些特点，适当解决各种困难，保证护理人员安心工作。

二、护理管理学的概念及研究范围

（一）护理管理学的概念

护理管理学是管理学在护理事业上的具体应用，其任务是研究护理工作的特点，找出其规律性，对护理工作的诸要素（人员、技术、信息等）进行科学的管理，以提高护理工作的效率。因此，良好的护理管理可以使护理系统得到最有效的运转，以提高护理质量。

（二）护理管理学的研究范围

护理管理学是指在总结护理管理发展历史经验的基础上，综合运用现代社会科学、自然科学和技术科学的理论和方法，研究现代条件下护理管理活动的基本规律和一般方法的科学。它既是现代医院管理学的分支学科，又是现代护理学的一个分支学科。

护理管理活动的范围很广，涉及护理领域的所有内容。护理管理学研究的内容主要是护理领域内护理管理活动的基本规律和一般方法。要找出现代护理管理活动的有关规律，是一个复杂的综合过程，既要总结国内外护理管理经验，又要分析现实情况，同时还要综合运用管理学的一般原理与方法及现代科学技术提供的先进手段。

研究和应用现代护理管理学，有助于提高整个护理管理队伍的素质和科学管理水平，有助于改善护理管理的现状和提高护理工作的效率和质量，有助于推动护理学科的发展。护理管理学是一种专业领域管理学，和管理学之间的关系是特殊性与普遍性的关系。护理管理学是管理学一般原理与方法在护理管理实践中的具体运用。

三、护理管理的方法与意义

> **知识拓展**
>
> 护理管理是一门艺术，需要每个管理者给予精心雕琢，方能达到预期效果。

（一）护理管理的方法

1. 行政方法

行政方法是指在一定的组织内部，以组织的行政权力为依据，运用行政手段，按照行政隶属关系来执行管理职能，实施管理的一种方法。行政方法一般采用命令、指示、规定、指令性计划、规章制度等方式对子系统进行控制。行政方法具有权威性、强制性、阶级性、稳定性、时效性、具体性、保密性和垂直性等特点。

2. 经济方法

经济方法是指依靠经济组织，按照客观经济规律的要求，运用经济手段来管理经济的方法。在微观管理中采用经济方法就是把个人利益同其工作成绩联系起来，经常使用的形式有工资、奖金、罚金等。应该注意经济方法虽是一个极为重要的有效的方法，但绝不是万能的方法，必须与其他方法有机地结合起来，充分发挥各种方法的综合效应。

3. 法律方法

法律方法是指通过制定和实施法律、法令、条规进行管理的方法。国家通过制定法律权利、义务和责任，使管理活动有秩序地进行。

4. 思想教育方法

思想教育方法就是运用马列主义、毛泽东思想的基本理论和党的方针政策及光荣传统，去启发干部及群众，引导其树立正确的人生观、世界观、价值观，尽职尽责地做好工作。思想教育方法是做好各种管理最基本的方法，也是最重要的保证。思想教育的基本原则是：解决思想问题与解决实际问题相结合；思想工作一定要渗透到各项工作和具体管理活动中；思想政治工作和教育要经常保持，要与其他管理方法相结合；既要有适当的表扬，又要有必要的批评、惩戒；另外还有实事求是与平等待人等原则。

5. 社会心理学方法

社会心理学方法是指运用社会学、心理学知识，按照群体和个人的社会心理活动特点及其规律进行管理的方法。

（二）护理管理的意义

管理是有效地组织共同劳动所必需的，是可以开发和利用的资源，它在现代社会中占有很重要的地位。科学技术决定生产力发展水平，但是如果没有相应的管理科学的发展，则会限制科学技术的发展。所以有人将科学技术和管理科学比喻为推动现代社会发展的"车轮"，二者缺一不可。管理的潜力比科技技术的潜力更大，提高管理水平是见效快、经济的办法。同样，护理学科要想获得飞跃发展，也离不开管理科学。良好的护理管理可以使护理系统得到最优运转，提高护理质量。现代医院是一个比较复杂的系统，护理工作在医院中占很大的比重，在医、教、研及预防保健工作中，护理人员承担着重要任务。护理工作的质量将直接影响到整个医院的医疗质量和工作效率，护理管理的水平间接反映了医院管理的水平，因此护理管理的科学化、现代化不仅有利于护理学科本身的发展，而且对促进医院建设和推动医学科学的发展都起到了不可低估的作用。提高护理管理水平应该从每一个护理管理人员都掌握科学的管理知识入手，使护理管理知识成为各级护理人才和护理管理人员必备的知识。管理工作贯穿于护理工作的整个过程和护理工作涉及的各个方面，所以不同层次的护理人员也都负有管理的责任，都应懂得一些管理的知识，使之与护理事业的发展相适应。

四、护理管理的发展历程及趋势

（一）护理管理的发展历程

真正科学的护理管理是从近代护理学创始人弗洛伦斯·南丁格尔开始的。她首先提出医院管理要采用系统化的方式、创立护理行政制度、注重护士技术操作的训练等。她无论是在伦敦的看护还是在克里米亚战争中，都注重采光、给水、通风、清洁等环境对患者康复的影响。她的科学管理奇迹般地降低了战地医院伤员的感染率，使伤员死亡率从50%降到2.2%。

科学的护理管理是促进护理学科发展、提高护理质量的保证。第二次世界大战后，各国护理管理者相继学习南丁格尔的护理管理模式，使护理管理学科有了较快的发展。随着先进的管理思想和管理方法的引入和渗透，护理管理逐渐由经验管理走上科学管理的轨道。

护理管理是以提高护理质量和工作效率为主要目的的活动过程。管理中要对护理工作的诸多要素进行科学的计划、组织、领导、控制、协调，以便使护理系统实现最优运转，为服务对象提供最优的护理服务。护理管理学是管理科学在护理管理工作中的具体应用，是在结合护理工作特点的基础上研究医院护理管理活动的基本规律与方法的一门科学，已经为越来越多的专家、学者和管理人员所接受，对医院护理管理实践具有积极的指导作用。

（二）护理管理的发展趋势

随着未来医学模式的不断发展，护理管理工作的质量正在不断提高。随着政府和相关部门对医疗事业的持续投入，护理管理中存在的问题正在被逐一解决，未来的护理管理的发展趋势如下。

（1）管理人性化：护理管理注重以人为本的原理，充分发挥护士的自主权，调动其参与意识。

（2）经营管理企业化：护理管理中实行企业化的管理制度和独立核算制度，这将成为护理管理发展的一种趋势。

（3）经济效益合理化：护理服务的成本效益计算和分配将向进一步合理化的方向发展。

（4）工作分工、分权：随着护理专业分支的发展，护理工作的分工将得以完善，同时，责任的承担也向逐步分权的方向发展。

（5）工作成组化：护理工作的协作性已成为专业的一大特性，因此护理工作的成组化决定了护理管理的成组化管理趋势。

（6）决策科学化：科学的决策程序是现代管理的必要保证。

（7）护理质量提高：持续地提高护理质量是现代护理管理的目标。

（8）办公自动化：在护理管理过程中实现办公自动化，是提高护理管理工作效率的途径。

（9）信息传递迅速化：随着计算机技术的广泛应用和信息管理技术的发展，护理信息管理将朝着建立广泛的信息网，使信息的获取和传递更加现代化的方向发展。

（10）人员专业化：随着护理专业化分工的发展，护理管理人员也将成为一支专门的队伍，活跃在护理服务第一线上。

案例评析

实践内容

护士甲，大学毕业后被分在普外科病房工作，几年后医院护理部进行人员调整，领导决定派她到胸外科担任护士长。原来的老护士长因没有文凭而被调到其他科室。老护士长在原科室工作了十多年，也很有成绩，深受科室同志的好评，只因一纸文凭被迫下台，心里很有想法。为此在新护士长上任时，她没有交接，就离开了原科室。新护士长面临很大的困难：业务不熟、管理工作不熟、人员不熟、与科主任不熟，但任命已经下来，只好硬着头皮接下了这份本应使其高兴却实在令人担忧的工作。新护士长所面临的情况：31岁，科室里还有4位护士年长于她，其他12名护士较年轻，自己性格又较为内向，从未干过管理。

评析

该护士长在开始对工作不熟悉的情况下可以打报告请求医院让老护士长带几个月以便尽快上手；进一步加强与科室人员的沟通，了解本科室的基本情况；制订完善的工作计划，以医院的方针为指导，以科室具体情况为准，有条不紊地工作；时刻谨记护理管理的基本目标：管理好护士，做好护理工作，配合科室治疗患者。

实践模拟

假如你是一名护理管理人员，你认为护理管理的特点和目的有哪些？

（杨艳莉）

思考与练习

一、名词解释

1. 管理　2. 角色　3. 组织　4. 领导

二、选择题

1. 管理对象是组织所拥有的资源，包括的内容有（　　）。
   A. 财、物、信息、空间和时间　　B. 人、财、物、信息、时间
   C. 人、财、物、资料、空间、时间　　D. 人、财、物、信息、空间、时间

2. 管理原理包括（　　）。
   A. 系统原理、能级原理、人本原理、创新原理
   B. 系统原理、能级原理、责任原理、创新原理
   C. 系统原理、能级原理、效益原理、适度原理
   D. 人本原理、责任原理、系统原理、弹性原理

3. 护理管理者的任务是（　　）。
   A. 促进护理科研、建立评估体系、实施成本核算、探寻管理规律
   B. 完善服务内容、建立评估体系、实施成本核算、探寻管理规律
   C. 完善服务内容、促进护理科研、实施成本核算、探寻管理规律
   D. 完善服务内容、建立评估体系、促进护理科研、探寻管理规律

4. 行政管理学者明茨伯格把护士长的工作特性归纳为三大类型，即"三元"角色模式。他认为护士长主要承担的责任是（　　）。
   A. 决策、咨询、护理研究　　B. 人际关系、决策、护理研究
   C. 人际关系、咨询、决策　　D. 护理管理、冲突处理、护理研究

5. 田力是某医院护理部主任，下面与她的领导职能无关的是（　　）。
   A. 向下属传达她对护理管理工作目标的认识
   B. 与医疗器械商谈判，以期达成一项护理用品购货协议
   C. 召集各科护士长讨论和协调评估工作的落实情况
   D. 筹备护理技术竞赛活动

6. 领导工作是一种行为活动，领导工作成功的关键在于（　　）。
   A. 精打细算、善于沟通、善于激励　　B. 善于沟通、善于激励、善于用人
   C. 精打细算、善于激励、善于用人　　D. 善于沟通、精打细算、善于用人

7. 人员管理职能包含（　　）。
   A. 选人、评人、育人、留人　　B. 树人、评人、育人、留人
   C. 选人、树人、育人、留人　　D. 选人、评人、树人、留人

8. 控制就是以计划为标准，由管理者对被管理者的行为和活动实施管理的过程，其内容包含（　　）。
   A. 协调、监督、分析反馈、调整　　B. 检查、协调、分析反馈、调整
   C. 检查、监督、协调、调整　　D. 检查、监督、分析反馈、调整

9. 实施护理管理常用的方法有（　　）。

A. 自主管理方法、经济方法、法律方法、教育方法

B. 行政方法、自主管理方法、教育方法、数量分析方法

C. 行政方法、经济方法、自主管理方法、数量分析方法

D. 行政方法、经济方法、教育方法、社会心理学方法

10. 护理管理人员与一般护士的根本区别在于护理管理人员（　　）。

A. 需要与他人配合完成科室工作

B. 需要从事具体的技术操作

C. 需要对自己的工作成果负责

D. 需要协调他人的努力以实现科室目标

项目二 护理的计划管理

法约尔指出，管理即意味着展望未来，预见是管理的一个基本因素。计划是全部管理职能中最基本的一个职能，管理的过程是从计划职能开始的，有成效的计划对任何一个组织的成功都具有积极作用及重要意义。

计划是管理的首要职能。计划职能包括组织目标的选择和确定、实现组织目标途径的确定和抉择、计划的编制，以及计划的实施等。

案例导入

某医院要求提高护理人员素质以提高护理质量，护理部立即召开工作会议传达医院工作部署，制订一系列计划。①分析形式发现问题。②确定目标是什么。③评估资源，包括临床工作量、护士数量、科主任的态度。④就护士学习的方式、时间、内容拟订备选方案。⑤比较方案，对以上方案的利弊及可行性进行充分讨论和比较。⑥根据评价，选择满意的方案。⑦制订辅助计划，包括师资、教材、活动、训练内容计划。⑧编制预算，如对教师、教室、教材和教具等做出预算。

思考与讨论：

（1）你认为上述计划是否可行？为什么？

（2）制订计划的意义是什么？

（3）如何制订一份合理的计划？

任务一　计　划

任务目标

1. 掌握制订计划的基本步骤。
2. 熟悉制订计划的基本概念和意义。

一、计划的基本概念

（一）计划的含义

在管理学中，计划具有两重含义：其一是计划工作，是指根据对组织外部环境与内部环境的分析，提出在未来一定时期内要达到的组织目标以及实现目标的方案和途径；其二是计划形式，是指用文字和指标等形式所表述的组织以及组织内不同部门和不同成员，在未来一定时期内关于行动方向、内容和方式安排的管理事件。

无论是计划工作还是计划形式，计划都根据社会的需要以及组织的自身能力，通过计划的编制、执行和检查，确定组织在一定时期内的奋斗目标，有效地利用组织的人力、物力、财力等资源，协调安排好组织的各项活动，取得最佳的经济效益和社会效益。

（二）计划的概念

计划是指为实现组织目标而对未来的行动进行设计的活动过程。计划有广义和狭义之分。广义的计划是指制订计划、执行计划和检查计划三个阶段的工作过程，贯穿于管理工作的始终。狭义的计划是指制订计划的活动过程。这里主要讲狭义的计划的概念，它是根据环境的需要和组织自身的实际情况，通过科学的预测，权衡客观的需要和主观的可能，提出在未来一定时期内组织所要达到的目标以及实现目标的方法。护理管理学家吉利斯认为，组织的计划工作是由一系列步骤组成的行动过程，包括调查及评估社会环境、勾勒组织系统及主要子系统结构图、制定组织宗旨和任务、设立组织目标、评估组织资源和自身能力、确定可能的行动方案、分析所有备选方案的优劣势、选择行动方案，以及挑选执行计划的合适人员。他认为计划是权衡组织的实际情况和目标，决定行动路线，安排行动步骤，贯彻行动方针，并建立监督检查方案的整个活动过程。

（三）计划的内容

计划工作的实质就是确定目标和实现目标的途径。因此，要做好计划工作，必须解决"5W1H问题"，即预先决定做什么（What）、为什么要做（Why）、何时做（When）、何地做（Where）、何人做（Who）以及如何做（How）。其基本含义是确定目标和实现目标的途径。这6个方面的具体含义是：

（1）What（What to do）：预先决定要做什么，要明确计划工作的具体任务和要求。

（2）Why（Why to do）：论证为什么这样做，要明确计划工作的宗旨、目标、战略，并论证其可行性。

（3）When（When to do）：决定什么时间做，要明确计划中各项工作开始和完成的进度，以便有效地进行控制和对组织的资源进行平衡。

（4）Where（Where to do）：决定在什么地方做，要明确规定计划的实施地点或场所，掌握计划实施的环境条件和限制。

（5）Who（Who to do）：决定由何人去做，要明确规定由哪个部门或人员监督、执行计划。

（6）How（How to do）：决定怎样做，要明确实施计划的措施、相应的政策和规则，以及应变措施，这是有效完成计划的保证。

二、计划的基本特性

计划职能的特性可以概括为5个方面，即目的性、首要性、普遍性、效率性和创新性。

（一）目的性

计划职能要通过调查研究，预测、确定组织的目标，然后制订实现目标的计划。计划职能的目的性是非常明显的。每个计划及其辅助计划，都旨在促使组织的总目标和一定时期目标的实现。如果没有计划，一个组织就不可能实现它的目标。

（二）首要性

计划是管理者行使管理职能的基础，组织、人员管理、领导、控制职能作用的发挥要以计划为依据，计划贯穿于这些职能中，而组织、人员管理、领导、控制的目的在于促使计划的实现。

（三）普遍性

计划职能涉及组织内各层次、各部门，组织内的任何管理活动都需要进行计划，制订计划是每个管理者的工作职能之一。管理者的主要任务是决策，而决策是计划职能的核心。

（四）效率性

对一个组织来说，衡量一个计划的效果，就是要看这个计划对目的和目标的贡献。从许多针对计划与绩效关系所进行的研究中可以得出以下结论：首先，一般情况表明，正式计划通常与更高的利润、更高的资产报酬率及其他积极的财务成果相联系；其次，高质量的计划过程和适当的实施过程比泛泛的计划更可以产生较高的绩效。

（五）创新性

由于计划是面向未来的，所以它常常要面对变化的新环境，需要解决新的问题。面对新的挑战和机遇，必须有创新的计划、创新的管理过程。

三、计划的意义

计划工作对组织的活动具有直接的指导作用。计划是对未来的部署，有了计划，工作就有了明确的目标和具体的步骤，就可以协调大家的行动，提高大家工作的主动性，降低盲目性，使工作有条不紊地进行。科学、准确的计划将使工作事半功倍，反之，将事倍功半，甚至一无所得。管理学家哈罗德·孔茨认为，计划就是在我们所处的地方与要去的地方之间铺路、搭桥。

（一）有利于组织目标的实现

> **知识拓展**
>
> 科学、准确的工作计划是组织活动得以顺利进行的基础，没有计划的组织活动质量常常是难以保证的。

每个计划及其派生出来的计划，目的都在于促使组织目标的实现。计划为组织确立了明确而具体的目标，并且选择了有利于组织实现目标的方案，计划工作可以使行动对准既定的目标。

护理工作非常烦琐，在工作中时常会有突发事件出现，如没有统筹安排和周详的计划容易造成工作混乱，周密细致、全面的计划可以统一各部门之间的活动，使各项工作井然有序，有利于实现护理目标。计划是管理者指挥的，要层层分解，落实到各部门，直至基层单位，各级管理者依据计划组织指挥本单位的工作。计划使组织中全体成员的行动方向保持一致，使全体成员共同努力实现组织目标。

（二）有利于应对突发事件

在按计划实施管理的过程中，经常不断地发生变化。计划工作是面向未来的，计划虽然无法做到消除未来的变化性，但通过计划过程可以预测未来可能的变动，以及各种变动对组织的影响，并制订适应变动的最佳方案，尽可能地变"意料之外的变化"为"意料之内的变化"，有效回避风险，保证既定目标的实现。这如同医生在手术前制订方案时要预测手术过程中可能出现的问题和预期结果，并制定相应的补救措施和适应变化的最佳方案。又如护理人员制订的护理计划，就是针对患者的健康状况做周密细致的评估，提出解决方案或预测患者可能出现的健康问题，即提出应对的措施。

（三）有利于合理使用资源

管理过程就是以最小的投入获得最大的收获，而计划可使成员明白为实现目标须共同做出努力，通过计划协调使人、财、物合理分配使用，减少重复行动和多余的投入，有利于经济效益的提高。例如，科学、合理的护士排班计划可使各层次护理人员充分发挥各自的作用，并为患者提供优质护理。

（四）有利于控制工作

在管理工作中，计划和控制的联系最为密切。管理学家哈罗德·孔茨曾说过，可以把计划工作和控制工作看成一把剪刀的两刃。没有任何一刃，剪刀也就没有用了。没有了目标与计划，也就不可能控制，这是因为必须把业绩同某些已规定的标准相比较。通过计划工作为组织制定的目标、指标、步骤、进度、预期成果是管理者控制活动的标准和依据，可以检查、评价下属完成工作的成效，而控制就是通过纠正脱离计划的偏差使活动保持既定的方向，因此计划是控制的基础，没有计划规定的目标作为测定的标准，就无法检查工作成效，也无法纠正偏差。

（五）有利于提高护理质量

医院各项护理规章制度、各项护理常规、各项护理操作方法都是计划的表达形式。这些计划使护理人员在护理活动中有章可循，对增强护理人员的工作责任心、规范职业行为、保障护理质量都具有积极的作用。

四、计划的类型

可以按各种不同的标准对计划进行分类。以下按照四种不同的标准进行计划类型的分类介绍。

（一）计划的作用时间

1. 长期计划

长期计划的时间一般多在5年以上，是为实现组织长期目标而制定的具有战略性、综合性的发展规划，又称战略规划、远景规划。它主要规定组织为实现长期目标而采取的行动步骤、分期目标和重大措施。

其特点是：通常由高层管理者制订，具有战略性、综合性，涉及重大方针、政策和策略，不确定因素较多，时间跨度大，以问题为中心，如护理学科5年发展规划、护理部护理人才队伍建设10年规划等。

2. 中期计划

中期计划是指根据长期计划提出阶段性目标和要求，并结合计划期内实际情况制订的计划。它是长期计划的具体化，同时又是制订短期计划的依据，一般期限为1~5年。

其特点是：由中层管理者制订，具有战役性，内容较详细而具体，时间跨度较长，以时间为中心，如护理学科5年发展规划中的师资队伍建设计划、护理队伍结构建设10年规划中的不同层次护理人员的培训计划等。

> **知识拓展**
>
> 先谋后事者昌，先事后谋者亡。
> 一年之计在于春，一日之计在于晨。

3. 短期计划

短期计划是指1年以内的计划，也称年度计划。它是指对未来较短时间内的工作安排及一些短期内须完成的具体工作的部署。年度计划是组织的执行计划，依据年度计划可以确定半年、季、月、旬或周计划。

其特点是：由基层或操作管理者制订，具有战术性，内容比中期计划更加详细具体，时间安排短，以任务为中心，如护理学院教师年度教学计划、医院护理人员年度工作计划等。

（二）计划的规模

1. 战略计划

战略计划是指制订包括整个组织的目标和发展方向在内的计划。其主要内容包括组织在未来一段较长时间内的战略目标、战略重点、战略阶段和战略措施等，由组织高层管理者制订，具有长远性、全局性等特点，如国家"十二五"发展规划、中国护理事业发展规划等。

2. 战术计划

战术计划是指为实现战略计划，由组织的各个部门制订的局部性计划，是根据战略计划制订的落实性计划，是实现战略计划的手段和方法。

（三）计划的约束程度

1. 指令性计划

指令性计划是由上级主管部门制订，向下级下达的具有严格约束力的计划。计划一经下达，计划执行者要严格按照计划开展工作。它是要依靠行政手段来实现的，具有强制性，如政策、法规等。

2. 指导性计划

指导性计划由上层管理部门下达至各执行单位，只规定完成任务的方向、目标、指标，指出重点，对完成计划的方法不做强制性规定，如各科室医护人员业务学习计划。

（四）计划的表现形式

管理学家哈罗德·孔茨曾说过，只要记住，计划包含有将来任何的行为过程，我们就能认识到计划的多样性。他按照这一观点，把计划分为宗旨、目的或任务、目标、策略、政策、程序、规则、规划及预算的形式。

1. 宗旨

宗旨是社会赋予组织的基本职能和基本使命，它表明了一个组织是干什么的，应该干什么，以及明确组织宗旨是发展具体计划的前提条件。例如，医院的宗旨是救死扶伤，实行革命的人道主义；学校的宗旨是培养人才。宗旨不是目标，它是拟定明确目标的最高原则。一个组织必须有明确的宗旨，组织的高层管理者要深入思考组织的宗旨，并将它明确阐述出来，灌输到每一个员工的头脑中，贯彻到计划的制订和执行过程中。

2. 目的或任务

此种计划形式是指组织机构的作用，一个组织应该具有一个以上的目的或任务，如世界卫生组织规定护士的任务是"保持健康、预防疾病、减轻痛苦、促进康复"。这是所有国家的护理组织都应完成的任务,并要根据各国、各地区的具体情况制定出符合实际的可行性目标。

3. 目标

目标是在充分理解组织宗旨的条件下建立起来的,是组织活动在一定条件下要达到的、具体的、可测量的最终成果。确定目标本身也是计划工作,目标不仅是计划工作的终点,也是组织工作、人员配备、指导与领导和控制等活动所要达到的结果。目标通常用一系列指标表示。组织中各个管理层次都应该建立自己的目标,组织低层次目标必须与高层次目标相一致,组织要完成一个高层次目标,必须先完成较低层次的目标,循序渐进。组织的目标应尽量具体化、定量化,具有切实可行、便于评价的特点,如护理质量管理年度目标中"急救物品完好率为100%""护理文件书写合格率达到95%"。

4. 策略

策略是指确定组织长远目标,以及实现这些目标而确定的发展方向、行动方针、工作重点、资源配置的总体方案。策略的重要意义在于可以避免资源浪费,指出统一的方向。例如,医院在市场竞争中求生存、求发展的策略是重点发展优势学科建设,将工作部署和资源配置的重点放在发展专科护理上来,提高护理质量,把医院办得具有特色,以获取良好的经济效益和社会效益。

5. 政策

政策是指组织在决策时或处理问题时指导,以及沟通思想活动的方针和一般规定。政策是管理的指导思想,它为管理人员的行动指明了方向,并明确了在一定范围内怎样进行管理。政策的种类有很多,一个组织的各个部门都要制定各部门相应的政策。制定政策要充分分析组织的目标,要保持一贯性、完整性和稳定性。政策既有广泛的应用范围以保证组织统一意志的贯彻,又允许下级拥有在一定范围内自由处理问题的决策权,如医院的护士职称晋升政策等。

6. 程序

程序是指根据时间顺序确定一系列相互关联的活动,是处理重复发生的例行问题的标准方法。如果说政策是人们思考问题的指南,那么程序则是行动的指南,它具体规定了某一件事情应该如何去做,其实质是对未来要进行的行动规定时间顺序,具有严格的指定性。管理者一般把反复出现的例行业务的合理操作方法编制成程序,一旦该业务再次出现,就成为员工采取行动的有效指导,如患者入院程序、护理操作程序等。

7. 规则

规则是一种最简单的计划,它规定了某种情况下能采取或不能采取的某种具体行动,它是采取或不采取某种行动的管理决策。规则常常与政策和程序相混淆。规则与政策的区别在于规则在使用中不允许有自由处理权,对执行者有较强的约束力,如无菌技术操作原则、查对制度、消毒隔离制度。规程是由一系列的规则组成的,有时间顺序,如护理技术操作规程。规则与程序的区别在于规则在应用中不规定时间顺序,如医院中"禁止吸烟"是规则,与程序无关。另外,一旦违反规则,随之而来的是处罚。

8. 规划

规划是为了实现既定方针所必需的目标、政策、程序、规则、任务分配、执行步骤、使用资源和其他要素的复合体。规划是粗线条的、纲领性的计划。规划有大有小,有长远的和近期的,其目的在于划分总目标实现的进度。一个主要的规划很少是单独的,可能需要许多辅助性计划的支持。例如,护理人员在职培训规划包括培训目标、培训要求、培训方法、时间安排、经费等要素。

9. 预算

预算也称为数字化的计划,是用数字表示预期结果的一份报表。预算可以用财务术语或其他计量单位来表示,这种数字形式有助于更准确地执行计划。通过预算可以考核管理工作的成效和对预算目标的偏离情况,从而实现控制的目的。

知识拓展

只要记住计划包含将来任何的行为过程,我们就能认识到计划的多样性。

——哈罗德·孔茨

五、制订计划的步骤

计划是一种连续不断的程序,良好的计划必须有充分的弹性,一再计划,不断循环,不断提高。计划的步骤一般是通用的,大致上可分为分析形式、确定目标、确定前提条件、拟订备选方案、评估各种方案、选择方案、制订派生计划及确定预算形式八个步骤。

(一)分析形式

对组织所处的内外环境进行评估是编制计划的开始。通过组织内部的调查和分析,可以发现组织自身的优势和不足;通过外部环境的调查分析和预测,主要了解服务对象的需要,明确不肯定因素,并展望预期成果。在清楚全面地了解形式的基础上,确定可行的目标。

(二)确定目标

确定目标是制订计划的第二个步骤,是在认识计划的基础上,为整个组织及其所属的下级单位确定目标。目标是指期望达到的成果，它为组织整体、各部门和各成员指明了方向，描绘了组织未来的状况，并且可作为标准来衡量实际的绩效。计划的主要任务，就是将组织目标进行层层分解，以便落实到各个活动环节，形成组织的目标结构，包括目标的时间结构和空间结构。

（三）确定前提条件

制订计划的前提条件就是计划工作的假设条件，简言之，即计划实施时的预期环境。负责计划工作的人员对计划前提了解得越细、越透彻，并能始终如一地运用它，则计划工作也将做得越协调。按照组织的内外环境，计划工作的前提条件可分为外部前提条件和内部前提条件；按照可控程度，计划工作的前提条件可分为不可控的、部分可控的和可控的三种。外部前提条件大多为不可控的和部分可控的，而内部前提条件大多数是可控的。不可控的前提条件越多，不确定性越大，就越需要通过预测工作确定其发生的概率和影响程度的大小。

（四）拟订备选方案

计划方案类似于行动路线图，是指挥和协调组织活动的工作文件，可以清楚地告诉组织管理人员和员工要什么、何时做、有谁做、何处做以及如何做等问题。目标确定之后，就要拟订方案，这种方案往往是几个，以便进行比较、选择，通常最显眼的方案不一定是最好的方案。拟订可行性方案，要大胆创新、开阔思路，充分发挥潜在的途径。同时要注意，方案不是越多越好，对备选方案的数量要加以限制，以便集中精力分析最为合理的方案。

拟订可供选择的方案时要考虑：①方案与组织目标的相关程度；②可预测的投入与效益之比；③公众的接受程度；④下属的接受程度；⑤时间因素。例如，护理部的目标是提高护理质量，则可行的备选方案有加强护士长培训、聘请护理专家讲课、到外院进修、开展家庭护理服务等。

（五）评估各种方案

在找出了各种可供选择的方案和检查了它们的优缺点后，下一步就是根据前提条件和目标，权衡它们的轻重优劣，对可供选择的方案进行评估。评估实质上是一种价值判断，它一方面取决于评价者所采用的评价标准，另一方面取决于评价者对各个标准所赋予的权重。

评估可供选择的方案，要注意考虑以下几点：①认真考察每一个计划的制约因素和隐患；②要用总体的效益观点来衡量计划；③既要考虑到每一个计划有形的、可以用数量表示出来的因素,又要考虑到无形的、不能用数量表示出来的因素;④要动态地考察计划的效果,不仅要考虑计划执行所带来的利益,还要考虑计划执行所带来的损失,特别要注意那些潜在的、间接的损失。

(六)选择方案

计划工作的第六步是选择方案。这是在前五步工作的基础上做出的关键一步,也是决策的实质性阶段——抉择阶段。可能遇到的情况是,有时会发现同时有两个以上的可取方案。在这种情况下,必须确定首先采取哪个方案,然后将其他方案也进行细化和完善,以作为后备方案。选择方案通常是在经验判断、实验和研究分析的基础上进行的,是选择可行性强、满意度高、投入低和产出高的方案的过程。

(七)制订派生计划

选定的方案一般是组织的总体计划,为了使它具有更强的针对性和可操作性,还需要制订一系列的派生计划,它们是总体计划的子计划。支持计划一般由下级各层次和职能部门制订。例如,医院护理部制订的一份短期内提高护理人员素质的工作计划,要包括日程安排计划、人员轮转计划、课程设置计划、资金使用计划等。

(八)确定预算形式

在做出决策和确定计划后,计划工作的最后一步就是把计划转变成预算,使计划数字化。编制预算要体现收入和支出总额、所获得的利润或者盈余,以及主要资产负债项目的预算。预算如果编得好,则可以成为汇总各种计划的一种手段,也可以成为衡量计划完成进度的重要标准。

(杨艳莉)

任务二 目标与目标管理

任务目标

1. 掌握目标管理的概念及过程。

2. 理解目标的作用及目标管理的特点。

3. 掌握目标管理过程。

一、目标的概念与作用

（一）目标的概念

目标是指在宗旨和任务指导下，组织要达到的可测量的、最终的具体成果。在确立目标之前，组织必须明确其宗旨、任务。宗旨是组织的中心思想和信念，任务是组织的基本职能。

> **知识拓展**
>
> 人的意义不在于他所达到的，毋宁在于他所希望达到的。
>
> ——纪伯伦

（二）目标的作用

1. 主导作用

目标是组织未来要达到的理想状态，对组织管理活动、组织发展规划、成员努力方向等起着主导作用。管理活动的内容、方法、人员的配备、组织结构等都是为实现组织目标服务的。目标直接影响组织活动及组织成员的行为，关系到组织的兴衰存亡。管理者只有明确组织目标，才能判断组织的正确方向。

2. 激励作用

具体、明确而又切实可行的组织目标，注重将个人需要与组织目标有机结合起来，以提高组织成员的工作自主性及责任感，激励组织成员在实现组织目标的同时发挥个人潜能，并在组织中获得更大发展。

3. 协调作用

目标规定了组织成员的具体任务及责任范围，对组织各部门及成员的思想和行动具有统一和协调作用，可以使部门和成员的思想和行动协调一致，从而提高工作效率。

4. 推动作用

目标决定着未来组织应该走向哪里并如何到达那里，反映了社会、集体、个人对某种需要的愿望和要求，对人的行为具有推动作用。一个明确具体、切实可行的目标，可以激发动力，鼓舞士气，同时也可以提高组织成员工作的自主性和责任感。

5. 标准作用

目标具有标准作用，是组织成员工作效果的衡量尺度。评价结果的及时反馈又可以帮助组织成员进一步明确行动方向，为实现组织目标努力。例如，三级综合医院评审标准中入院诊断与出院诊断符合率≥95%、手术前后诊断符合率≥90%等医疗指标就是衡量医疗服务行为结果的标准。

（三）目标的性质

1. 目标的层次性

组织目标形成一个有层次的体系，范围从广泛的组织战略性目标到特定的个人目标。这个体系的第一层次包含组织的远景和使命陈述。第二层次是组织的任务。在任何情况下，组织的使命和任务必须转化为组织总目标和战略，总目标和战略更多地指向组织较远的未来，并且为组织的未来提供行动框架。

2. 目标的网络性

如果说目标体系是从整个组织的整体来考察组织目标的话，那么，目标的网络性则是从某一具体目标实施规划的整体协调方面来进行工作。目标和具体的计划构成网络，组织的目标通常是通过各种活动在网络中的相互联系、相互促进来实现的。有效的组织结构要做到目标之间左右关联、上下贯通、彼此呼应、融为一体。

3. 目标的多样性

目标的多样性表现在目标可以按优先次序分为主要目标和次要目标，按目标的性质分为定性目标和定量目标，按时间长短分为长期目标和短期目标。目标层次体系中的每个层次的具体目标，也可能是多种多样的。在考虑追求多个目标的同时，必须对各目标的相对重要程度进行区分。

4. 目标的可考核性

目标考核的途径是将目标量化。目标量化往往也会影响组织运行的效率，但是对组织活动的控制、成员的奖惩会带来很多方便。

有时要用可考核的措辞来说明结果会有更多的困难，对高层管理人员和政府部门来说尤其如此，但原则是：只要有可能，我们就规定明确的、可考核的目标。

5. 目标的可接受性

根据美国管理心理学家维克托·弗鲁姆的期望理论，人们在工作中的积极性或努力程度（激发力量）是效价和期望值的乘积，其中效价指一个人对某项工作及其结果（可实现的目标）能够给自己带来满足程度的评价，即对工作目标有用性（价值）的评价；期望值指人们对自己能够顺利完成这项工作可能性的估计,即对工作目标能够实现概率的估计。因此,一个目标对其接受者如果要产生激发作用的话,那么对于接受者来说,这个目标必须是可接受的,是可以完成的。对一个目标完成者来说,如果目标超过其能力范围,则该目标对其是没有激励作用的。

6. 目标的挑战性

根据维克托·弗鲁姆的期望理论,如果完成一项工作所达到的目的对接受者没有多大意义的话,接受者也是没有动力去完成该项工作的;如果一项工作很容易完成,对接受者来说是件轻而易举的事件,那么接受者也没有动力去完成该项工作。所谓"跳一跳,摘桃子"说的就是这个道理。

目标的可接受性和挑战性是对立统一的关系,但在实际工作中,我们必须把它们统一起来。

7. 目标的伴随信息反馈性

信息反馈是指把目标管理过程中目标的设置、目标实施情况不断地反馈给目标设置和实施的参与者,让其时时知道组织对自己的要求和自己的贡献情况。如果建立了目标再加上反馈,就能更进一步加强员工工作表现。

二、制定目标的要求

(一)目标的陈述方式

目标的陈述通常包括以下几个成分:主语、谓语、行为标准、条件状语及评价时间。

(1)主语:因为目标是期望护理对象所发生的改变,因此目标的主语应是护理对象或其任何一部分,在陈述中有时可以省略。

(2)谓语:行为动词,指护理对象将要完成的动作。

(3)行为标准:指行动所要达到的程度。

(4)条件状语:是指主语在完成某行为时所处的条件状况,条件状语不一定在每个目标中都出现。

(5)评价时间:是指患者应在何时达到目标中陈述的结果,即何时对目标进行评价,这一成分的重要性在于限定了评价时间,可以督促护士尽心尽力地帮助患者尽快达到目标。

(二)目标的种类

护理诊断的目标可分为长期目标和短期目标。

短期目标是指在相对较短的时间内（一般1周以内）要达到的目标，如24小时内患者排出大便，2天后患者能顺利地咳出痰液等。长期目标是指需要相对较长时间才能实现的目标。有时长期目标中期望的结果往往需要一系列短期目标才能更好地实现。例如：长期目标是2周后患者能够自我护理人工肛门，短期目标如下。

- 3天后患者能注视护士护理人工肛门。
- 7天后患者能协助配合护士护理人工肛门。
- 10天后患者在护士的协助下完成人工肛门的护理。
- 2周后患者能自我护理人工肛门。

一系列的短期目标不仅可以使护士分清各阶段的工作任务，也可以因短期目标的逐步实现而增加患者实现长期目标的信心。

长期目标和短期目标在时间上没有明显分界，有些诊断可能只有短期目标或长期目标，有些则同时具有长、短期目标。

（三）有效目标的标准

1. 目标的陈述规范明确

目标的陈述包括主语—谓语—宾语—状语（主体—行为—行为标准或行为结果）。目标的叙述应清晰明确。

2. 时限明确

目标必须有具体期限，明确规定实现目标的截止日期，如1年内全院护士护理技术操作考试合格率达到90%。

3. 明确约束条件

组织成员是在一定环境条件下完成任务，实现组织目标的，因此，制定目标要确定实现目标的范围和基本前提条件。例如，在提高护理质量的前提下，1年内床位的周转率提高10%。

4. 有挑战性但切实可行

目标应具有一定的难度，具有挑战性。制定目标要难度适宜，不可太低或太高。过低的目标不能有效激发成员工作的主观能动性，而高不可攀的目标则会挫伤员工的积极性。目标不是空洞的，必须可以逐层落实，切实可行。只有下一级的目标实现了，上一级的目标才有实现的保证，本部门的具体目标必须根据上级的目标和本部门实际情况制定。

5. 目标应具有可测量性

为保证目标的顺利实现，目标应尽可能数量化、具体化，使目标具有可测量性。所谓数量化，就是给目标规定出明确的数量界限，可以利用使用率、百分比、评分等方法。所谓具体化，就是对目标的描述尽可能详细和明确，便于操作。例如，提高护理质量的目标可具体为"急救物品完好率为100%""住院患者褥疮发生率为0"等。

（四）制定目标时应注意的问题

（1）目标的主语一定是患者，而不是护士。

（2）一个目标中只能出现一个行为动词，以免在进行评价时，若只完成了一个行为动词的行为标准就无法判断目标是否实现。

（3）目标应是具体的、可测量的、可评价的，避免使用含糊的、不明确的词句。

（4）目标应是护理范畴内的，可以通过护理措施达到，但应与医疗措施相协调。

（5）目标应具有现实性、可行性，要在患者能力可及的范围内，要考虑其身体和心理状况、智力水平、既往经历及经济条件。

（6）应让患者参与目标的制定，这样可以使患者认识到对自己的健康负责不仅是医护人员的责任，也是患者自己的责任，护患双方应共同努力以保证目标的实现。

三、目标管理的概念与特征

（一）目标管理的概念

目标管理是由美国著名企业管理专家彼得·德鲁克在1954年的《管理的实践》一书中提出的。当时科学管理理论和行为科学管理理论得到了充分的发展，然而在泰勒、法约尔管理思想的指导下，形成了只重视生产效率的监督式、压迫式管理方法，梅奥的行为科学理论提出了人性化管理，在这种情况下需要一种管理方法将两种思想综合起来，将实现组织目标所需的工作和做这些工作的人结合起来，目标管理正是两者结合的产物。彼得·德鲁克关于目标管理的主张在当时的企业界产生了巨大影响，他认为一个组织的宗旨及任务必须转化为特定目标，各级管理者通过特定目标领导下级，并以目标衡量每个成员的贡献，从而保证组织目标的实现。

目标管理（management by objectives，MBO）又称成果管理，是指由组织的员工共同参与制定具体的、可行的且能够客观衡量效果的目标，在工作中进行自我控制，努力实现工作目标。

（二）目标管理的特征

知识拓展

目标管理的最大好处是，它使管理者能够控制他们自己的成绩。这种自我控制可以成为更强烈

> 的动力，推动他们尽最大的力量把工作做好。
>
> ——巴纳德

1. 强调管理者和被管理者共同参与

目标管理是由上、下级共同参与制定目标及检测目标实现情况的衡量方法。每个部门内各成员明确自己的任务、方向、考评方式，相互配合，共同完成组织目标。每个部门根据组织的总目标制定部门目标，每名职工根据本部门的目标和个人职责制定个人目标，形成目标连锁。

2. 强调以自我管理为中心

在目标管理中，下级不是按上级硬性规定的程序和方法行动，而是通过自我管理和自我控制实现规定目标。工作过程的自我管理可提高员工的工作积极性和创造性，增强员工的组织责任感。

3. 强调自我评价

在执行目标管理的过程中，各层管理人员定期评价，通过检查、考核反馈信息，并在反馈中强调由员工自我检查，制定一系列的奖惩措施，以促使员工更好地发挥自身作用。

4. 强调整体性管理

目标管理将组织的总目标逐层分解落实。每一部门和每一成员各自的分目标以总目标为导向，使员工明确各自的工作目标与总目标的关系，共同完成总目标。

5. 强调目标特定性

下级与上级共同参与，将组织目标转换为具体可行的、可测评的部门或个人目标，使目标具有特定性，有利于员工自检和自查，有利于上级的评价，也促进了上下级的合作和关系的协调，以共同达到组织总目标。

6. 重视成果

目标管理将评价重点放在工作成效上，按员工的实际贡献大小如实地评价员工，使评价更具有建设性。

四、目标管理的基本过程

目标管理分为制定目标体系、组织实施、检查评价三个阶段。

（一）制定目标体系

制定一套完整的目标体系是实施目标管理的第一步，同时也是最重要的一步。目标制定得越合理明确，则后阶段的具体过程的管理和评价越容易。这一阶段可分为四个步骤。

1. 高层领导制定总体目标

根据组织的长远计划和客观环境条件，管理者在与下级充分讨论研究后制定出总体目标。

2. 审议组织结构和职责分工

目标管理要求每一个目标和分目标都要成为落实到个人的确切责任，因此在制定总体目标之后，需要重新审议现有组织结构，根据目标要求明确职责分工。

3. 制定下级目标和个人目标

在总体目标的指导下制定下级目标和个人目标，分目标一定要支持总目标。个人目标要与组织目标协调。在制定具体目标时应注意：目标必须要有重点，不宜过多；尽量具体化、定量化，以便测量；目标还应具有挑战性，以激励士气。

4. 形成目标责任

上级应与下级就实现各目标所需要的条件及实现目标后的奖惩事宜达成协议，并授予下级相应的支配人、财、物及对外联络等权利。双方意见一致后，由下级写成书面协议。形成目标责任的步骤包含多次协商，以及正式或非正式的沟通。

（二）组织实施

目标管理强调执行者自主、自治、自觉和自行解决问题并实现目标，但不等于达成协议后领导可以放手不管。相反，由于形成了目标体系，管理者应对目标实施过程进行定期指导、检查。检查方法是自下而上的，由下级主动提出问题和报告，管理者的任务主要是协助、支持、提供良好的工作环境和信息情报。上下级要定期检查双方协议的执行情况。

（三）检查评价

1. 考评成果

在达到预定的期限之后，要及时进行检查和评价，以各自的目标及目标值为依据，对目标实施的结果进行考核，评价管理绩效。

2. 实施奖惩

目标实施者自检后，管理者与自检者进行沟通，讨论预先制定的评价和奖惩协议并实施奖惩，如工资、奖金、职务的提升和降免、物质奖励等。

五、目标管理的优点和局限性

（一）目标管理的优点

1. 管理强化，水平提高

目标管理最大的好处就是它能促使管理水平的提高。以最终结果为导向的目标管理迫使各级管理人员去认真思考计划的效果，而不仅仅是考虑计划的活动。为了保证目标的实现，各级管理人员必然要深思熟虑实现目标的方法和途径，考虑相应的组织机构和人选，以及需要怎样的资源和哪些帮助。许多经理认为，有一套目标体系，有一套评价标准，就激励和控制来讲，没有比这更能推动有效管理的了。

2. 成果导向，结构优化

目标管理的另一个好处是促使管理人员根据目标去确定组织的任务和结构。目标作为一个体系，规定了各层次的分目标和任务，那么，在允许的范围内，组织机构要按照实现目标的要求来设置和调整，各个职位也应当围绕所期望的成果来建立，这就会使组织结构更趋于合理与有效。为了取得成果，各级管理人员必须根据他们期望的成果授予下属人员相应的权利，使其与组织的任务和岗位的责任相对应。

3. 任务承诺，责任明确

目标管理还有一个重要好处，就是由各级管理人员和工作人员去承担完成任务的责任，从而让各级管理人员和工作人员不再只是执行指令和等待指导，而成为专心致志地完成自己的目标的人。他们参与自己的目标的拟定，将自己的思想纳入计划之中，了解自己在计划中所拥有的自主处置权限，明白自己能从上级领导那里得到多少帮助、自己应承担多大责任，他们就会把管理工作做得更好。

4. 监督加强，控制有效

目标管理能使责任更明确，由此就不难推理，它会使控制活动更有效。控制就是采取措施纠正计划在实施中与目标的偏离，确保任务的完成。有了一套可考核的目标评价体系，监督就有了依据，控制就有了准绳，也就解决了控制活动中最主要的问题。

（二）目标管理的局限性

目标管理有许多优点，但它也有缺陷，这是一个事物的两个方面。有些缺陷是方式本身存在的，有些缺陷是在实施过程中因工作不到位引起的。

1. 目标难确定

真正可考核的目标是很难确定的，尤其是要让各级管理人员的目标都具有正常的"紧张"和"费力"程度，即"不跳够不到，跳一跳够得到"的合理程度，是非常困难的。而这个问题恰恰是目标管理取得成效的关键。为此，设置目标要比展开工作和拟订计划需要做更多的研究。

根据先进性、可行性、可量化、可考核等要求确定管理目标体系，会对各级管理人员产生一定的压力。为了达到目标，各级管理人员有可能会出现不择手段的行为。为了防止选择不道德手段去实现目标的可能性，高层管理人员一方面要确定合理的目标，另一方面还要明确表示对行为的期望，给道德的行为以奖励，给不道德的行为以惩罚。

2. 目标短期化

几乎在所有实行目标管理的组织中，确定的目标一般都是短期的，很少有超过1年的。其原因是组织外部环境的可能性变化导致各级管理人员难以做出长期承诺。短期目标的弊端在管理活动中是显而易见的，短期目标会导致短期行为，以损害长期利益为代价，换取短期目标的实现。为防止这种现象的发生，高层管理人员必须从长远利益来设置各级管理目标，并对可能出现的短期行为做出某种限制性规定。

3. 目标修正不灵活

目标管理要取得成效，就必须保持目标的明确性和肯定性，如果目标经常改变，说明计划没有经过深思熟虑，所确定的目标是没有意义的。但是，如果在目标管理过程中环境发生了重大变化，特别是上级部门的目标已经修改，计划的前提条件或政策已变化的情况下，还要求各级管理人员继续为原有的目标而奋斗，显然是愚蠢的。然而，由于目标是经过多方磋商确定的，要改变它就不是轻而易举的事，修订一个目标体系与制定一个目标体系所花费的精力和时间是差不多的，结果很可能是不得不中途停止目标管理的进程。

目标管理可能看起来简单，但要把它付诸实施，管理者必须对它有很好的领会和理解。

（1）管理者必须知道什么是目标管理，为什么要实行目标管理。如果管理者本身不能很好地理解和掌握目标管理的原理，那么，由其来组织、实施目标管理也是一件不可能的事。

（2）管理者必须知道组织的总目标是什么，以及他们自己的活动怎样适应这些目标。如果组织的一些目标含糊不清、不现实、不协调、不一致，那么主管人员想同这些目标协调一致，实际上也是不可能的。

（3）目标管理所设置的目标必须是正确的、合理的。所谓正确，是指目标的设定应符合组织的长远利益，和组织的长期目标相一致，而不能是短期的。所谓合理，是指设置目标的数量和标准应当是科学的，因为过于强调工作成果会给人的行为带来压力，导致不择手段的行为产生。为了减少选择不道德手段去达到这些目的的可能性，管理者必须确定合理的目标，明确表示对所采取行为的期望，使得员工始终具有正常的"紧张"和"费力"程度。

（4）所设目标无论在数量或质量方面都具备可考核性，也是目标管理成功的关键。任何目标都应该在数量上或质量上具有可考核性。有些目标，如时刻注意顾客的需求并很好地为他们服务，或使信用损失达到最小，或改进、提高人事部门的效率等，都没多大意义，因为在将来某一特定时间没有人能准确地回答他们是否实现了这些目标。目标管理如果不可考核，就无益于对管理工作或工作效果进行评价。

（杨艳莉）

任务三 时间管理

任务目标

1. 熟悉时间的概念、本质及基本特征，时间管理的概念。
2. 掌握时间管理的步骤及策略。
3. 掌握常用的时间管理方法。

一、时间的概念

时间是一个抽象概念，包括分、秒或者是年、月，都是人们发明出的一个便于记录万物运动规律的记录单位。爱因斯坦在相对论中提出，不能把时间、空间、物质三者分开解释，"时"是对物质运动过程的描述，"间"是指人为的划分，时间是思维对物质运动过程的分割、划分。但时间本身是不存在的，所以时间倒流或回到过去，其实是建立在一个不存在的逻辑基础上的。

古往今来，人们从不同角度概括了对时间的认识。如有人说时间是金钱，是力量，是生命，是速度，是知识，是财富等。

知识拓展

马克思主义时空观认为，时间是运动着的物质的存在形式。因此，时间是以物质在空间中的运动来测定的，时间和空间都是客观存在的，人们都在其中不断运动着，人们有意无意地都在花费时间。

二、时间的本质和特征

（一）时间的本质

时间是一种珍贵的、有价值的无形资源。时间对于每个人都是固定的、公平的、有限的。我们做任何事情都要花费时间，但是不同的人在相同的时间内体现的价值却不同。时间的价值是以一个人或社会群体在一定时间内取得的成果及对社会的贡献与作用来衡量的。对社会的贡献越大，时间的价值也就越大。

时间是物质存在的一种形式，是由过去、现在、未来组成的连绵不断的系统，是物质运动、变化的持续性的表现，也正是这种持续性规定了时间是一种无始无终的永恒。时间是世界和万物运动、变化的表现形式。时间是世界和万物的内在规定和组成部分，世界和万物是由时间作为内在规定的世界和万物，没有时间规定的世界和万物是不存在的，离开一定的时间，任何物体都不可能存在。时间是具有客观实在性，同世界和万物的其他组成部分处在对立统一关系中的"物"或物质。时间的特点是一维性，即不可逆性，空间的特点是三维性。时空同物质运动不可分离，没有离开物质和物质运动的时空，也没有离开时空的物质。物质是永恒的、绝对的，作为物质存在的时空也是永恒的、绝对的，但时空的具体表现形态和特性是多样的、可变的、相对的。

（二）时间的特征

1. 客观性

时间是无形的，但同物质一样是客观存在的，是永恒的。

2. 方向性

时间的流逝有一定顺序和无法改变的方向性，具有"一维性"。时间不能失而复得，一旦失去将永远失去。

3. 无储存性

时间虽然是一种资源，但无法储存，不管时间是否使用，它总是在消耗、流逝。

三、时间管理的概念

时间管理是指在同样的时间消耗的情况下，为提高时间的利用率和有效性而进行的一系列的控制活动，包括对时间的计划和分配，以保证主要工作的顺利完成，并留出足够的时间处理突发事件。时间管理是指克服时间浪费，为时间的消耗设计一种系统程序，通过认识时间的特性，利用联系的方法或手段安排和使用时间。

知识拓展

> 时间管理的目的：决定该做些什么、决定什么事情不应该做。

时间管理并不是要把所有事情做完，而是更有效地运用时间。时间管理的目的除了要决定你该做些什么事情之外，另一个很重要的目的是决定什么事情不应该做；时间管理不是完全的掌控，而是降低变动性。时间管理最重要的功能是透过事先的规划成为一种提醒与指引。

四、时间管理的步骤

对时间的管理，应从评估时间使用情况开始。要更充分有效地运用时间，首先必须了解自己的时间是如何用掉的，有无浪费时间的习惯，并认识个人最佳工作时间。

（一）评估时间使用情况

了解自己时间的具体使用情况是有效时间管理的第一步。管理者可准备一个记事本，以一定时间间隔（如30分钟）为单位，按时间顺序记录所参加的活动，通常记录一个星期。通过对所记录的时间资料进行综合分析，管理者可以了解每日工作活动的模式，知道自己每日的时间是如何花掉的，可以计算各项活动使用时间及分析时间分配与事件重要程度的符合程度。如果分析结果显示时间分配不合理，或与重要程度不符合，则管理者必须重新修正工作方针，以提高管理效率。例如，护理管理者评估时间的消耗需要考虑：①有哪些护理活动及护理管理活动？每一项需要多少时间？②时间的安排是根据什么来确定的？③需要处理的紧急事务是什么？④需要增加及减少哪些活动？⑤每天工作内容的顺序安排是否合理？

（二）评估时间的浪费情况

时间记录还可以使管理者分析自己浪费时间的原因。浪费时间是指所花费的时间对实现组织和个人目标毫无意义的现象。浪费时间的评估是时间管理主要的一环。造成时间浪费的原因可分为主观和客观两方面，常见的浪费时间的主要因素见表2-1。大多数人认为他们的时间问题是由于各种客观因素，如电话、会议、来访者造成的，而主观因素造成的时间浪费，如拖拉、无工作计划等，却常常被忽视，而其造成的后果是相当严重的。

表2-1　浪费时间的主要因素

客观因素	主观因素
计划外的来访或电话	缺乏明确的目标
无效或不必要的社会应酬过多	办事拖延
会议过多	缺乏优先顺序，抓不住重点
信息不充分	注重过程，不重结果
沟通不良	做事有头无尾
缺乏反馈	缺乏条理

续表

客观因素	主观因素
政策与程序要求不清	不懂得授权
协作者能力不足	不会拒绝别人的请求
突发事件	盲目行动
文书工作繁杂	简单事情复杂化

找出自己浪费时间的主要因素后予以有力控制，将会使时间得到充分的运用。一个人必须学会控制造成时间浪费的内部因素，如工作时分清轻重缓急等；然后还必须学会如何控制或约束外部因素的发生，如有选择地参加会议等；此外，在解决这些时间问题的过程中，通过对比分析，管理者可以了解每日究竟节约了多少时间及取得了何种成效。

（三）评估个人最佳工作时间

充分评估个人最佳工作时间是提高工作效率的基础。在时间运用的评估中，应确认每个人一天中的精神状况最佳与最差时段，以妥善安排工作内容。在精神、体力最好的时段里，宜安排须集中精力处理的棘手或困难的问题、极富创造性的活动、复杂的工作或制订工作计划等；而在精神、体力较差的时段安排与其他人交换意见、处理信件等活动。根据人的生物钟学说掌握自己每天身体功能的周期性，如何时精力最充沛、何时处于低潮等。每季度、每周、每日不同时间脑力、体力都不同，每个人须总结摸索规律，掌握自己的生活周期变化，充分利用精力最佳时间做最重要的工作。一般人会感觉早上起床后精神、体力最好，而在午餐之后精神、体力较差。此外，从生理学角度来看，对普通职员来说，25~50岁是最佳工作年龄，对管理者来说，35~55岁是最佳工作年龄。

五、时间管理的策略

每个人的时间都是有限的，随着社会竞争的加剧，时间管理的观念与策略已逐渐深入人心。对于无事忙、瞎忙、装忙等浪费时间的现象以及熬夜、加班等低效活动，人们倍感时间管理对于自己的工作、生活的重要性，同时时间管理也是事业建树、终身学习的一个重要影响因素。

（一）简化工作原则

只有适当地简化工作，有限的时间资源才够使用。在忙碌的生活中，每个人必须学会简化工作，替自己争取更多的时间。

1. 抓大事，放小事

集中思考工作上的大事，对于微不足道的小事，无须过度烦心。高层管理者必须为公司明确定位，掌握未来发展的重要方向，别为细枝末节而操心；基层工作者应将时间用于可明显提升业绩的事务上，无关紧要的小事则尽量删除。

2. 抓正事，放杂事

要顺利完成一件工作，有其必要的程序及步骤。与完成该项任务有关的称为正事，无关的则称为杂事。一个有智慧的工作者应抓紧正事，将心力和时间集中于处理与该任务最相关的核心问题上；至于与正事无关的杂事，可交由旁人处理，或是尽量避免，以简化工作内容。

3. 抓要事，放闲事

重要又紧急的事情应该在第一时间完成；没有时间压力的闲事，则利用工作空档简单处理即可。要事与闲事的差别，在于对绩效的贡献程度，以及时间的紧迫程度。高绩效贡献度、高时间紧迫度的要事必须优先处理，低绩效贡献度、低时间紧迫度的闲事则可暂缓或删除。

（二）时间管理的微分法则

1. 将大工作切割成小工作

勿因工作复杂而畏缩，再大的工作都是由小工作集合而成的。将大任务切割成小工作后，会使问题简化，并增强自己完成任务的信心。

2. 替各个小工作制定目标

重大任务的目标并非一下子就可以达成，但各个小工作的目标却可逐步做到。替每个小工作制定明确的目标后，一旦完成任何一个，就会获得成就感及额外的动力，激励自己再努力朝下一个目标前进。

3. 计算完成各个目标所需的时间

先预估完成各个目标所需的时间，待真正执行后，再比较实际耗时与预估时间的差异。如进度落后，就必须改变方法或加快脚步，让自己可以在限期内顺利完成工作。

（三）时间管理的积分法则

我们可将上班时间区分为两大类：完整时间及零碎时间。一般人在完整时间区段中均会认真投入工作，却容易忽略零碎时间的重要性，以为零碎时间无关紧要，但没想到经过累积后，小时间也可以变成大时间。

零碎时间的无效累积无法带来任何效益。倘若能够积极利用零碎时间，完成在完整时间区段中所不能完成的事，则可使零碎时间有效整合成为实心集合。

六、常用的时间管理方法

（一）ABC时间管理法

ABC时间管理法是时间管理的重要方法之一，即根据任务的重要程度把要处理的工作按照A、B、C三个等级进行划分。

1. ABC等级的划分

A级工作为最优先，是指那些必须在短期内完成的工作。一旦完成，A级工作就会产生显著的效果；如果不能完成，可能会产生严重的、令人沮丧的，甚至是灾难性的后果。A级工作的关键是需要立即行动起来去做。

B级工作为次优先，是指那些应该在短期内完成的工作。B级工作虽不如A级任务紧迫，但仍然很重要。这些工作可以在一定时期内相应推迟。若规定的完成期限较短，就应该将它们提升为A级。

C级工作为较不重要，是指那些即使推迟也不会造成严重后果的工作。该类工作中的有些工作甚至可以无限期推迟，但其他一些事务，尤其是那些有较长时间限制的工作，也会随着完成期限的临近最终转变为A级或B级任务。

要抓紧时间做的是A级工作，B级工作次之，C级工作可以放一放。如果把A、B两级工作办好，就完成了工作的80%。若有人电话催问C级工作，就可将此事列入B级；若有人亲自上门催问，就可把此事列入A级。如果A级工作太复杂或工作量太大，可将部分工作授权给别人或逐步（事情分成若干阶段）解决。

2. ABC时间管理法的优点与核心

ABC时间管理法的优点在于，它剔除了我们对每项任务附带的个人情绪，可以让我们理清思路，知道优先做什么，重点在哪里，不至于一味按照自己的喜好来做事或者不知从何下手。因此，它可以有效避免因日常事务异常繁乱而陷入混乱的状态，使学习、工作、生活等活动在有条不紊中进行。

ABC时间管理法的核心是抓住主要问题，解决主要矛盾，保证重点，兼顾一般，有效利用时间，提高工作效率。

3. ABC时间管理法的特征及管理要点

ABC时间管理法的特征及管理要点见表2-2。

表2-2　ABC时间管理法的特征及管理要点

分类	占总工作量的比例/%	特征	管理要点	时间分配占工作时数比例/%
A类	20~30 每日1~3件	最重要 最紧急 后果影响大	必须做好 现在必须做好 最好亲自去做	60~80
B类	30~40 每日5件以内	较重要 较紧急 后果影响较大	一般管理 最好亲自去做 亦可授权	20~40
C类	40~50	不重要 不紧急 后果影响小	不必管理 有时间就去做 注意以授权为主	0

4. ABC时间管理法的步骤

（1）列出清单：每天工作开始前列出全天工作日程清单。

（2）工作分类：对清单上的工作进行归类，常规工作按程序办理。

（3）工作排序：根据任务的重要性来确定任务的优先顺序，对每一项工作做如下考虑：这件事是不是有助于达到长期目标或短期目标；做出判断之后，再根据判断确定任务的级别。

（4）画出分类表：按照ABC类别安排各项工作的优先顺序、各项工作预计的时间安排，并及时记录时间的消耗。

（5）实施：首先要全力以赴地投入A级事件，直到完成或取得预期的效果后，再转入B级事件；如果不能完成B级事件，可以考虑授权；尽量减少在C级事件上花费的时间，如果需要做，尽可能授权，委派他人执行。

（6）总结：工作结束后评价时间应用情况，以不断提高自己有效利用时间的技能。

5. 灵活运用ABC时间管理法

（1）增加级别。如果你认为以上3个级别不足以涵盖你的具体情况，也可以再加一个级别，即D级事务。

D级事务是指那些理论上甚至不需要完成的工作。它们没有最后期限，如果完成这些事固然很好，但完不成也没关系，因为你可以完全无视这些事的存在，它们不会给你带来任何不利或严重的影响。

不过，从事这些D级事务也有一定的好处，它们往往可以让你有意外的收获。比如，阅读一本旧杂志时恰巧有一篇很有意义的文章；购买一盏台灯完全改善了你的工作环境；在文具店闲逛时，发现一种简化文件归档的使用工具；重新阅读你的手机使用说明时找到一些你从未发现过的新功能等。

（2）细分级别。对于一些人来说，把任务只分成A、B、C级还是远远不够，或者这样分下来同时会有太多的A级或C级任务。为了解决这一问题，你可以将各个级别进一步划分，如把A分为A1、A2、A3，B分为B1、B2、B3……当然，A1要比A2更重要一些，A2也比A3更重要一些，B级事务也是如此。

举个例子来说，比如你明天想完成6项事务，其中有2项A级事务，而在这2项中又有1项最重要，那么就把它称为A1，另一项则称为A2；如果B级中也有几项事务，也按照这种方法划分。

知识拓展

时间管理是什么？是利用技巧、技术和工具帮助我们完成工作，实现目标。掌握时间管理法并不是要把所有事情做完，而是更有效地运用时间。

（二）时间管理统计法

管理者在时间管理上遇到的主要问题是一些任务或活动的范围、深度、广度难以确切掌握。这种情况的解决办法之一是事先拟定活动时间进度表，即用时间管理统计法。时间进度表应力求详细，尽可能把将要发生的情况安排在计划之中，并留有余地，以防止出现突发事件时束手无策；同时建立时间管理系统，使用先进的时间管理方法及各种通信设备、现代化办公设备，如计算机、电话、传真、电子信箱等。时间管理统计法的目的是对时间进行统计和总结，并分析浪费时间的原因，通过评价时间的利用情况决定采取适当措施节约时间。记录可利用台历或效率手册，效率手册记录表可参照表2-3。

表2-3　效率手册记录表

日期（星期）	上午	工作项目	下午	工作项目
3月8日（一）	8：00		2：00	
	9：00		3：00	
	10：00		4：00	
	11：00		5：00	
3月9日（二）	8：00		2：00	
	9：00		3：00	
	10：00		4：00	
	11：00		5：00	

（三）时间管理的四象限工作法

1. 第一象限是重要又急迫的事

举例：应付难缠的客户、准时完成工作、住院做手术等等。

这是考验我们的经验、判断力的时刻，也是可以用心耕耘的时刻。如果荒废了，我们很可能会变成行尸走肉。但我们也不能忘记，很多重要的事都是因为一拖再拖或事前准备不足而变成迫在眉睫的。

这一象限本质是缺乏有效的工作计划导致本处于第二象限的事情（重要但不紧急）转变过来的，这也是传统思维状态下的管理者的通常状况，就是"忙"。

2. 第二象限是重要但不紧急的事

案例：主要与生活品质有关，包括长期规划、发掘与预防问题、参加培训、向上级提出问题处理的建议等等。

荒废这个领域将使第一象限日益扩大，使我们陷入更大的压力中，在危机中疲于应付。反之，多投入一些时间在这个领域有利于提高实践能力，缩小第一象限的范围。事先做好规划、准备与预防措施，很多急事将无从产生。这个领域的事情不会对我们造成催促压力，所以必须主动去做。

这是发挥个人领导力的领域，更是传统低效管理者与高效卓越管理者的重要区别标志，建议管理者要把80%的精力投入该象限的工作，以使第一象限的"急"事无限变少，不再"瞎忙"。

3. 第三象限是紧急但不重要的事

举例：电话、会议、突来访客都属于这一类。

这一象限表面看似第一象限，因为迫切的呼声会让我们产生"这件事很重要"的错觉——实际上就算重要也是对别人而言的。我们花很多时间在里面打转，自以为在第一象限，其实不过是在满足别人的期望与标准。

4. 第四象限属于不紧急也不重要的事

举例：阅读令人上瘾的无聊小说、观看毫无内容的电视节目、办公室聊天等等。

简而言之，做这些就是浪费生命，所以根本不值得花半点时间在这个象限。但我们往往在第一、三象限来回奔走，忙得焦头烂额，不得不到第四象限去疗养一番再出发。这部分倒不见得都是休闲活动，因为真正有创造意义的休闲活动是很有价值的。然而像阅读令人上瘾的无聊小说、观看毫无内容的电视节目、办公室聊天等这样的休息不但不是为了走更长的路，反而是对身心的毁损，刚开始时也许会觉得有滋有味，到后来就会发现这些其实很空虚。

（四）学会授权

护理管理者可以通过适当授权增加自己的工作时间和价值，同时也为下属的成长提供机会。所谓授权是指上级在不影响个人原有工作责任的情形下，将自己的某些责任分派给下属，并授予下属相应的权利，使下属在一定的监督之下有相当的自主权和行动权。授权可以节省管理者的时间，使管理者有更多的时间与精力处理复杂的、更重要的事情。授权的步骤和应注意的几个问题如下。

（1）确定可以授权的工作内容。

（2）选择擅长完成此项任务的下属承担授权工作，在工作中进行必要的指导、监督，使下属能顺利完成任务并提高其工作能力，调动下属的积极性。

（3）授权时向下属详细说明工作要求、时间限制等。授权后要相信对方、尊重对方、支持对方。

（4）赋予下属相应的权利，同时通知相关部门、人员，以便被授权者能顺利开展工作。

（五）适当拒绝

护理管理者必须明确一个人不可能在一定的时间范围内完成所有的任务，达成所有人的期望，满足所有人的要求。因此，面临各项工作，管理者要有所取舍，做到有所为有所不为。学会说"不"，对于管理者而言，也是合理使用时间的有效方法之一。许多情况下，管理者很难拒绝同事的一个合理请求，但管理者必须拒绝承担不属于自己工作范围的责任，对下列事项学会说"不"：当请求的事项不符合个人的专业或职位目标时；当请求的事项非力所能及，且需要花费许多时间时；当请求的事项使自己感觉很无聊或无兴趣时；当请求的事项承担后会阻碍个人做另一件更有吸引力且有益于自己的工作时。

为了避免内疚及以防拒绝同事的请求导致人际关系紧张，管理者要学会巧妙果断地说"不"，具体步骤如下。

（1）说明原因：没有原因就简单地拒绝做某事，这样会显得过于随便、不负责任；如果你给出一个充分而恰当的理由说明你为什么会做出这样的决定，就能表明你所做的决定是合情合理的。

（2）讲求技巧：说"不"的时候可能会伤害对方，让对方感到难受甚至生气，所以拒绝别人时要注意方式方法，讲求技巧。

（3）建议替代方案：如果你解释说你非常希望能够找到其他方式帮上忙，那你就能够向对方表明你的积极态度。

（4）不要推迟决策：当人们不得不对某事说"不"时，为了拖延常常采用"让我想想……"这种说法，如果你知道做不了某事或不愿意做某事，就果断一点说出来。

（六）时间管理的其他技巧

（1）有计划地使用时间，不会计划时间的人，等于计划失败。

（2）遵循自己的生物钟，将优先办的事情放在最佳时间里。

（3）巧妙地拖延，如果不想做这件事，可将这件事细分为很小的部分，只做其中很小的部分就可以了，或者对其中最主要的部分最多花费15分钟去做。

（4）会议节时法。减少会议，缩短会议时间，会前做好准备，不开无意义、无目的、无主题的会议。

（5）清理办公桌。如果办公桌上堆满了备忘录、电话记录、报告等，时间就会在你寻找某个需要的东西时浪费掉。

（6）学会避免"时间陷阱"，即避免浪费时间的主客观因素。

（杨艳莉）

任务四　管理决策

知识目标

1. 熟悉决策的概念和作用。
2. 掌握决策的类型和原则。
3. 掌握决策的一般程序。

一、决策的概念

决策是指组织或个人为了解决当前或未来可能发生的问题，从确定行动目标到拟订、论证、选择和实施方案的整个活动过程。

"决策"一词的英语表述为 decision making，意思就是做出决定或选择。时至今日，对决策概念的界定不下百种，但仍未形成统一的看法，诸多界定归纳起来，基本有以下三种理解。

（1）把决策看作一个包括提出问题、确立目标、设计和选择方案的过程。这是广义的理解。

（2）把决策看作从几种备选的行动方案中做出最终抉择，是决策者的拍板定案。这是狭义的理解。

（3）认为决策是对不确定条件下发生的偶发事件做的处理决定。这类事件既无先例，又没有可遵循的规律，做出选择要冒一定的风险。也就是说，只有冒一定风险的选择才是决策。这是对决策概念最狭义的理解。

知识拓展

一般而言，决策就是做出决定的意思，即对需要解决的事情做出决定。按汉语习惯，"决策"一词被理解为"决定政策"，主要是对国家大政方针做出决定。但事实上，决策不仅指高层领导做出决定，也包括人们对日常问题做出决定。例如，某企业要开发一个新产品、引进一条生产线，某人选购一种商品或选择一种职业，都带有决策的性质。可见，决策活动与人类活动是密切相关的。

正确理解决策概念，应把握以下几层意思。

（1）决策要有明确的目标。决策是为了解决某一问题，或是为了达到一定目标。确定目标是决策过程的第一步。决策所要解决的问题必须十分明确，所要达到的目标必须十分具体。没有明确的目标，决策将是盲目的。

（2）决策要有两个以上备选方案。决策实质上是选择行动方案的过程，如果只有一个备选方案，就不存在决策的问题。至少要有两个或两个以上的方案，人们才能从中进行比较、选择，最后选出一个满意方案为行动方案。

（3）选择后的行动方案必须付诸实施。如果选择后的方案被束之高阁，不付诸实施，就等于没有决策。决策不仅是一个认识的过程，也是一个行动的过程。

决策是人类社会自古就有的活动，决策科学化是在20世纪初开始形成的。第二次世界大战以后，决策研究在吸收了行为科学、运筹学、计算机科学等多门科学成果的基础上，结合决策实践，到20世纪60年代形成了一门专门研究和探索人们做出正确决策规律的科学——决策学。决策学研究决策的范畴、概念、结构、决策原则、决策程序、决策方法、决策组织等，并探索这些理论与方法的应用规律。随着决策理论与方法研究的深入发展，决策渗透到社会经济、生活各个领域，尤其应用到了企业经营活动中，从而出现了经营管理决策。

二、决策的作用

决策是执行的前提，正确的行为来源于正确的决策。在日常的管理工作中，执行力是体现一个组织效益的重要因素，也是衡量一个组织良性发展、有效管理的重要指标。正确的决策是组织在有限的条件下做正确的事、创造最大价值的前提，让组织少走、不走弯路。

决策能明确目标，统一行动，让组织成员明白工作的方向和要求。民主的决策有助于提高组织的凝聚力，创造良好的企业文化，改进管理水平。民主的决策由于是大家的共识，更加易于执行，更为有效。

在管理学上，决策具有以下三个方面的作用。

（1）科学决策是现代管理的核心，决策贯穿整个管理活动。

（2）决策是决定管理工作成效的关键。决策是任何有目的的活动发生之前必不可少的一步。不同层次的决策有不同的影响。

（3）科学决策是现代管理者的主要职责。

三、决策的类型

（一）按决策的重要性划分

1. 战略决策

战略决策是指与确定组织发展方向和长远目标有关的重大问题的决策，具有全局性、长期性与战略性，解决的是"干什么"的问题。战略决策由组织最高层领导做出，具有影响时间长、涉及范围广、作用程度深刻的特点，是战术决策的依据和中心目标。它的正确与否直接决定组织的兴衰成败，决定其发展前景的好坏。

2. 战术决策

战术决策指的是为完成战略决策所规定的目标而制定的组织在未来一段较短时间内的具体行动方案，解决的是"如何做"的问题。

> **知识拓展**
>
> 经营决策战略和人才开发战略的协调过程促进了企业组织的灵活性。经营决策战略的中心主要涉及长期目标，长远方向，企业的生存、复兴、发展或撤退。人才开发战略关系到接班人的培养、新老交替和对人的评价。所谓经营决策战略是经营的硬件战略，人才开发战略是经营的软件战略。
>
> ——〔日〕天野俊介：《企业家的经营艺术》

（二）按决策的重复性划分

1. 程序化决策

程序化决策是指决策的问题是经常出现的问题，已经有了处理的经验、程序、规则，可以按常规办法来解决，故程序化决策也称为常规决策。

2. 非程序化决策

非程序化决策是指决策的问题是不常出现的，没有固定的模式、经验去解决，要靠决策者做出新的判断来解决。非程序化决策也叫非常规决策，一般指涉及面广、偶然性大、不确定因素多、无先例可循、无既定程序可依的决策。

（三）按决策条件的确定性划分

1. 确定型决策

确定型决策是指可供选择的方案中只有一种自然状态时的决策，即决策的条件是确定的。

2. 风险型决策

风险型决策是指可供选择的方案中，存在两种或两种以上的自然状态，但每种自然状态所发生概率的大小是可以估计的。

3. 不确定型决策

不确定型决策是指在可供选择的方案中存在两种或两种以上的自然状态，而且这些自然状态所发生的概率是无法估计的。

（四）根据决策的主体划分

1. 个人决策

个人决策是指由组织领导者凭借个人的智慧、经验及所掌握的信息进行的决策。决策速度快、效率高是其特点，适用于常规事务及紧迫性问题的决策。个人决策的最大缺点是带有主观性和片面性，因此，对全局性重大问题则不宜采用。

2. 集体决策

集体决策是指会议机构决策和上下相结合的决策。会议机构决策是通过组织权力机构集体成员共同做出的决策。上下相结合的决策则是领导机构与下属相关机构结合、领导与群众相结合形成的决策。集体决策的优点是能充分发挥集体智慧，集思广益，决策慎重，从而保证决策的正确性、有效性；缺点是决策过程较复杂，耗费时间较多。它适用于制定长远规划、全局性的决策。

四、决策的原则

（一）决策原则的分类

决策原则分为两类：一类是在决策的整个过程中都需要掌握的原则，一类是在决策的各个阶段需要掌握的原则。前者有十个原则，后者也有十个原则。

1. 前者的十个原则

（1）信息原则：信息是决策的基础，对信息的要求是准确、完整、及时，有的信息还要求保密。

（2）预测原则：科学的预测是决策可靠性的保证，也是选择实施途径的重要方法。

（3）系统原则：要用系统论的方法考虑决策所涉及的整个系统和相关系统、决策对象和外部的相互联系及相互作用。

（4）可行性原则：决策的途径都要同主客观条件符合，它有很大的现实可能性。

（5）优选原则：要从两个或两个以上方案中，对比分析选出较佳或满意方案。

（6）效益原则：选出的方案要有明显的经济效益、社会效益、生态效益，花费代价小，而取得的成果大。

（7）外脑原则：重视利用参谋、顾问、智囊团的作用，发挥集体智慧的优势。

（8）行动原则：决策要付诸行动，否则无价值可言。

（9）跟踪原则：对决策实施跟踪反馈，及时进行控制调节，使决策实现。

（10）科学原则：自始至终都必须体现决策的科学性，保证决策的正确性和目标的实现。

2. 后者的十个原则

（1）差距原则。差距原则是指决策目标应该着眼于解决应有现象与实际现象之间的差距，也就是需要解决与现实之间的差距问题。所谓应有现象，是指人的更高要求的现象，这种现象或者是人们美好的追求，或者是其他国家、社会、地区已达到的现象，或者是标准规定。实际现象是指现实的现象。通过对比找出应有现象同实际现象之间的差距，而缩短差距、消除差距就是决策目标所要解决的问题。

（2）紧迫原则。紧迫原则是指决策目标所要解决的差距问题，是紧迫性的问题，这个紧迫性有两方面的含义：一是现在就要解决的问题，即它的重要性；二是现在有利于问题的解决，即它的机遇性。例如，我国与发达国家经济发展水平相比有一定的差距，解决这个差距就要把经济建设搞上去，这是紧迫的任务，而且要抓住现有机遇，不能坐失良机。

（3）力及原则。力及原则是指决策目标应具有实现的可能，既充分发挥主观能动性，又充分利用客观可能性，两者结合下能实现的目标，有其可行性、可能性。

(4) 弹性原则。弹性原则是指决策目标在实施过程中有伸缩的余地。如果进行顺利，情况越来越好，可以提前或超额完成目标；如果进行不顺利，或出现了意外，而使目标难以如期实现的就要留有余地。

(5) 瞄准原则。瞄准原则是指方案必须瞄准目标，准确度越高越好，不能南辕北辙。瞄不准目标的方案是无意义的方案。

(6) 差异原则。差异原则是指几个备选方案，在路线、途径、方法、措施上有明显的差异，有差异才有选择性，雷同就无法选择。

(7) 时机原则。在信息充分、论证充分的基础上及时选定方案，当断必断，不能贻误时机。

(8) 排斥原则。应充分听取排斥意见，在不同的方案中做出抉择。

(9) 追踪原则。决策实施后要随时检查验证，不能认为一经决策就放手不管。

(10) 反馈原则。实施决策过程中的进展情况、新情况、新问题，及时反馈给决策者，以便掌握情况，对新出现的问题做出决策。

（二）决策的基本原则

1. 经济性原则

经济性原则就是研究经济决策所花的代价和取得收益的关系，即研究投入与产出的关系。决策者必须以经济效益为中心，并且要把经济效益同社会效益结合起来，以最小的劳动消耗和物资消耗取得最大的成果。如果一项决策所花的代价大于所得，那么这项决策是不科学的。

2. 可行性原则

可行性原则的基本要求是以辩证唯物主义为指导思想，运用自然科学和社会科学的手段，寻找能达到决策目标的一切方案，并分析这些方案的利弊，以便最后抉择。可行性分析是可行性原则的外在表现，是决策活动的重要环节。只有经过可行性分析论证后选定的决策方案，才是有较大实现把握的方案。掌握可行性原则必须认真研究、分析制约因素，包括自然条件的制约和决策本身目标系统的制约。

可行性原则的具体要求，就是在考虑制约因素的基础上，进行全面性、选优性、合法性的研究分析。全面性是指从全局和整体出发，全面系统地研究、分析决策目标和决策方案，力求完整无缺，不放过任何一种可能的方案。进行全面性分析时，必须有多方位思考和比较的余地，全面地考虑和权衡各种得失利弊，全面地把握各种备选方案，既要考虑需要，又要考虑可能；既要考虑到有利因素和成功的机会，又要考虑到不利因素和失败的风险。选优性是指决策必须从两个或两个以上可供选择的不同方案中，通过广泛调查、反复对比和全面分析，科学论证后选出最优方案作为对策。这里的"优"主要表现为效益大和效率高。合法性是指任何决策总是在一定复杂的社会关系中进行的，必须具有法律上的可行性。决策的内容要符合现行的法律法规，并且决策要经过一定的、合法的组织程序和审批手续。

3. 科学性原则

科学性原则是一系列决策原则的综合体现。现代化大生产和现代化科学技术，特别是信息论、系统论、控制论的兴起，为决策从经验到科学创造了条件，领导者的决策活动产生了质的飞跃。决策科学性的基本要求是：①决策思想科学化；②决策体制科学化；③决策程序科学化；④决策方法科学化。

科学性原则的这几个方面是相互联系、不可分割、缺一不可的。只有树立科学的决策思想，遵循科学的决策程序，运用科学的决策方法，建立科学的决策体制，整个决策才可能是科学的，否则，就不能称为科学决策。

4. 民主性原则

民主性原则是指决策者要充分发扬民主作风，调动决策参与者，甚至包括决策执行者的积极性和创造性，共同参与决策活动，并善于集中和依靠集体的智慧与力量进行决策。

5. 整体性原则

整体性原则也称系统性原则，它要求把决策对象视为一个整体或系统，以整体或系统目标的优化为准绳，协调整体或系统中各部分或分系统的相互关系，使整体或系统完整和平衡。因此，在决策时，应该将各部分或分系统的特性放到整体或系统中去权衡，以整体或系统的总目标来协调各部分或分系统的目标。

6. 预测性原则

预测是决策的前提和依据。预测是指由过去和现在的已知，运用各种知识和科学手段来推测未来的未知。科学决策，必须用科学的预见来克服没有科学根据的主观臆测，防止盲目决策。决策的正确与否，取决于对未来后果判断的正确与否，不知道行动后果如何，常常造成决策失误，所以决策必须遵循预测性原则。

五、决策程序

决策程序又叫决策过程或决策步骤，是决策民主化和科学化的外在表现的核心内容。

（一）发现问题，找出原因，明确决策目标

提出问题、确定目标是整个决策过程的基础，是科学决策的前提条件。决策是为了解决问题而准备采取的行动及做出的决定。问题是决策的逻辑起点。问题中已经包含了决策过程中各种因素的萌芽。只有找准了问题和问题发生的原因，才能有针对性地确定决策目

标，提出解决问题、实现决策目标的措施或办法。

> **知识拓展**
>
> 高效的业务决策管理可以带来重要的竞争优势，但是如果组织不能认清现有的流程和目标的话，即使最好的决策管理技术也将会是无效的。

为了保证决策科学，确定决策目标时需遵循以下原则。

1. 针对性原则

针对性原则即能解决问题，实现目标。例如，面对亏损，组织认为问题出在人浮于事上，因此，组织希望制定减员目标以解决亏损问题。

2. 具体化原则

目标有很强的操作性，最好能制定量化目标。

任何一项决策都是为了实施，因而必须是可行的。要保证决策的可行性，必须分析现有的人力、物力、财力、科学技术水平等条件，分析事物发展过程中可能发生的各种变化，分析决策实施后产生的各种影响，经过慎重的、全面的、科学的论证、审定、评估，做出可行性分析，确定可行性程度，在此基础上做出的决策才是科学的。

（二）拟订可行方案

问题和目标明确之后，就应考虑如何解决问题和实现目标，这就是决策的第二步。拟订可行方案，即寻找实现目标的途径。这一步应注意以下几个方面的问题：①方案的可行性；②方案的完备性；③方案间的互斥性。

制订决策方案就是寻找实现决策目标的手段，因此，制订可供选择的各种方案，是决策的关键步骤。决策中十分强调拟订多种备选方案，备选方案越多，可供选择的余地就越大，决策就越科学。

（三）分析评估，方案择优

方案的分析评估和方案择优是决策全过程的关键。方案的分析评估是方案择优的前提，方案择优是方案分析评估的结果。

分析评估即采用一定的方式、方法，对已经拟订的可行方案进行效益、危害、敏感度及风险度等方面的分析评估，以进一步认识各方案的利弊及可行性。分析评估过程包括两个步骤：一是对备选方案的可行性和可能结果进行深入细致的分析；二是在分析的基础上，基于评价标准对各备选方案的优劣程度做出评判。分析评估的任务主要由智囊团来承担。

方案择优的过程就是决策者"拍板定案"的过程，方案的择优必须由决策者亲自完成。在方案择优的过程中，决策者应坚持以下标准：一是能够实现决策目标，总体最优；二是付出的代价尽可能小，获得的效益尽可能大；三是承担的风险尽可能小；四是实施后产生的副作用尽可能小。此外，决策者还要注意把握好方案的利弊得失。择优只能是相对的，任何一种方案都存在利和弊，无非是利大于弊、利弊各半、弊大于利这三种情况。总体来说，应是两害相权取其轻，两利相权取其重。

1. 选择方案时的注意事项

在选择时应考虑以下几个方面的问题。

（1）方案是否能实现组织决策的目标。

（2）方案是否有利于社会目标的实现。

（3）方案是否掺杂个人目标。

（4）合理确定评价标准。针对决策问题，选择恰当的决策标准。先定标准，再找方案。

（5）合理地确定决策方法。

2. 决策方法

决策方法对方案择优也非常重要。常用的决策方法有以下几种。

（1）经验决策法，即拍脑袋的方法，这种方法主观、直观、迅速，一眼看上去不可行的方案可以快速放弃。

（2）数学模型决策法，即通过定量分析方法，分析方案的成本、效益和风险。

（3）试验决策法，即在较小范围内做试验，及时发现问题，完善决策方案，保证更大范围的成功。

上述三种决策方法各有利弊，最理想（把握最大）的决策是能融三种方法于一体的决策，即通过经验决策法确定决策方向，用数学模型决策法精确分析成本、收益和风险，用试验决策法在小范围内进行实际论证。当三种方法的决策结果一致时，所确定的方案就是最稳妥的方案。

（四）慎重实施，反馈调节

决策的目的是实施，实施过程本身是对决策方案正确与否的检验。决策的实施是实现目标的一个关键阶段，为此，要抓好以下几个环节。

试验证实。当方案选定后，先进行局部试验，以验证其可靠性。同时，通过局部试验，也可以发现事先没有估计到的新问题、新情况，及时地在规模化实施方案之前，对原定的决策方案进行修正。对无法进行试验研究的决策方案，则需要在方案实施的过程中，加强管理和控制，发现问题，及时反馈，以便采取补救措施。

制订实施计划。经过试验证实后，就进入全面实施阶段，这就要有实施的计划。这一计划应由决策机关责成有关部门与有关专家和具体工作人员共同制订。制订计划的总要求是把决策具体化，做到周密、细致、具体、灵活。计划一旦制订就要由决策机关向执行机构下达；通过各方面的工作，把实施计划变为广大群众的自觉行动。

反馈调节。领导决策是一个动态的过程，现代决策的复杂性、决策者个人认识能力的局限性使得已经做出的决策不符合或不完全符合客观实际的情况经常发生，这就要求决策者在进入决策实施阶段之后，必须注意追踪和监测实施的情况，根据反馈情况不断地对决策进行调节。应该建立一种灵活有效的反馈机制，重视反馈调节中的追踪决策。

案例评析

实践内容

某医院护理部多年来推行目标管理，在实施过程中不断总结、不断完善，形成了一整套目标管理体系。

【制定目标】

护理管理工作中制定的工作目标主要包括年度工作计划、护理质量控制标准、护理理论和技术操作考核标准、继续教育等。工作目标需要由护理部的管理者及护理人员共同参与制定，形成目标网络，从而充分调动护理人员的积极性、创造性，有利于工作的顺利进行。

（1）护理部要在各科室护士长提交的工作计划的基础上，根据医院总体工作目标制定护理工作的总目标，要注意目标内容必须清晰明确、难度适当。护理质量控制标准按"护理工作规范质量标准"执行，目标项目有病房目标项目，包括护士素质、表格书写、基础护理、急救物品、病房管理、药品管理、消毒隔离、一级护理、危重患者、治疗室、处置室、护士站、统计本册13项，护理技术操作考核目标项目25项，特殊科室目标项目11项等，并且规定了每项的达标值。继续教育按照《继续教育实施细则》执行。对未达标的情况制定了相应的处罚标准。护理人员对目标管理的方法、目的有明确的统一认识。

（2）护理部组织护士长进行目标管理教育，并对护理部制定的护理工作总目标进行充分讨论，以统一认识，达成共识。通过讨论达到使每个科室护士长之间相互合作、协调一致、共同努力的目的。

（3）护士长带领本科室的护理人员对护理工作的总目标进行学习，并完善科室的工作目标，使护理工作的总目标转化为全院每个护理人员的明确目标，使大家加深认识，方向一致，以保证护理工作总目标的实现。

【组织实施】

（1）护理部在组织实施过程中的主要作用是要进行严格控制，了解进展情况，给予指导、支持、协助，提出问题，提供情报，创造良好的工作环境等。

（2）完成目标则需要各科护士长带领护理人员运用自我管理等方法和手段，充分发挥每一位护理人员的积极性与创造性，使护理人员感到达到目标有自己的一份责任，从而达到改善服务态度、提高服务质量的目的。

【检验结果】

（1）各科室护士长在日常管理工作中有计划地经常进行自检、自查；每月护理质量控制人员在此基础上，按照护理质量控制标准对各科室进行检查和评价，制定月考评表，召开护士长会进行反馈。每项护理质量控制标准的评价分为A、B、C、D四个等级，未达到达标值者按照相应的处罚标准执行，使目标管理成效与科室及个人奖惩挂钩，每年按照年考评记录评选成绩较好的科室进行奖励，促使目标的数量与质量得以控制。

（2）定期对全体护理人员按照职务、职称分层次进行护理理论和技术操作的考核，对未达到达标值者按照相应的处罚标准执行，每年对成绩优秀者进行奖励。

（3）每年要求护士长对照年初的工作计划进行自我评价，护理部综合各科室的自我评价做好全院护理工作总结，评价执行过程中的优点和成绩、缺点和错误，以便第二年制定新的目标，进行目标管理的另一循环，促进护理工作质量的进一步提高。

在护理管理中实施目标管理，可以充分调动护士长及护理人员的积极性、创造性，增强其责任心和压力感，并能促使护理管理者把主要精力投入综合性管理活动中，加强医院护理的全面计划管理，促进护理工作数量和质量的提高。

评析

该医院护理部多年来坚持目标管理，可以看出，已经形成了比较完善的目标管理体系。所制定的目标内容详细全面，具有较强的可行性。强调工作目标需要由护理部的管理者及护理人员共同参与制定，才能充分调动护理人员的积极性、创造性，有利于工作顺利进行。在目标实施方面坚持严格控制、实施监督的原则，保证所制定的目标可以正常实施。此外，该医院护理部的目标管理中还注重反馈检查环节，坚持做到优必奖、劣必惩，并在不断改进的基础上促进护理工作更上一层楼。该目标管理体系较完善、成熟，对于医护工作质量的提高有较大的意义。

实践模拟

如果你是一名医院护理部的负责人员，为了更好地实施管理工作，需要制订一份管理计划，你会怎么做？

（杨艳莉）

思考与练习

一、名词解释

1. 计划　　2. 目标　　3. 目标管理　　4. 时间管理

二、选择题

1. 在计划的步骤、评估资源中内部条件包括（　　）。

　A. 人力　　　　　　　B. 物质　　　　　　　C. 经费

　D. 法令　　　　　　　E. 设备

2. 在计划步骤中选定方案的条件是（　　）。

　A. 低产出　　　　　　B. 高产出、低收入　　C. 有可行性

　D. 满意度高　　　　　E. 高投入

3. 确定目标应满足的条件是（　　）。

　A. 陈述方式正确　　　B. 强调时间概念　　　C. 明确约束条件

　D. 目标适宜　　　　　E. 目标可以测量或评价

4. 目标管理的特点包括（　　）。

　A. 参与管理　　　　　B. 自我管理　　　　　C. 自我评价

　D. 整体性管理　　　　E. 目标特定性

5. 目标管理的局限性包括（　　）。

　A. 目标制定有困难　　B. 限制管理者能力发挥　C. 费时、费力

　D. 缺乏灵活性　　　　E. 实现自主管理

6. 按照规模分类，计划可分为（　　）。

　A. 战略计划　　　　　B. 战术计划　　　　　C. 指令性计划

D. 指导性计划   E. 5年计划

7. 按照计划的约束程度，计划可分为（　　）。

A. 指导性计划   B. 战略计划   C. 战术计划

D. 长期计划   E. 指令性计划

8. 组织制定政策的作用包括（　　）。

A. 为成员指出行动方向

B. 保证成员活动协调一致

C. 有利于进行会计资格管理

D. 提高组织管理效率

E. 树立和维护组织尊严

9. 拟订备选方案时管理者应考虑（　　）。

A. 方案与组织目标的相关程度

B. 可预测的投入与效益之比

C. 公众的接受程度

D. 下属的接受程度

E. 时间相关因素

10. 目标的性质包括（　　）。

A. 层次性   B. 网络性   C. 多样性

D. 推动性   E. 标准性

项目三 护理的组织管理

在管理程序中,计划的下一步就是组织。通过管理的组织职能,可以将人、财、物进行最合理的安排,有效地完成机构的目标。护理人员通过对组织职能的学习,可以认清自己在工作单位中的角色、权责,可以了解自己和其他医护人员间的合作关系,从而更好地完成业务工作和管理工作。

案例导入

某医院的骨科原来是和内科、外科并列的大科室,由于骨科最近业务量不是很大,医院领导决定将骨科并入外科,成为外科的一个病区,骨科以前的两个病区也合并为一个病区。消息传出来后,遭到了骨科很多人的反对,以至于合并不能如期进行。

思考与讨论:

(1)来自组织成员方面和组织结构方面影响变革的因素有哪些?
(2)促进组织变革的因素有哪些?

任务一　组织概述

任务目标

1. 掌握影响组织变革的因素。
2. 掌握组织结构和组织设计的方法。

一、组织的基本概念

（一）组织的含义

从广义上说，组织是指由诸多要素按照一定方式相互联系起来的系统。从狭义上说，组织就是指人们为实现一定的目标，互相协作结合而成的集体或团体，如党团组织、工会组织、企业组织、军事组织等等。狭义的组织专门是就人群而言的。在现代社会生活中，组织是人们按照一定的目的、任务和形式编制起来的社会集团，组织不仅是社会的细胞、社会的基本单元，而且可以说是社会的基础。

在管理学意义上，组织是指为了实现既定的共同目标，按照一定的规则和程序设置的多层次、多岗位及具有相应人员隶属关系的权责角色机构，如医院、学校等。它是职、权、责、利四位一体（既有职位又有权利，既有责任又有利益）的机构。

知识拓展

组织是人类社会生活中最常见、最普遍的社会系统，它的产生源于人类的生产斗争和社会斗争。以原始人打猎为例，由于他们没有先进器具，又没有猛兽的尖牙利爪，所以一个人打猎很难成功。经过多年实践，他们发现集体打猎效果很好，并且听从一个人的指挥比乱打更好，于是就公推出一位能干的人当首领，其他人听他指挥，这就是最原始的组织。由此我们可以归结出组织的含义：由于个人有所期望，但又无力实现这一期望，往往需要和他人相互依存、相互合作、共同行动、创造群体合力，在长期的实践中，人们有了发展这种合作、增进相互依存关系，并使这种关系科学化、合理化，借以不断提高群体效能的要求和倾向，组织就是人们对这种要求、倾向的认识和行动的结果。

（二）组织的职能

组织的职能包括以下内容。

（1）确定组织目标。

（2）将必要的业务工作进行分组归类，并把工作分成各种具体职务，使组织中的每个成员充分认识自己的工作责任。

（3）了解各种职能组成部门，为组织成员提供工作环境，确定各部门机构的职责范围，赋予其相应职责。

（4）联系组织内各部门单位，明确各层次、各单位之间的分工协作关系，使组织成员了解自己的组织中的工作关系和隶属关系。

（5）建立组织内的信息沟通渠道。

（6）与其他管理职能配合，保证组织内各项活动正常有效开展，实现高效率。

（三）组织的变革与发展

医疗模式的转变、人口的老龄化，以及人们对医疗护理工作要求的日益提高等，为护理工作提供了巨大的机遇和挑战。

引起组织变革的环境原因可以归纳为外部环境和内部环境两类。外部环境有技术变化、市场变化、产品和竞争条件的变化等，内部环境主要是组织本身成长中的矛盾和组织内部条件的改变，所有这些因素都对组织形成挑战。只有不断进行变革，才能使组织具有适应变化的环境的能力。

1. 外部环境因素

外部环境是组织无法控制的环境。外部环境因素的变化将同时作用于同一环境下活动的所有组织。

（1）技术进步。20世纪70年代以来，科技的发展日新月异，新业务、新技术迅速发展，服务需求范围变得越来越广，技术革新周期缩短，对组织形成了强大的冲击，使组织不得不进行相应的变革。组织如不适时地加以改革，就会落后于时代的发展，就可能被飞速发展的形势淘汰。

（2）市场竞争日益激烈。随着市场经济的发展和人类生活方式的变化，人们的收入、价值观念、偏好发生了巨大变化，对健康食品的需求上升；社会人口结构的变化在多国引起人口老龄化趋势。为了争夺市场，竞争的方式从数量、价格竞争发展到了品种竞争、质量竞争、服务竞争、形象竞争等。组织之间的竞争将愈加激烈。为了在竞争中取胜，组织不得不进行变革。

（3）服务内涵不断丰富。随着社会的进步，医疗卫生服务内涵也由以往的单纯治疗护理疾病转向全方位的健康服务。医疗卫生服务组织为了保持在竞争中的优势，就必须根据社会需求不断开发新业务，提高服务质量，同时还必须对服务成本进行有效控制。

（4）一般社会因素。一般社会因素包括政治形势、经济形势、制度、政策与政府的法规等，是组织重要的外部因素之一，直接影响着组织的发展方向和成员的行为。

2. 内部环境因素

组织内部环境因素包括：组织战略目标的选择与调整、组织内人员价值观的改变、劳动力素质的提高、组织机构运行中产生的矛盾等因素。这些因素表现为：组织战略目标是组织为实现其目标而进行的总体性规划，战略的调整必然牵扯到组织机构的调整；由于劳动力的构成日趋年轻化、知识化，传统的管理不能满足组织成员的这种变化，更多的组织成员希望从事能使个人更快成长的挑战性工作，参与决策、民主管理的呼声日渐高涨；如果组织机构设置不合理，就会产生矛盾，造成各方面的浪费。

（四）组织变革的阻力

在组织内，任何变革都会不同程度地遭遇到组织和成员的抵制。一方面，这有一定的积极意义，如果没有阻力，组织行为会变得随意而混乱。另一方面，变革的阻力还可以成为一种冲突源，冲突的发生有益于对变革优缺点进行充分论证，使变革更为完善。变革的阻力来源于个体、组织自身和领导者三个方面。

1. 个体阻力

变革中个体阻力源于人类的基本特征，如知觉、个性和需要，个体抵制变革的因素有习惯、安全、经济因素、对未知的恐惧和选择性信息加工等五个方面。

2. 组织阻力

组织对变革的抵制主要有六个方面。①结构惯性：指组织习惯于原有的结构与工作模式。例如，组织的制度规范化提供了工作说明书、规章制度和员工遵从的程序，这些固有的机制保持了稳定性，组织变革时，结构惯性就成了反作用力。②有限的变革点：指组织由一系列相互依赖的子系统组成，一个子系统的变革必然会影响其他子系统，其他子系统为维护其稳定性而成为阻碍因素。③群体惯性：指组织中的群体规范行为，即使个体想改变他们的行动，群体规范也会成为约束力。④对专业知识的威胁：组织中的变革可能会威胁到专业群体的专业技术知识，如分散化的个人计算机可以使管理者直接从主要部门获得信息，对集中化的信息部门所掌握的专门技术构成了威胁。⑤对已有的权利关系的威胁：任何决策权的重新分配都会威胁到组织长期以来形成的权利关系，如在组织中引入参与决策或自我管理的工作团队的变革，就常常被基层主管和中层主管视为一种威胁。⑥对已有资源分配的威胁：组织中控制一定数量资源的群体常常视变革为威胁，在资源分配中获利的群体会因此而感到忧虑。

3. 领导者的阻力

变革就要精简机构，这会影响某些领导者的地位和权力。采用民主选举会对那些由上级任命的终身干部的职位产生影响，他们害怕失去某些既得利益，害怕失去手中的权力，因而会阻挠变革，对变革持消极态度。

为了保证组织变革的顺利进行，就必须事先研究对策和采取相应的措施。常见的消除抵制的主要方法如下。①改革前：加强宣传教育，宣传旧体制的弊端和建立新体制的好处，让组织成员对变革的目的、内容、过程、方式等有所了解，激励职工进行改革，挑选事业心、自信心强的，具有开拓创新精神的人来领导改革；同时，施加外部压力，使其感到有非改不可的迫切性。②改革过程中：让职工参与对改革的计划和设计，把改革的成败看成自己的事，变阻力为动力；注意将改革的总目标分解成几个小目标，逐步过渡，最后达到总目标；改革进度要循序渐进，先在小范围试点，再普遍推广。③改革后：要采取各种激励措施，强化积极行为，转化消极行为，使员工对新的行为规范逐渐认识并与之相适应，保持原有社会关系的相对稳定性。

知识拓展

达尔文有句名言，能够生存下来的，既不是最健壮的，也不是最聪明的，而是最能够适应变化的物种。同样，有助于组织变革的，既不是最能干的，也不是最聪明的，而是最能够适应变化、应对压力的员工。组织在变革中，要关注员工的压力状态与反应，更要通过各种手段帮助员工摆脱压力困扰，以健康积极的心态面对变革。

（五）组织发展

组织发展就是指组织为了适应内外环境的变化，建立在组织价值观之上的、有计划变革的干预措施的总和。组织发展寻求的是增进组织的有效性和组织成员的安全幸福感。组织应重视对人员的成长、合作与参与精神的培养。推动变革才能在组织发展中具有指导作用，同时必须重视合作。组织发展中的管理者并不重视权力、权威、控制、冲突以及强制这样的概念。大多数组织工作发展活动的基本价值观包括以下几个方面：尊重个人，信任和支持，权力均衡，正视问题，参与。

组织发展状况与组织成员的工作态度密切相关，可充分调动组织成员的积极性，增强群体凝聚力，从而提高组织效能。组织发展以下面六种方式来实现。

1. 敏感性训练

在训练中，成员处于一个自由开放的环境中，讨论自己和其他成员之间相互交往的过程。专业的行为学家引导并为参与者创造机会，使成员积极探讨喜欢的议题，表达自己的观点、信仰和态度。敏感性训练的目的是提高参与者的移情能力、倾听能力、对个体差异的承受能力，以及改进冲突处理技巧，进而将个人和组织融为一体。

2. 调查反馈

调查反馈是指对组织成员的态度进行评估，确定其态度和认识上存在的差距。调查问卷分发给组织或部门的所有成员填写，问题包括成员对诸如决策的制定、沟通效果、部门间的协调、组织的满意度、工作、同事及直接上司等广泛议题的认识与看法。将调查表统计处理后得到的数据制成表格，再分发给有关成员，使所提供的信息成为确定问题和解决问题的基础。

3. 过程咨询

过程咨询是指依靠外部咨询者帮助管理者对管理者必须处理的事件形成认知、理解和付出行动的能力。这些事件包括工作流程、单位成员之间的非正式关系，以及正式的沟通渠道等。

咨询者帮助管理者更好地认识其周围，以及和其他人之间正在发生什么问题。

4. 团队建设

团队建设是指有意识地在组织中开发有效自我管理的工作小组。它使工作团队的成员在互助中了解其他人是怎样想和怎样做的。通过高强度的互助，团队成员学会相互信任和真诚坦率。团队建设的目的是改进队员的协作精神，提高团队业绩。

5. 组队发展

组队发展的目的是改变不同的工作小组成员之间的态度、成见和观念，可以让他们集中到某个地方，让大家讨论两部门之间的关系。

6. 组织再造工程

其含义是管理人员对组织现在的价值创造、运作程序、方法等重新加以考虑和设计，丢弃那些落后于时代的东西，使组织更有效并得到不断发展。

二、组织的基本要素与分类

（一）组织的基本要素

1. 目标与任务要素

组织为了实现一定的组织目标而存在，目标是组织自我设计和自我维持的依据。组织的目标只有与社会需求相适应，组织才具有生命力。组织目标也是组织成员进行活动的行为指南和工作努力的方向。在组织目标建立后，接下来就是确定为实现目标必须进行的工作任务分配，各部门和各成员明确自己的工作内容与职责。例如，医院的总体目标是以患者为中心，满足大众健康的需求。在明确了医院的总体目标后，组织工作的任务分为两大类：一类工作是由满足患者健康需求的服务部门组成，如门诊部、急诊科、住院部等，这是医院的主要工作；另一类工作是由所有支持、扩展工作部门构成，如总务后勤部门、辅助检查部门、财务部门等，这类部门工作的主要任务是保证服务部门工作正常有效地运转。

2. 职权与责任要素

职权是组织正式承认的权利，是履行岗位责任制的重要手段之一。组织根据成员所承担责任的大小，赋予其相应的职位权利，使各级管理人员能够采取一系列行动完成本部门的工作任务，保证组织目标责任制的实现。

3. 物质与精神要素

物质要素是组织内所需的为保证组织目标实现的人、财、物等必要资源，如医院护理部组织内，有主任、科护士长、护士长及护理人员等专业工作者；有办公室、护理站及各个病室的基本设备，便于护理工作的正常开展等。精神要素是组织内成员的权利、职责、工作规范、生活准则、服务精神、认同感及归属感等，如医院的院训、护理人员的团队文化和护理人员的奉献精神等。

4. 技术与质量要素

技术和质量是组织实现目标、满足社会需要的根本保证。一个组织必须有基本的技术队伍，并与时俱进，才能保证其生存和发展。例如，护理质量就是以护理人员的素质与技术为基础，以护理管理为保证的。拥有一支具有现代化技术力量的护理人员队伍并加强护理组织的内部管理，是医院满足社会需要，实现医院总体目标责任制和自身发展的关键。

5. 适应与发展要素

组织的内外环境处于不断变化的过程中，组织只有不断地获取信息，根据环境变化调整自己的业务范围，才能在市场竞争中求得生存与发展。随着医学模式的转变，医院的医疗和护理模式也应做出相应的调整，才能满足不断变化的社会需求。

（二）组织的分类

按管理组织的基本类型划分，组织有正式组织和非正式组织、实体组织和虚拟组织、学习型组织等。

1. 正式组织和非正式组织

正式组织是指为了实现某一共同目标，明文规定所形成的权责分配体系，一般有组织系统图、组织章程、职位及工作标准说明的文件。正式组织的组织结构、成员的权利和义务均由上一级管理部门规定。正式组织成员的活动要服从所属机构的规章制度和组织纪律。

正式组织具有以下特点：①共同的目标；②明确的信息沟通系统；③协作的意愿，即人们在组织内积极协作，服从组织目标；④讲究效率；⑤分工专业化，但强调协调配合；⑥建立职权，权力由组织赋予，下级服从上级；⑦不强调工作人员工作的独特性，组织成员的工作机制可以互相替换。

非正式组织指不是由管理部门规定，而是在共同劳动中，为满足心理上的需要，部分人自发形成的一种默契关系。成员一般均有共同的兴趣和爱好，或地理上相邻，或者利益相同。

非正式组织具有以下特点：①由成员间共同的思想和兴趣互相吸引而自发形成，不一定有明确的规章制度。②有较强的内聚力和行为一致性，成员间自觉互相帮助。③具有一定行为规范控制成员活动，有不成文的奖惩办法；组织的领袖不一定具有较高的地位和权力，但一定具有较强的实际影响力。

在任何组织结构中，都存在正式组织和非正式组织。非正式组织虽然不是由管理部门正式规定组成的，但由于其具有组织特点，对组织目标的实现既有积极作用，有助于推动工作的开展，有利于组织目标的实现；也可能对组织管理产生消极作用，妨碍正常目标的实现。管理者应认识到它存在的客观性、必要性，不应忽视非正式组织的作用；应避免与非正式组织对立，要善于引导、发挥其积极作用，共同实现组织目标。

2. 实体组织和虚拟组织

组织的最初形态就是实体组织。虚拟组织只是社会及组织发展到一定阶段才出现的产物。特别是数字化网络出现之后，虚拟组织更是成为一般的学术名词及操作术语为大众所认同和接受。虚拟组织虽然不是因为国际互联网的出现才产生的，但在国际互联网出现之后才得到全方位的发展。

虚拟组织与实体组织的区别主要表现在以下几个方面。

（1）组织结构的虚拟性。从组织的法人地位来看，实体组织具有法人资格，虚拟组织一般不具有法人资格。从组织结构特征来看，传统意义上的实体组织呈金字塔形，管理幅度由于受人自身能力的限制而不可能过大。虚拟组织则超越现代意义上的实体组织，并与其同时存在和共同发展。虚拟组织结构的典型特征是网络性，管理幅度将更大限度地加大，而且富有弹性。

（2）构成人员的虚拟性。实体组织的构成人员，主要归属于该组织；虚拟组织的构成人员则主要不归属于该组织。大学教师主要归属于某大学，但有可能以个人身份在外兼职。与此相反的是，实施虚拟经营的公司某管理顾问，大多不归属于该公司，而归属于其他的实体组织（如某大学）。人员的虚拟性，优点在于人力资源成本小，能迅速网进或网出各种人才，流动性较好；缺点在于人员不稳定，真正高层次的人员很难尽全力为企业服务，人员短期行为严重等。

（3）办公场所的虚拟性。实体组织一般都有较为固定的集中的办公场所，员工也大都在统一的办公场所上下班。虚拟组织则相反，基本上没有集中的办公场所，员工的办公场所依员工自己的要求自行安排；虚拟组织注重绩效，办公场所的虚拟化增加了组织设置的弹性，又节省了配置办公设施的费用。当然，虚拟组织办公场所的虚拟化也带来了一系列问题，最突出的就是员工之间的沟通难以有效地进行。

（4）核心能力的虚拟性。组织核心能力是获得竞争优势的决定因素。针对组织核心能力的培植及强化，传统的思路及做法基本上是依靠内部发展，这样必然因速度、资本、技术等约束而制约着企业很难大幅度、全方位地提高核心能力。其实，培植及强化企业核心能力还可以走另一条路，即依靠外部能力。这就是说，组织可以借助现代电子信息技术，将其他组织的核心能力网罗进来，以自身核心能力为核心形成基于自身核心能力之上的网络核心能力。网络核心能力的弹性网络特性使得网络核心能力具有相对于实体核心能力的易重组、高速度、低成本等特性。

3. 学习型组织

美国麻省理工学院的管理学家彼得·圣吉说，当世界更息息相关、复杂多变时，学习能力也要增强，才能适应变局。未来真正出色的企业，将是能够设法使各阶层人员全身心投入并有能力不断学习的组织。

社会环境的变化、组织的变革、对知识作为一种生产力要素的认知是组织成为学习型组织的外在原因。人类社会在相当长的时期内，以缓慢的速度向前行进，而当今人类社会已进入"知识爆炸"时代，具体表现在以下几个方面：①人类的知识总量成倍地增长；②知识更新的速度加快；③知识转化为生产力的周期日趋缩短；④知识是生产力、科学技术是第一生产力已成为世界公认的原则。

三、组织结构与组织设计

（一）组织结构

1. 组织结构的概念

组织中对各个组成部分的搭配和排列称为结构。组织结构是表现组织各部分排列顺序、空间位置、聚集状态、联系方式和各要素之间相互关系的一种模式，是执行管理任务的结构。组织结构在管理系统中起到"框架"作用，就像人类由骨骼确定体型一样，组织也是由结构来决定其形状。

组织结构使组织中的人流、物流、信息流正常流通，组织目标的实现成为可能。组织能否顺利达到目标、促进个人在实现目标中做出贡献，在很大程度上取决于组织结构是否完善。

2. 组织结构的基本类型

组织结构是管理者为实现组织目标而建立的一种部门之间的相对稳定的结构模式，是组织责任、权利及信息沟通的正式系统。组织结构直接决定了组织中的正式指挥系统及沟通网络，不仅影响组织的运作及效率，而且影响整个组织的社会心理气氛。合理的组织结构能有效地实现组织目标，从而有助于组织的发展壮大。组织结构的建立包括以下几方面。

（1）部门化。部门化是建立组织结构的首要环节，通过部门化，可以将组织分为一定的管理单位，以便于分工及专门处理某些方面的事情或问题。部门化的目的是确定组织中各项任务的分配及归属。部门化首先要将组织的总目标分成若干个具体目标及任务，然后按照分解后的具体目标及任务设置部门。所谓部门，是指在组织中，管理人员为完成规定任务而有权管辖的一个特殊的分支。部门在不同的组织或组织层次中有不同的名称，如在医院中称为部、处、科等，在企业中可能称为部、处、室等。组织的部门化，可以解决因管理宽度限制而约束组织规模扩大的问题，有利于通过规定各部门的工作内容，以及上下级关系来明确组织中的权责关系；有利于组织内部的沟通交流及控制；有利于协调各部门的关系；有利于对不同的部门实施不同的管理政策，使他们根据各自不同的情况，灵活地开展工作。

（2）管理宽度。管理宽度又称管理跨度，是指管理者能够直接、有效地管理的下属人数的多少，也是管理人员能有效控制下属的限度。管理者管辖的人数越多，管理的宽度越大，管理的复杂程度及工作量也随之增加。

影响管理宽度的因素有以下几个方面。

1）管理人员是否具有相应能力：如果管理者具有较强的领导能力、组织能力、理解能力、协调能力，能与下属融洽相处，并受到下属的信任、尊重及爱护，善于处理各类问题，从而减少上下级之间频繁的接触时间，则管理宽度可以适当增加；反之，管理宽度应该缩小，以防管理中出现差错。

2）下属人员是否具有相应素质及能力：如下属受过良好的训练，工作中自我控制的能力较强，则不但所需的协调及监督、控制会减少，而且与管理人员接触的次数也会减少，使管理宽度加大。

3）授权是否明确：管理人员的部分负担是由于组织结构设计不善和组织关系混乱造成的，混乱的原因之一可能是任务不明确，需要下属多次请示，也可能是权限不明确，或授权与下属的能力不符合，迫使上级事必躬亲，事事指点，管理宽度减小。

4）政策是否稳定：政策越稳定，工作的程序性及重复性会越强，则管理宽度可以适当加大；反之，如果政策不稳定，变化快，程序不明确，下级不能及时处理问题，事事需要上级指导，则管理宽度必须减小。

5）计划是否周密：良好的计划可以使每个工作人员都能了解各自的目的及任务，减少管理人员指导和控制的时间，使管理宽度加大。

6）沟通渠道是否畅通：如果沟通渠道畅通，沟通效率高，则管理宽度可以适当加大。

7）考核是否明确：如果有比较明确的考核及评价标准，奖惩分明，则不需要事事研究协商解决，管理宽度可以适当加大。

8）组织内部是否有凝聚力：如果组织内部的凝聚力强，大家相互理解，配合默契，则工作效率增加，管理的宽度可适当加大；反之，管理宽度要适当减小。

管理宽度的确定，一般认为，一个上级能够有效管理下属的人数是8~12人，即8~12人是理想的管理宽度。从护理管理的角度看，一个护士长有效的管理宽度是12~15名护士。现代管理认为，管理宽度应根据具体的情况来确定，管理宽度应该是一个弹性的数据，而不是通用或规定的数据。在确定管理宽度时，应该综合考虑各种影响因素对管理宽度的作用。

（3）管理层次。管理层次是组织从最高层管理者到最底层管理者之间所形成的具有相对独立功能的有序系列。一般组织中的管理层分为三层：高层、中层、基层管理者。例如，在护理管理体系中，护理部为高层管理者，科护士长为中层管理者，护士长为基层管理者。

组织结构的管理层次与管理宽度成反比，管理宽度越大，管理层次越少，组织结构为扁平式；反之，管理宽度越小，管理层次越多，这时的组织结构呈高耸式。

扁平式的组织结构管理层次少，控制幅度大，管理费用低，纵向沟通快，被管理者有较大的自主性，有宽松的感觉，下属的工作满意感增加。其缺点是部门之间沟通较难，也不利于协调。高耸式的组织结构具有管理严密、分工明确、上下级易于协调等特点，但层次多，费用增加，上下级之间的沟通时间长，容易出现沟通障碍；同时由于控制严密，可能会影响下属的主动性及创造性，减轻下属的工作满意感。

（4）人员结构。合理的人员结构是保证组织正常运作的基础。由于组织成员的素质、知识、能力不同，组织要根据能级原理，合理地划分人员的能级，而且要使不同能级的人员有合理的组合。组合不恰当会造成人力资源的浪费。

实践证明，稳定的人员组织结构应是正立的三角形。上面是经营决策层，中间是职能管理层，下面是操作执行层。从人员结构看，需要高层管理者少，中层管理者较多，基层管理者最多。

（5）委员会。委员会是组织结构中的一种特殊形式，是一种以集体活动为主要特征的组织形式。委员会的主要目的是集思广益，达到集体管理的目的。委员会常以常委会、工作组等形式出现，如政府中的常务委员会、护理部的继续教育委员会、护理危机处理委员会、护理科研委员会、临床护理专家委员会等。委员会由于功能不同，会出现不同的类型，如有些委员会是决策组织，有些是执行组织，有些是参谋咨询组织。

委员会通过集体讨论及研究，达到集思广益、防止个人滥用职权的目的；委员会的讨论由于有来自各方面的人员参加，在决策时会充分考虑各方面的利益，有利于实现组织整体上的统一及团结；委员会的设置推动了参与管理的发展，有利于动员更多的人来关心组织的发展，为组织培养了管理人才；有些委员会是为了解决专门的问题而设置的，可以对问题进行专门的研究，使问题得到妥善解决。

（6）团队结构。团队结构是当今盛行的一种组织运作形式。团队是由来自组织同一等级不同工作领域（不同部门）的成员为完成一项任务而组成的。成员的共同努力能够产生积极协同作用，努力的结果会使团队的绩效水平大于个体成员绩效的总和。例如，开展临床路径时组成的"多专业协作小组"，是由有关的医生、护士、药剂师、检验员、后勤等人员参加，仅对临床路径内容反复讨论，进行信息交流、积极协同，使服务对象获得最佳服务，缩短住院日，减少医疗资源的浪费。又如为支持贫困地区治疗青光眼患者而组成的"健康快车"，是由各医院抽调的眼科医生、护士、麻醉师、行政、后勤等人员组成的小分队，快速、高效作战，治愈了大批患者。

根据存在的目的不同，团队可分为以下类型：问题解决型团队、多功能型团队和自我管理型团队，如质量管理中的质量圈就是一种解决问题型团队。团队比传统的组织结构更灵活、反应更迅速，其优点是可以打破部门界限快速地组合、重组、解散，能够促进成员参与决策，增强民主气氛，调动积极性，可以作为传统部门结构的补充。

此外，新型组织结构的类型还有学习型组织、虚拟组织、无边界组织和女性化组织等。

（二）组织设计

1. 组织设计的概念

组织设计是指管理者将组织管理中涉及的目标、任务、权利、操作等相互关系组合成结构以实现组织目标的过程，是管理者有意识地建立组织中正规、有效的关系，以形成组织结构的过程。组织设计是有效管理的必备手段之一。通过组织设计，可以协调组织内各成员、各部分的关系，建立组织中明确的沟通渠道，减少组织中各部门及成员之间的冲突及矛盾，使组织内目标、责任、权利等要素的组合发挥最大的效应，从而提高组织的整体功效。

2. 组织设计的原则

（1）统一指挥原则。统一指挥原则对保证组织目标的实现和组织绩效的提高具有关键的作用。如果一个下属同时接受两个上级的指导，而这两个上级的指示并不总是保持一致的话，那么，他的工作就会一片混乱。

（2）专业化分工与协作原则。分工是指按照提高管理的专业化程度和工作效率的要求，把组织的任务、目标分成各个层次、各个部门，以及每个人的任务和目标。协作是指明确部门与部门之间，以及部门内部的协调关系与配合方法。没有分工就谈不上协作，只有分工没有协作，分工就失去了意义，只有将分工与协作相结合，才能提高专业化程度和管理效率。

（3）管理层次原则。管理层次是组织结构中纵向管理系统所划分的等级数量。管理最少层次的原则是指在保证组织合理有效运转的前提下，应尽量减少管理层次，建立一条最短的指挥链。一般来说，组织越大，层次越多，但从最高领导层到基层以2~4个层次（级）为宜。

（4）管理幅度原则。管理幅度又称管理宽度，是指一个管理人员直接有效地监督、指挥、管辖其下属的人数。管理幅度多根据工作性质、难易程度、类型、特点，下属人员的素质、技术水平、经验，以及管理者的能力、是否愿意授权等而异。一般而言，层次越高，管理下属的人数应越少，以保证有效管理。所以，高层管理者与被管理者人数之比为1：（4~8），而在基层机构中则为1：（8~15），最好根据不同的人和不同的环境确定管理幅度。

（5）职、权、责相结合原则。职责是指对应岗位应承担的责任。职权是指管理职位所具有的发布指令并保证指令得到执行的一种强制权力。权力是完成任务的必要工具，在设计组织结构时，既要规定每个层次和部门人员的职责范围，也要授予他们完成职责所必需的职权。责任、权力、利益三者之间是不可分割的，必须是协调的、平衡的和统一的。

（6）稳定性与适应性相结合原则。组织结构的稳定有利于组织的正常运转和协作关系的稳固，然而建立起来的组织结构也不是一成不变的，要随着组织内外环境条件的变化做出适应性调整。

（7）目标明确原则。这一原则指组织的设计及建立必须有明确的总目标，各部门及单位也必须有明确的分目标，整个组织的活动要始终围绕组织的总目标运转。

（8）弹性例外原则。弹性例外原则是组织设计时需要考虑的一种分权原则。在组织设置时，将权力及责任的分配标准化，使上级将部分权力授予下级。这样，各级管理者在处理日常工作事务时，能及时处理属于自己职权范围内的工作，不必事事请示上级，下级可以相机行事，上级对下级的工作不需要过多干涉，只保留组织制度中没有明确规定事项的决定权或对既定制度的监督权。

3. 组织设计的程序

组织设计的基本程序包括以下几项。

（1）设计前的评估，即收集及分析有关资料，以确定目标。①收集同类组织结构的形式，以及它们的经营管理思想和人员配备等方面的资料；②收集外部环境的各种资料；③组织内部的状况：组织现有的资源、规模、形式、运行状况及存在的问题。通过对这些资料的收集及分析，以确定组织的发展趋向及基本的组织结构框架。

（2）工作的划分。研究工作的性质和范围，根据组织的目标，将组织的生产、经营及管理活动分成若干个相对独立的单元，并确定其业务范围及工作量，进行部门化的工作划分。

（3）提出组织结构框架，即按照组织设计的要求，决定管理层次及部门结构，形成层次化的组织管理系统，这是组织设计中非常重要的一步，决定着组织的效能。在设计组织结构框架时，应注意认真处理好管理幅度及管理层次的关系、纵向与横向的协调关系，同时要注意信息的上下传递及反馈。

（4）确定职责，即决定组织的管理中集权及分权的程度，先决定组织中各层次、各部门的职责，再对各部门内部的业务进行分工，并以此为基础确定相应的职务、岗位、权限及责任，一般采用职务说明书或岗位职责说明书等文件形式表达。

（5）设计组织的运作方式，包括单元的工作程序、它们之间的协作关系及信息沟通方式。

（6）决定人员配备。按照职务、岗位及技能要求，选择配备恰当的管理人员及其他员工。

（7）评价及确定组织结构。根据组织目标及设计要求对组织设计进行审查、评价及修改，并确定正式的组织结构及组织运作程序，颁布实施。组织设计是组织正常高效运转的基本保证，在组织设计完成后，必须根据组织的运行状况及内外环境的变化做出适当的调整，以完善组织结构。

4. 组织设计的结果

组织设计的结果是组织结构，即组织中各部门之间相对稳定的结构模式。组织结构的模式一般用组织图、职位说明书及组织手册表示。

（1）组织图。组织图是指以图解的方式表达组织的整体结构、各个部门之间的职权关系及主要功能。组织图的垂直形态表达权责关系，而组织图的水平形态显示分工与部门化的情况（见图3-1）。

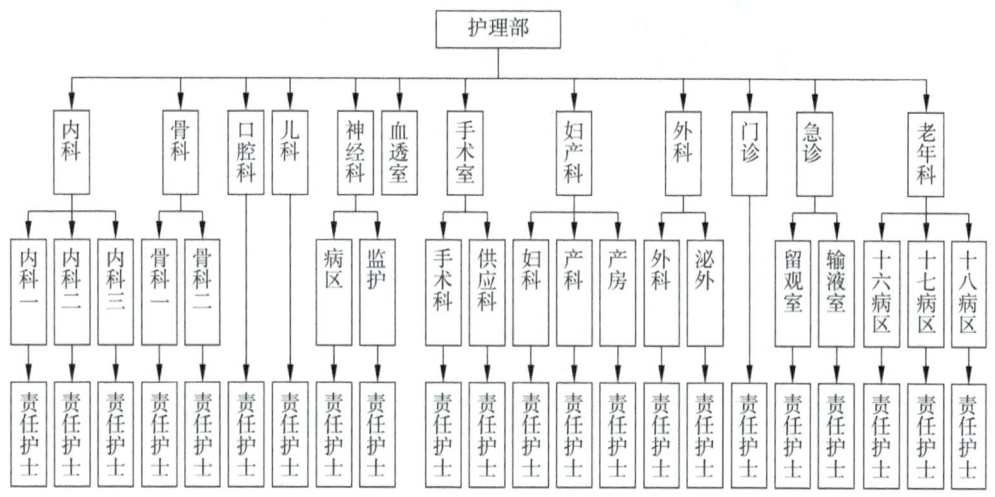

图3-1 某医院组织结构图

组织图一般描述下列几种组织结构及管理关系方面的信息。①权利结构：表明各阶层的上级与下级之间的正式权力分配关系、管辖范围及垂直指挥关系。一般用方块表示各个权力职位，上下关系从方块的位置体现，上面的权力大于下面的权力，用实线箭头连接表示。如果两者之间是指导关系，则用虚线表示。②沟通关系：表明组织中的正式沟通关系，包括垂直沟通与水平沟通关系。③管理范围及分工情况：根据组织的规模及部门、职位的名称，可以显示专业化与组织分工、各部门的功能与控制范围。水平关系表示各部门、职位的分工及必须执行的基本任务。④角色结构。表明组织中个人所承担的职权，将个人在组织中的头衔置于方块内，如院长、护理部主任、护士长等。⑤组织资源的流向：垂直关系可以显示人、财、物等组织资源的流向。

（2）职位说明书。职位说明书是说明组织内部的某一特定职位的责任、义务、权利及工作关系的书面文件，其目的是帮助组织明确组织内各工作职务的任务及要求，一般包括以下几个部分。①职位的名称及素质能力要求：具体规定职位的名称，担任该职位的人员所应具有的素质、教育程度、基本知识、能力、相关的工作经验等要求；②工作内容：职位的重要职能、职责及职权；③工作关系：说明职位与组织内其他职位的关系、职位与其他工作人员的关系。

（3）组织手册。组织手册是职位与组织说明书的综合，以图形及文字的形式说明了组织内部各主要部门的职权及职责，每一个职位的主要职能、职责、职权，以及主要职位之间的相互联系及工作关系。

（樊少磊）

任务二　我国卫生组织系统

任务目标

1. 了解卫生组织系统的分类和任务。
2. 掌握我国医院组织系统的设置及功能。
3. 熟悉医院的分类和标准。

一、卫生组织系统的分类和任务

医疗卫生组织以保护和增进人群健康为目标，涉及与人们的健康相关的一切组织，包括卫生行政组织、卫生服务组织、医疗保障组织体系。健全、合理的医疗卫生组织体系关系到人民群众的身体健康，是有效实施各项卫生工作的重要保证。

按照性质和职能，我国的卫生组织大致可分为三类，即卫生行政组织、卫生事业组织和群众性卫生组织（图3-2）。

（一）卫生行政组织

卫生行政组织是贯彻实施国家对卫生工作的方针、政策，领导全国和地方卫生工作，提出卫生事业发展的战略目标、规划，制定具体政策、法规和督促检查的机构。

（1）推进医药卫生体制改革。拟订卫生改革与发展战略目标、规划和方针政策，起草卫生、食品安全、药品、医疗器械相关法律法规草案，制定卫生、食品安全、药品、医疗器械规章，依法制定有关标准和技术规范。

（2）负责建立国家基本药物制度并组织实施，组织制定药品法典和国家基本药物目录。组织制定国家药物政策。拟订国家基本药物采购、配送、使用的政策措施，会同有关部门提出国家基本药物目录内药品生产的鼓励扶持政策，提出国家基本药物价格政策的建议。

（3）承担食品安全综合协调、组织查处食品安全重大事故的责任，组织制定食品安全标准，负责食品及相关产品的安全风险评估、预警工作，制定食品安全检验机构资质认定的条件和检验规范，统一发布重大食品安全信息。

（4）统筹规划与协调全国卫生资源配置，指导区域卫生规划的编制和实施。

（5）组织制定并实施农村卫生发展规划和政策措施，负责新型农村合作医疗的综合管理。

（6）制定社区卫生、妇幼卫生发展规划和政策措施，规划并指导社区卫生服务体系建设，负责妇幼保健的综合管理和监督。

（7）负责疾病预防控制工作，制定实施重大疾病防治规划与策略，制定国家免疫规划及政策措施，协调有关部门对重大疾病实施防控与干预，发布法定报告传染病疫情信息。

（8）负责卫生应急工作，制定卫生应急预案和政策措施，负责突发公共卫生事件监测预警和风险评估，指导实施突发公共卫生事件预防控制与应急处置，发布突发公共卫生事件应急处置信息。

（9）起草促进中医药事业发展的法律法规草案，制定有关规章和政策，指导制定中医药中长期发展规划，并纳入卫生事业发展总体规划和战略目标。

（10）指导规范卫生行政执法工作，按照职责分工负责职业卫生、放射卫生、环境卫生和学校卫生的监督管理，负责公共场所和饮用水的卫生安全监督管理，负责传染病防治监督。

（11）负责医疗机构（含中医院、民族医院等）医疗服务的全行业监督管理，制定医疗机构医疗服务、技术、医疗质量和采供血机构管理的政策、规范、标准，组织制定医疗卫生职业道德规范，建立医疗机构医疗服务评价和监督体系。

（12）组织制定医药卫生科技发展规划，组织实施国家重点医药卫生科研攻关项目，参与制定医学教育发展规划，组织开展继续医学教育和毕业后医学教育工作。

（13）指导卫生人才队伍建设工作，组织拟订国家卫生人才发展规划，会同有关部门制订卫生专业技术人员资格标准并组织实施。

（14）组织指导卫生方面的国际交流合作与卫生援外有关工作，开展与港澳台的卫生合作工作。

（15）负责中央保健对象的医疗保健工作，负责中央部门有关干部医疗管理工作，负责国家重要会议与重大活动的医疗卫生保障工作。

（16）承担全国爱国卫生运动委员会和国务院防治艾滋病工作委员会的具体工作。

（17）承办国务院交办的其他事项。管理国家食品药品监督管理局和国家中医药管理局。

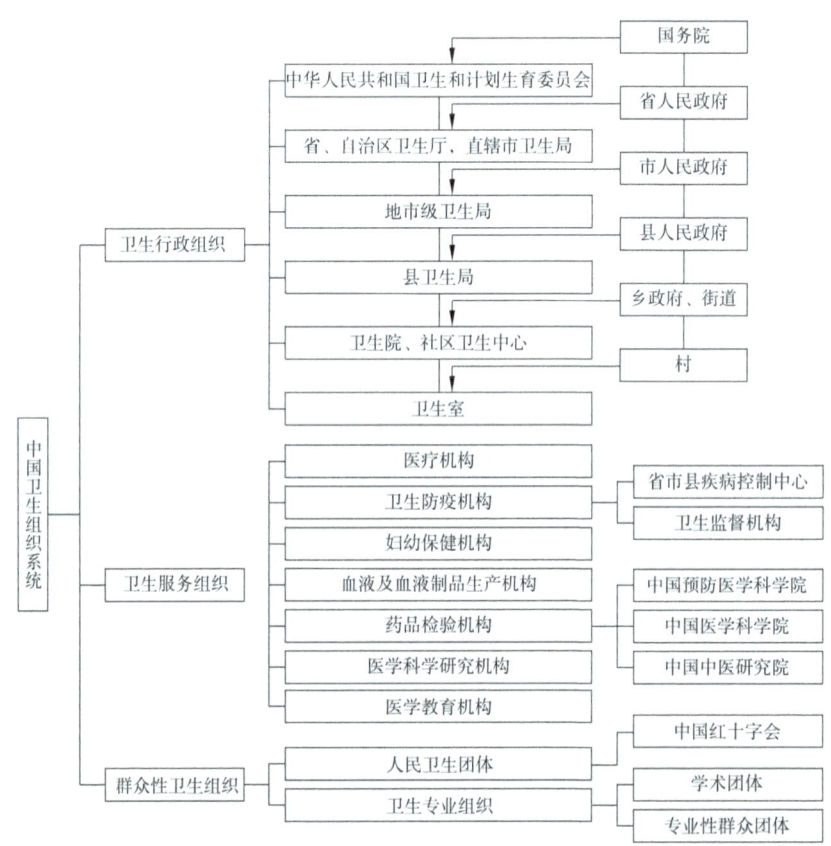

图 3-2　我国卫生组织系统

(二) 卫生事业组织

卫生事业组织是开展具体卫生工作的专业机构,包括如下分类。

(1) 医疗机构:以治疗疾病为主要任务,结合预防、康复和健康咨询等,是我国卫生人员最集中、任务最繁重的机构。

(2) 卫生防疫机构:以预防疾病为主要任务,对影响健康的危险因素进行调查、监测,普及卫生知识,是服务对象非常广泛的机构。

(3) 妇幼保健机构:承担妇女、儿童的预防保健任务,包括计划生育技术指导、优生教育、儿童健康监测等。

(4) 药品检验机构:包括药品检验所、生物制品研究所等,主要任务是保证医疗用品的质量和用药的安全。

(5) 医学教育机构:包括各层次医学院校,是培养卫生服务人员和提供继续教育的组织。

(6) 医学科学研究机构：包括医学科学院、预防医学中心等。

(三) 群众性卫生组织

(1) 由政府组织、人民团体中的代表参与组成的卫生专业组织，如学术团体、专业性群众团体。

(2) 由广大群众卫生积极分子组成的基层卫生组织，如红十字会。

二、我国医院组织系统

(一) 医院的概念和性质

1. 医院的概念

医院是对群众或特定人群进行防病治病的场所，备有一定数量的病床设施、相应的医务人员和必要的设备，是通过医务人员的集体协作，达到对住院或门诊患者实施科学和正确的诊疗、护理的医疗事业机构。

作为卫生机构的重要组成部分，医院具有卫生事业社会性和公益性的性质，因此，医院不能以营利为目的，但也不是纯粹的福利事业，医院的运行和发展需要政府、市场等多种力量协同发挥作用，才能充分发挥医院的社会效益和经济效益。

以上概念对医院的服务对象、职能作用、基本条件、协作特点、机构性质作了高度概括。医院的工作对象主要是患者，医院对患者的生命和健康负有重大责任，因此，构成一所医院必须具备以下基本条件。

(1) 医院以实施住院诊疗为主，并设有门诊部。

(2) 应有正式病房和一定数量的病床等设施（按医院分级管理标准，不得少于20张），应具备基本的医疗、休养环境及卫生管理设施。

(3) 应有能力为住院患者提供合格的护理和基本生活服务，如营养饮食服务等。

(4) 应有基本医疗设备，设有药剂、检验、放射、手术及消毒供应等医技诊疗部门。

(5) 应有相应的、系统的人员编配，包括医务人员、行政人员、后勤人员。

(6) 应有基本的工作制度，如查房、值班、交接班、病历书写、各种技术操作、消毒隔离等医疗护理制度，以保证医疗质量和患者的安全。

2. 医院的性质

医院工作的特点是，以服务对象为中心，组织医务人员运用医学知识与技能，诊断、治疗、预防和护理患者，为患者服务。这是医院系统区别于其他系统的本质特点。离开对患者的医学服务，医院就没有存在的必要。只有按照医院工作的特点做好管理工作，才能管好医院。在管理上必须注意以下几点。

（1）医院工作以患者为中心、医疗为主体，一切为了患者。医院的一切部门都要围绕患者进行工作。要保证患者的安全，强调医疗质量和医疗效果，如预防医院内感染、减少并发症、尽量保持患者生理和精神上的功能等，加强医务人员的职业道德和技术水平，不断提高医院服务质量。同时在诊疗过程中为患者提供基本需求，包括舒适卫生的环境、身心安全的护理、保证营养的膳食等，这些工作由医院医疗、护理、医技、后勤等各部门相互配合协调，共同完成。

（2）医院工作科学性、技术性强。医院是以医学科学技术为服务手段的，而患者又是一个非常复杂的有机整体，因此要求医务人员按照生物—心理—社会的现代医学模式去工作，既要有扎实的医学基础知识和熟练的技术操作能力，更要有团结协作精神和良好的服务态度，熟悉人文科学、心理学、社会学和流行病学等知识，重视人才的培养和训练提高，发挥仪器设备的作用。

（3）医院工作随机性大、规范性强。医院各科的病种复杂繁多，病情千变万化，需要临时调配人员加强观察和处理，加上突发事件和难测性灾害等，抢救任务很重，医院工作的随机性很大，必须具有随机应变能力。同时医院的医疗行为又关系到人的生命安全，因此医院必须要有严格的规章制度、明确的岗位责任制，在医疗工作程序、技术操作上达到规范化，符合质量标准。

（4）医院工作时间性、连续性强。医院在诊治抢救工作中必须分秒必争，时间就是生命，抢救及时就可能挽救患者的生命。在抢救过程中，又要严密、连续地观察病情变化，因此，医院工作日夜不断。

（5）医院工作社会性、群众性强。医院是一个复杂的开放系统，也是社会系统中最复杂的组织之一。医院工作必须满足社会对医疗的要求。医院工作服务范围广，它联系着社会、家庭和个人，每个人的生、老、病、死都离不开医院，需要医务人员发扬救死扶伤的人道主义精神，按医疗规律办事。然而医院工作又受到社会条件的制约，搞好医院工作离不开社会的支持，需调动各方面因素为医疗服务，坚持群众性，以社会效益为主，搞好医院的经营管理。

（6）医院工作是脑力和体力相结合的复合型劳动。医院工作需要掌握医学知识和技能的脑力与体力相结合的劳动来完成，是一项创造性的劳动。能否提高科学技术水平，发挥医院医技人员的积极性，在于管理者们能否根据这个特点重视人才培训和技术建设，并注意设备的更新和管理。

（二）医院的功能

根据卫生部（现卫健委）颁发的《全国医院工作条例》，医院的任务是"以医疗工作为中心，在提高医疗质量的基础上，保证教学和科研任务的完成，并不断提高教学质量和科研水平，同时做好扩大预防、指导基层和计划生育的技术工作"。医院的具体功能如下。

1. 医疗

医疗是医院的主要功能，以诊疗和护理两大业务为主体，并与医技部门密切配合形成一个医疗整体，为门诊和住院患者服务。

2. 教学

医学教育的一个显著特点是，学校教育只是医务人员成长过程中的一个阶段。医务人员必须经过临床实践学习以及毕业后的继续教育学习，才能不断地更新知识和完善技能，成为合格的或者优秀的医务工作者。医院是实践教学和在职教育的重要场所。

3. 科学研究

医学业务水平的提高和医学的发展离不开科学研究，而医学科学研究离不开临床实践。医院为无数的科学研究孕育了契机。

4. 预防和社会卫生服务

医院不仅要治疗患者，还要进行预防保健工作，进行健康教育，普及卫生知识，为基层卫生组织提供技术服务，从而为社会保健做出贡献。

> **知识拓展**
>
> 《管子·入国》记载："入国四旬，五行九惠之教。一曰老老，二曰慈幼，三曰恤孤，四曰养疾，五曰合独，六曰问疾，七曰通穷，八曰赈困，九曰接绝。"在这九件事中，慈幼、恤孤、养疾和问疾都与保健工作有着密切联系。公元前7世纪时，管仲辅助齐桓公执政，在京都建立了残疾院，收容残疾人，供给食宿，给予治疗，这是我国古代医院的雏形。

（三）医院的种类

1. 按功能和任务等划分

1989年，我国医院实行分级管理体制，依据医院的功能、任务、设施条件、技术建设、医疗服务质量和科学管理的综合水平等，共分为三级（一、二、三级）、十等（每级分甲、乙、丙三等，三级医院增设特等）。

一级医院是指直接为一定人口（≤10万）的社区提供预防、医疗、保健、康复服务的基层医院。

二级医院是指为多个社区提供综合医疗卫生服务和承担一定教学、科研任务的医院。

三级医院是指提供高水平专科性医疗卫生服务和执行高等教学、科研任务的区域性以上的医院。

2. 按收治的范围划分

医院按收治的病患的范围划分，可分为综合医院和专科医院。

（1）综合医院。综合医院是指设有一定数量的病床，分有内科、外科、妇产科、儿科、五官科、皮肤科等各种专科及药剂、检验、放射等医技部门，并有相应的人员和设备的医院。现代医疗往往需要多专科协作进行诊疗，而且患者是有机整体，往往需要多专科会诊治疗，综合医院能够适应这些需要。现在的儿童医院、中医医院实际上是儿童综合医院或中医综合医院。

（2）专科医院。专科医院是为诊治特种疾病而设立的医院，如收治法定传染病的传染病医院、收治精神病患者的精神病院，以及结核病医院、口腔医院、眼科医院、肿瘤医院、胸科医院等。设立专科医院有利于集中人力、物力，发挥技术设备优势，开展专科疾病的诊治和预防工作。

3. 按特定任务划分

按特定任务划分医院可分为军队医院、企业医院、医学院校附属医院等。它们各有特定的任务和特定的服务对象。有些医院过去由于过分强调特定服务对象和任务，容易造成人、财、物的浪费，并影响医院自身的发展。近几年来实行横向联合办医院，扩大医院管理自主权，上述缺陷已大有改善。

4. 按所有制划分

按所有制划分医院可分为全民所有制医院、集体所有制医院与个体所有制医院。近年来随着医疗卫生工作改革的进一步深化，多种所有制的医院繁荣了医疗市场，扩大了社会医疗服务，有效地解决了群众看病难、住院难的问题，有助于发挥各类医院的优势。

5. 按地区划分

按地区划分医院可分为城市医院（省、市、区、街道医院）、农村医院（乡、镇医院）等。

知识拓展

在国外，印度于公元前600年就有医院的雏形，收容患病的人；公元4世纪罗马有教会医院，属于修道院；6世纪以后，西欧开始建立医院，542年在法国里昂、641年在巴黎建立医院。医院当初兼做旅店，是患病的教徒、旅客和香客的医务所或避难所。由于教会日益把持社会的医疗组织，特别是在中世纪早期，医院的组织与工作都具有宗教性质，它的护理重于医疗，主要目的在于洗净患者的灵魂。

(樊少磊)

任务三 我国护理组织系统

任务目标

1. 掌握各级卫生行政部门的护理管理组织机构。
2. 熟悉医院内护理组织系统的设置。
3. 掌握社区护理组织管理。

一、各级卫生行政部门的护理管理组织机构

(一) 卫生部

卫生部下设的医政司护理处是全国护理工作的最高职能机构,负责为全国各级医疗机构制定和组织实施有关护理工作的政策、法规、人员编制、规划、管理条例、工作制度、职责和技术质量标准;配合教育、人事部门对护理教育、人事等工作进行管理,并通过卫生部护理中心进行护理质量控制和技术指导、专业骨干培训和国际合作交流。各级地方卫生行政部门均设有相应的护理管理组织,如护理专干,从事各地的护理管理工作。

知识拓展

组织的重点务必放在机会上,而不是放在问题上。如果组织把精力放在出成果的地方,即放在机会上,那么就会有兴奋感、冲动感。

组织内部只有成本,结果存在于组织的外部。

——彼得·德鲁克

（二）省、市卫生厅（局）医政处（科）

各省、自治区、直辖市卫生厅均有一名厅长分管护理工作，在医政处配有专人负责本地区的护理管理工作。其职责是：在各级主管护理工作的厅局领导的领导下，根据上级精神和实际情况，负责制定本地区护理工作的具体方针、政策、法规和技术标准；提出发展规划和工作计划，并检查执行情况，组织经验交流；负责听取护理工作汇报，研究解决存在的问题，并与护理学会的各分会互相配合，共同做好工作。一般情况下，地（市）级卫生（局）在医政科设专人负责护理管理工作。

二、医院内的护理组织系统

（一）组织的设置

根据《卫生部关于加强护理工作领导理顺管理体制的意见》要求，目前大部分医院护理行政组织实行院长领导下的护理部主任—科护士长—护士长三级管理体制或总护士长—护士长二级管理体制。

300张床位以下的医院，设总护士长1名，实行总护士长、病房护士长二级管理。

300张床位以上的医院，或病床不足300张，但医、教、研任务繁重的专科医院，都要设护理部，包括护理部主任1名，副主任2~3名；其中100张病床以上或3个护理单元以上的大科，以及任务繁重的手术室、急诊科、门诊部，设科护士长1名。

500张病床以上的医院要逐步创造条件设专职的护理副院长，并兼任护理部主任。

（二）组织的职能

护理部是医院内护理工作的管理部门，与医院内行政、医务、科教、后勤等部门处于并列地位，并同这些职能部门一起，共同完成医院的医疗、护理、预防、科研、教育等工作。其具体职能包括以下内容。

（1）在护理副院长的领导下，负责全院的护理工作。

（2）制定全院护理工作发展规划和护理管理标准，包括各种规章制度、技术操作规程和护理文件书写标准等。

（3）负责全院护理人员的招聘、培训、院内调配、考核、奖惩等各项工作，并建立护理人员的技术档案。

（4）协调和处理与科主任、医技、后勤等部门的关系，协同人事部门做好护士的调出、调入、晋升、提级、任免等工作。

（5）加强对护士长的领导与培训，提高护理人员的业务水平和管理水平。

> **知识拓展**
>
> 卫健委九不准：
> 一、不准将医疗卫生人员个人收入与药品和医学检查收入挂钩
> 二、不准开单提成
> 三、不准违规收费
> 四、不准违规接受社会捐赠资助
> 五、不准参与推销活动和违规发布医疗广告
> 六、不准为商业目的统方
> 七、不准违规私自采购使用医药产品
> 八、不准收受回扣
> 九、不准收受患者红包

科护士长由护理部主任聘任，在护理部主任的领导和科主任的业务指导与配合下全面负责本科的护理管理，有权在本科范围内调配护理人员。病房护士长由护理部主任聘任，在科护士长领导下，和病房医师共同配合做好病房管理工作。

（三）医院组织系统

根据医院组织不同的职能作用，组织系统分为以下几项。

1. 党群组织系统

党群组织系统包括医院党委（党支部）、党委办公室、工会、共青团、妇联、宣传部、统战部、纪律检查委员会、监察委员会等。

2. 行政管理组织系统

行政管理组织系统包括院长办公室、医务科、保卫科、护理部、设备科、计财科、总务科、膳食科、信息科、门诊部等部门。

3. 临床业务组织系统

临床业务组织系统包括内科、外科、妇科、儿科、眼科、耳鼻咽喉科、皮肤科、中医科、重症监护室（ICU）、麻醉科等业务科室。

4. 护理组织系统

护理组织系统包括门诊、急诊科、各病区、手术室、供应室及有关医技科室护理岗位。

5. 医技组织系统

医技组织系统包括药剂科、检验科、理疗室、磁共振检查室、心电图室、同位素中心

实验室、营养中心等部门。

在500张床以上规模较大的医院组织系统中，还可增设对院领导有参谋作用的决策智囊团，如专家委员会、院务委员会等。

（四）医院护理组织管理系统

我国医院护理组织系统有过多次变更。20世纪50年代初期，医院实行科主任负责制，取消了护理部，削弱了对护理工作的领导。60年代初期，总结了经验教训，恢复了护理部，加强了领导和管理；"文革"期间，护理部再度取消，严重影响了护理质量，直到1979年发布《卫生部关于加强护理工作的意见》后才重新恢复护理部。1986年卫生部召开全国首届护理工作会议，认真总结了经验教训，明确提出了护理管理体制只能加强、不能削弱的要求；会后卫生部发布的《关于加强护理工作领导理顺管理体制的意见》，对医院护理管理做出了"护理部垂直领导体制"的明确规定，随之各地医院逐步健全护理组织系统，进一步加强和改善了护理管理。

根据卫生部（现卫健委）的规定，医院护理管理组织系统设置情况如下。

县和县以上医院及300张床以上医院都要设护理部，实行在分管医疗护理工作或专职护理副院长领导之下的护理部主任、科护士长、护士长三级负责制；300张床位以下医院实行总护士长、护士长二级负责制，见图3-3。

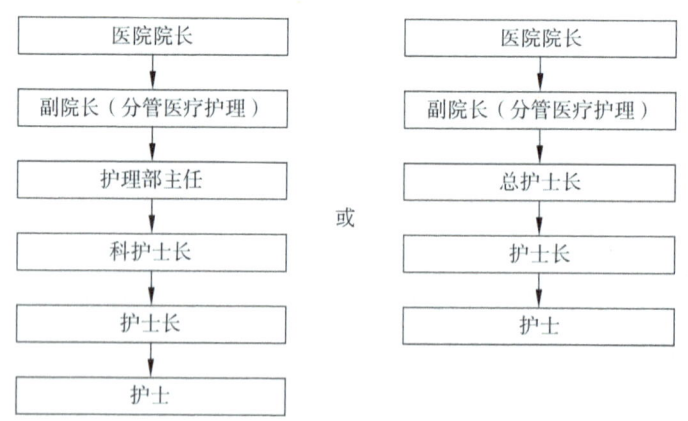

图3-3　我国医院护理管理体制示意图

护理部主任或总护士长由院长聘任，副主任由主任提名、院长聘任。

1. 护理部的地位、作用与管理职能

（1）护理部的地位和作用。护理部是医院的一个管理职能部门，是医院护理指挥系统的中枢，在医院管理中相对独立，自成体系。护理部主任直接进入医院领导层，参与整个医院的管理活动，并具有相应的责任和权利。现在，护理部与医院行政、医务、医技、后勤等部门处在并列地位，相互配合，共同完成医疗、护理、预防、教学、科研等工作。护理部在护理副院长或业务副院长的直接领导下计划、组织、指挥、协调、控制全院的护理业务、行政管理、在职教育、科学研究等工作，在医院护理全过程中始终起着主导作用。

（2）护理部的管理职能。护理部在医院管理中的地位决定了它的主要工作职能如下。

1）在院长、分管护理工作的副院长的领导下，负责全院的护理工作，拟订护理工作的近、远期计划，具体组织实施，并定期进行检查及总结。

2）制定全院护理管理标准，包括护理常规、质量标准、规章制度、工作职责、排班原则等，督促检查各级护理人员的执行情况。

3）制定护理技术操作规程和护理文书书写标准（含护理病历、各种记录单、表格、交班报告等），做好护理资料的登记工作。

4）加强对护士长的领导与培养，提高其业务水平和管理能力，对重、危、难患者的护理过程进行技术指导。

5）调配院内护理力量，合理使用护理人员，发挥护理人员的积极性，协调处理与科主任，以及医技、后勤等部门的关系。

6）负责全院护理人员的业务培训、技术考核、教学、进修等工作，建立护士技术档案；提出晋升、任免、奖惩意见；领导护理人员学习先进护理经验，积极鼓励护理人员钻研业务，有计划地造就一支高素质的护理队伍。

7）负责领导护理科研工作，组织制订规划，选定课题，提出措施，抓好落实，根据实际情况有计划地开展护理新业务、新技术，不断提高护理质量。

8）组织护士长定期分析护理质量，采取措施减少护理差错，严防护理事故发生，并负责护理方面的医疗纠纷与事故的处理。

9）负责提出有关护理物品、仪器等的增配意见。

2. 科室护理组织工作

根据卫生部（现卫健委）规定，100张床位或3个护理单元以上的大科，以及三级医院中任务繁重的手术室、急诊科、门诊部设科护士长，由护理部主任提名聘任。科护士长在护理部主任的领导下，全面负责所属科室的护理管理工作。

护士长是医院病房和其他基层单位（如门诊、手术室、供应室、产房等）护理工作的管理者。病房的护理管理实行护士长负责制，在护理部主任或总护士长、科护士长的领导和科主任的业务指导下进行工作，负责本病房的护理管理工作。

三、社区护理组织管理

（一）社区护理的含义及特点

社区护理是将公共卫生学及护理学的知识与技能结合，借助有组织的社会力量，以社区为基础、人群为服务对象，对个人、家庭及社区提供服务。社区护理具有以下特点：①以健康为中心；②以人群为主体；③与多部门合作，提供综合服务；④有较高的自主权和独立性；⑤有长期性、连续性和可及性。

> **知识拓展**
>
> 1970年，露丝·依瑞曼开始引用"社区护理"一词，将公共卫生护理与社区护理做了一些区分。她认为社区护理是护理人员在各种不同形式的机构内进行多项卫生工作，社区护士的服务重点是社区，其工作不仅仅局限于刚出院的患者或长期慢性病患者，而是整个社区的群众；护士的角色不仅是照顾患者，而是健康教育者、咨询者、策划者以及患者的代言人；社区护理人员应与其他从事健康服务的人员合作，各项卫生组织均是促进卫生护理的一个环节。
>
> 随着社会的不断进步，社区护理的重要性得到越来越多的人的承认，在不少国家中社区护理已有专门的机构，对于社区护士的教育也有相应的配套措施，并不断对社区护士的教育模式进行改革，从事社区护理的护士学历水平已达到本科、硕士。

由于社区护理是以家庭为单位进行的，所以，社区护理工作与医院内的护理工作具有不同的特点。医院内的护理工作主要是按分科和分级护理的办法，围绕患者进行的全面、系统的护理。医院内护理设备齐全，护理分科很强，护理人才较多，护理工作主要是以护理人员之间密切配合的方式共同完成的。

社区护理由基层护理人员立足社区、面向家庭，以社区内居民的健康为中心，以老年人、儿童等为重点，向他们提供集预防、医疗护理、康复、保健、健康教育和计划生育技术于一体的综合、连续、便捷的健康服务护理。它强调以人的健康护理为中心，以家庭为单位，以居民整体健康的维护与促进为方向的长期负责式护理，是将预防、医疗护理、康复、保健和健康教育有机结合，将个体保健和群体保健融为一体，从而为居民提供综合、连续、方便、快捷、经济、优质的医疗卫生护理服务集。开展社区护理，有利于促进护理学向生物—心理—社会模式转变。

（二）社区护理组织结构

由于目前社区护士大多由医院专科护士转变而来，其工作任务由护理部协调，通过团队合作，为社区护士间专业知识互补和知识更新提供条件；保证服务对象的护理服务在医院护理与社区家庭护理的连续性，为护理会诊和临终患者家庭护理双向转诊做好准备。社区护理组织结构一般可分为3个层面，具体见图3-4。

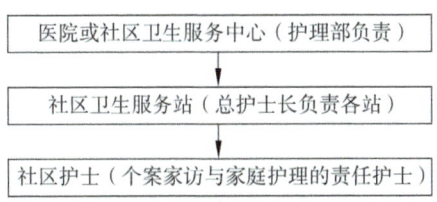

图3-4　社区护理组织结构

（三）社区护理管理

社区护理管理是保证社区护理质量的关键，可由以下内容组成。

1. 护理人员

若社区卫生服务中心区域太大，则可下设若干社区服务站。社区卫生服务中心（站）的护理人员，其编制应根据上级要求及辖区居民人数配备（按服务人口数5000～10 000人配置1名全科医生和2名社区护士的比例）。所配置的全科医生和社区护士均应具备相应资格。

2. 护理任务

护理任务从时间上划分有近期及远期任务，从性质上划分有常规及特殊任务，内容包括护理、医疗及教学等。

3. 基本设备

基本设备包括药品柜（常备药品）、医疗技术设备（如心电图机、快速血糖仪等）、家庭护理出诊包（必备的医疗器械）及计算机等，应具备开展预防、医疗、保健、康复和计划生育技术指导等服务的多项功能。

4. 药品管理

配合全科医生和家庭医生管理好药品，应考虑以下要点：药品配备应强调针对性；应充分考虑到有效、易得和价廉的特点，以适应大多数居民的需求；种类选择应点面结合，尽量避免重复或雷同；保证药品质量的安全可靠。

5. 行政管理制度

社区卫生服务中心（站）应建立、健全各项组织管理制度，如各类人员岗位责任制度，卫生技术人员管理、培训与考核制度，各项技术操作规程，社区服务差错及事故防范处理制度，双向转诊制度，各种财、物及质量管理制度等。

社区护士一方面要向社区居民提供直接的护理服务；另一方面还要调动社区的一切积极因素，大力开展各种形式的健康促进活动。社区护士有时要负责人员、物资和各种活动的安排，有时要组织本社区有同类兴趣或问题的机构人员学习，这些均需要一定的组织管理能力。

四、中华护理学会

中华护理学会（Chinese Nursing Association，CNA），是中国共产党领导下的护理科技工作者的学术性群众团体，是党联系广大护理工作者的纽带和桥梁。其宗旨是团结广大护理工作者，繁荣和发展中国护理科学事业，促进护理科学技术的普及、推广和进步，保护人民健康服务。中华护理学会作为中国科学技术协会（以下简称"中国科协"）所属全国性学会之一，受中国科协和国家卫健委双重领导，其总会设在北京，全国31个省、自治区、直辖市（除台湾省外）和香港、澳门特别行政区均设有地方护理学会。2013年5月8日，中华护理学会获准加入国际护士会。

1. 主要职责

（1）组织广大护理工作者开展学术交流和科技项目论证、鉴定。

（2）编辑出版专业科技期刊和书籍。

（3）普及、推广护理科技知识与先进技术。

（4）开展对会员的继续教育，对国家重要的护理技术政策、法规发挥咨询作用。

（5）协助政府工作并向政府有关部门反映会员的意见和要求，维护会员的权利，为会员服务。

2. 主要活动

（1）组织全国性学术会议，交流护理经验。

（2）举办各种学习班，提高在职护士业务水平。

（3）为卫生行政部门提供改进护理工作的建议。

（4）开展国际学术交流，邀请外国专家讲学，选送护士外出参加国际护理会议、考察或进修。

（5）发行护理杂志。学会已成立了内、外、儿、妇、精神、中医等11个专业的学术委员会。

3. 组织结构

中华护理学会作为中国科协所属全国性自然科学专门学会之一，受中国科协和国家卫健委双重领导。其最高领导机构是全国会员代表大会。全国会员代表大会选举产生理事会，代表大会闭会期间，理事会是执行机构。理事会选举理事长、副理事长和常务理事，组成常务理事会，在理事会休会期间行使理事会职能。全国会员代表大会选举产生秘书长，负责主持日常工作。

改革开放以来，学会组织不断发展壮大。办事机构有党委办公室、综合办公室、学术部、继续教育部、国际部、财务部、信息部，承办各项具体事务，并根据学科发展需要先后成立以下工作、专业委员会。

（1）工作委员会。

项目管理工作委员会；国际合作工作委员会；继续教育工作委员会；组织工作委员会；科研工作委员会；科普工作委员会；学术工作委员会；标准工作委员会；宣传工作委员会；产业工作委员会；决策咨询工作委员会；党建工作委员会；信息工作委员会；男护士工作委员会；学生工作委员会；非公立医疗机构工作委员会。

（2）专业委员会。

内科护理专业委员会；外科护理专业委员会；妇科护理专业委员会；产科护理专业委员会；儿科护理专业委员会；门诊护理专业委员会；急诊护理专业委员会；重症护理专业委员会；骨科护理专业委员会；消毒供应中心专业委员会；耳鼻喉科护理专业委员会；口腔科护理专业委员会；眼科护理专业委员会；社区护理专业委员会；灾害护理专业委员会；老年护理专业委员会；精神卫生专业委员会；肿瘤护理专业委员会；传染病护理专业委员会；糖尿病护理专业委员会；心血管护理专业委员会；呼吸护理专业委员会；护理管理专业委员会；医院感染管理专业委员会；安宁疗护专业委员会；静脉输液治疗专业委员会；血液净化护理专业委员会；康复护理专业委员会；伤口、造口、失禁护理专业委员会；中医、中西医结合护理专业委员会；人文护理专业委员会；口腔颌面外科护理专业委员会；日间手术护理专业委员会；手术装备专业委员会；护理伦理专业委员会；护理理论研究专业委员会；高等护理教育专业委员会；护理职业教育专业委员会；肠外肠内营养专业委员会；放射介入护理专业委员会；健康管理专业委员会；疼痛专业委员会；辅助生殖护理专业委员会；麻醉护理专业委员会；循证护理专业委员会；整形护理专业委员会；手术室护理专业委员会。

全国31个省、自治区、直辖市（除台湾省外）均设有分会，建立了直接的业务指导关系。各省、自治区、直辖市亦普遍设有地（市）、县分会。香港和澳门护理学会亦与本会有相应的工作联系。一个从上到下、遍及全国的护理学会网络系统已经形成，为学术活动的广泛开展提供了组织保证。

（杨艳莉）

任务四 组织文化

任务目标

1. 了解组织文化的性质和内容。
2. 掌握组织文化的建设过程。
3. 掌握护理组织文化的创建与管理。

一、组织文化概述

文化是人类物质文明与精神文明的结晶。不同的组织有不同的习惯、行为模式，有约定俗成的行为规范，有占主导地位的价值观。

（一）组织文化的定义

组织文化是组织在长期的运营过程中所形成的价值观、群体意识、工作作风和行为准则的总和，是以思想观念的形式调控成员的行为，属于管理的范畴。这个概念的特点是：①组织文化是一种群体文化，由组织或组织成员共同拥有；②不同组织有不同的文化，它是组织经长期经营与培育而形成的有别于其他组织、能反映本组织特有管理风格的东西；③组织文化是一种总的行为方式，共同的信仰、价值观和群体行为规范。

> **知识拓展**
>
> 组织文化比较经典的是西方学者希恩于1984年下的定义："组织文化是特定组织在适当处理外部环境和内部环境整合过程中出现的种种问题时，所发明、发现或发展起来的基本假说的规范。这些规范运行良好，相当有效，因此，被用作教导新成员观察、思考和感受有关问题的正确方式。"

（二）组织文化的性质

（1）广泛性组织文化是一种广泛的力量，以共识为基础，广泛影响群体成员交往和相互作用的行为方式。例如，群体工作的重点、与别人相处的准则均以共同的价值观作为行为的基础。

(2) 微妙性组织文化是一种微妙的力量。群体成员基本的共识存在于每个成员的潜意识中，是一些非正式的、逐渐达成默契的共同行为规范。人们在日常做出这些文化行为时并没有去想在做什么和为什么要这样做，因为这是在组织文化影响下形成的约定俗成的行为。如一个协作精神强的护理群体，护士们均能在完成自己的任务之后主动帮助其他人。微妙性还表现为潜移默化地就将该组织的文化传递给了新成员。

(3) 内在强制性组织文化具有一种强制力量，起到支配成员行为的作用，对其成员心理上的影响有时比权威、命令的效力还要大。文化行为可以说是群体在发展过程中选择的，是成员们强有力地信奉的战略。

(4) 独特性组织文化是组织内全体成员意识形态的总和，也是每个群体独特的行为方式。每个组织的文化均由各式各样的观念和行为的不同组合而形成。例如，医院文化不是一元的，有医院整体系统的主文化，也有各科室的亚文化，医生群体文化与护士群体文化有所不同，护理管理者群体文化与全体护士群体文化也有所不同，各科病房护士群体文化也不同。这与组织文化形成的多种因素有关。

二、组织文化的主要内容

组织文化的主要内容包括组织文化的物质层、行为层、制度层和精神层等方面。

（一）物质文化

组织文化的物质层是指组织的物质文化，主要是组织生产、销售、生活、文化娱乐诸方面的环境、条件、设施等物质要素构成的器物文化，是一种以物质形态为特征的表层组织文化。它主要包括以下几个方面：①组织名称、标志；②组织外貌；③工作的性质、特点；④徽、旗、歌、服；⑤文化、体育、生活设施；⑥组织造型和纪念性建筑；⑦纪念品；⑧文化传播网络。

（二）行为文化

组织文化的行为层是指组织的行为文化，是组织的行为规范。组织的行为文化是指组织员工在生产经营、学习娱乐中产生的活动文化，是对行为的非书面约束，它对人们的行为方式提供非正式的指导。

> **知识拓展**
>
> 世界上一切资源都可能枯竭，只有一种资源可以生生不息，那就是文化。
>
> ——任正非

(三)制度文化

组织文化的制度层又称组织的制度文化,主要包括组织领导体制、组织结构和组织管理制度等方面。制度文化指体现组织文化特色的各种规章制度、道德规范和员工行为准则的总和。它集中体现了组织文化的物质层和精神层对成员和组织行为的要求,反映人与人的关系,属于中介文化。制度层规定了组织成员在共同的活动中应当遵守的行为准则,它主要包括3个方面:①一般制度;②特殊制度;③组织风俗。

(四)精神文化

组织文化的精神层又称组织的精神文化,是指组织在活动过程中,受一定的文化背景、意识形态影响而形成的一种精神成果和理念,主要包括组织价值观、组织精神和组织伦理规范等方面。精神文化是一种深层次的文化现象,在整个组织文化系统中,它处于核心地位,反映人与自身角色的关系。它包括6个方面:①组织最高目标;②组织哲学;③组织精神;④组织风气;⑤组织道德;⑥组织宗旨。

物质层是形成组织文化精神层和行为、制度层的条件。组织文化的几个层次是紧密联系的,物质层是组织文化的外在表现和载体,是制度层和精神层的物质基础;制度层则约束和规范着物质层和精神层的建设,没有严格的规章制度,组织文化建设就无从谈起;精神层是形成物质层和制度层的思想基础,也是组织文化的核心和灵魂。

三、组织文化的管理功能

组织文化是无形资产,其有效运作能够保证组织的节奏和效率,具体有以下几个功能。

(一)凝聚功能

组织文化的建立使成员与组织之间形成相互信任和依存的关系,成员个人的行为、思想、感情、信念、习惯和沟通方式与整个组织有机地整合在一起,形成相对稳固的文化氛围,凝聚成一种无形的合力,以此激发出组织成员的主观能动性,为组织的共同目标而努力。

(二)稳定功能

组织文化的形成需要较长的时间,对成员的理念、行为和思维习惯都有重要影响,能够形成基本范式。组织文化对组织及组织成员的作用具有长期而持续的效应。

（三）导向功能

组织文化作为团体的共同价值观，通过对成员价值观的渗透和内化，形成必要的推动作用和内在约束，是富有导向作用的自我调控机制。

（四）发展功能

组织在发展过程中不断进行文化积淀，升华组织文化的理念、内容和内涵，使组织文化适应环境变化和组织发展的需要。

（五）形象功能

成熟的组织文化将通过任何可能的方式渗透于组织成员的工作过程中，使成员的行为和创造的产品与服务具有某种个性特征。

（六）激励功能

组织文化作为精神目标和支柱，以人为中心，人的自身价值受到重视，人格得到组织的尊重和信任，能起到精神激励的能动作用。它会激发组织内各部门所有劳动者的积极性，使职工看到自己组织的特点和优点，认识自己工作的意义，产生热爱本组织的荣誉感、自豪感，激发出巨大的工作热情，调动成员的积极性、创造性，提高工作效率。

四、组织文化建设

（一）组织文化建设的含义

所谓组织文化建设，是指组织有意识地发扬其积极的、优良的文化，克服其消极的、劣性的文化的过程，亦即使组织文化不断优化的过程。

（二）组织文化建设的原则

（1）立足民族传统文化，注重吸收外来先进文化的原则。
（2）全员与专家参与相结合的原则。
（3）普遍性与特殊性相结合的原则。
（4）形式与内容相结合的原则。

（三）组织文化建设的步骤

1. 制定组织文化系统的核心内容

组织价值观和组织精神是组织文化的核心内容。

（1）价值观体系的确立应结合组织自身的性质、规模、技术特点、人员构成等因素。

（2）良好的价值观应从组织整体利益的角度来考虑问题，更好地融合全体员工的行为。

（3）一个组织的价值观应该凝聚全体员工的理想和信念，体现组织发展的方向和目标，成为鼓励员工努力工作的精神力量。

（4）组织的价值观中应包含强烈的社会责任感，使社会公众对组织产生良好的印象。

2. 进行组织文化表层的建设

这一项主要指组织文化的物质层和制度层的建设。组织文化的表层建设主要是从组织的硬件设施和环境因素方面入手，包括制定相应的规章制度、行为准则，设计公司旗帜、徽章、歌曲，建造一定的硬件设施等，为组织文化精神层的建设提供物质上的保证。

3. 组织文化核心观念的贯彻和渗透

（1）员工的选聘和教育。

（2）英雄人物的榜样作用。

（3）礼节和仪式的安排和设计。

（4）组织的宣传口号的设计与传播。

五、护理组织文化

护理组织文化作为一种职业精神，也形成了自己完整的系统，包括以下内容：一个核心，即组织精神和组织价值观；两类范畴，即护理哲理和护理形象，这两者分别构成护理的内在文化和外在文化；四个层面，即精神层面、制度层面、行为层面和物质层面；五大内涵，即护理目标、护理价值观、护理群体意识与传统、护理职业形象、护理领导风格。

（一）护理组织文化的定义

护理组织文化是在一定的社会文化基础上形成的具有护理专业自身特征的一种文化。护理组织文化是在特定的环境中，全体护理人员在工作和生活中创造出来的物质成果和精神成果的集中表现，是在护理活动过程中形成的特定的文化观念和历史传统，以共同的价值标准、道德标准和文化信念为核心，最大限度地调动护理人员的积极性和潜在能力，将护理组织内的各种力量聚集于共同的宗旨和哲理之下，齐心协力地实现护理组织的目标。

（二）护理组织文化的内容

1. 护理组织环境

护理组织环境包括内环境和外环境。内环境是指护理人员的工作环境和人际关系。任何医院都要有一种适合护理人员工作和职业发展的环境，保证护理人员在安全、健康、文明、安定的环境中工作和发展。护理组织服务的对象是社会人群，提供的产品是护理服务，人际关系的和谐、稳定尤为重要。外环境是指医院所处社会中的经济、文化传统、政治等方面的环境，这是影响护理组织文化的重要因素之一。

2. 护理组织目标

护理组织目标不仅是一定时期内所预期达到的质量和数量指标，还包括护理服务的最佳效益和护理组织文化的期望成果。文化成果包括提高护理人员的素质、造就优秀的护理专业人才。

3. 护理组织制度

护理组织制度是医院文化建设的重要组成部分。各种护理组织制度不论由谁制定，其中必定存在着相应的制度文化。切实可行、行之有效的各项规章制度可以保证护理工作正常运行、协调各级各部门之间的关系，是护理组织与其他组织的纽带，也是护理组织的宗旨、价值观、道德规范、科学管理的反映。

4. 护理组织精神

护理组织精神是指护理人员对护理发展方向、命运、未来趋势所抱有的理想和希望，也是对护理组织前途的一种展望，是管理者倡导、全体护理人员认同的。它集中反映了护理人员的思想活动、心理状态和职业精神，如救死扶伤、爱岗敬业、乐于奉献、团结互助、开拓进取、创新求实、科学严谨的精神等。这些精神可规范护理人员的行为，提高护理组织的凝聚力，是护理组织文化的象征。护理理念是护理组织在提供护理服务过程中形成和信奉的基本哲学，它决定了护理工作的价值取向和护理人员的奋斗目标。价值观是人们对客观事物及其意义的总观点和总看法，护理组织的价值观是在护理组织运转过程中为使护理组织获得成功而形成的基本信念和行为准则。

5. 护理组织形象

护理组织形象是社会公众和内部护理人员对护理组织的整体印象和总体评价，是护理服务质量、人员素质和技术水平、公共关系等在社会上和患者心目中的总体形象。在护理工作中，应坚持质量、患者、利益、社会信誉并重的原则。成功的护理组织形象有利于提高护理组织的知名度，增强护理组织的凝聚力和竞争力，给护理人员以自豪感和自信心。

（三）护理组织文化创建的过程

医疗资源有三大类：一类是以金钱为基础的医疗物质资源，一类是以人才为基础的医疗技术资源，另一类则是以思想、文化为基础的医学伦理价值资源。这三类医疗资源经过有效配置和市场运作，都可以转化为医疗资本。充满竞争的医疗市场要求管理者不但重视有形医疗资产，如资金、设备、技术、人才等，还应重视无形医疗资产，如医院品牌、医院形象、名医效应等。护理组织文化是医疗资源的重要组成部分，根据护理专业的特点，营造良好的护理组织文化是护理管理的重要任务之一。护理组织文化创建的过程如下。

1. 分析、诊断

首先应全面收集资料，对组织存在的文化进行系统分析、自我诊断，确定组织已经形成的传统作风、行为模式和工作特点；反思现有的文化中有哪些是积极向上的，哪些是保守落后的，哪些是要发扬的，哪些是应摒弃的，以确立文化建设的目标。

2. 条理化

在对护理组织文化分析诊断的基础上进一步归纳总结，把最优秀的文化内容加以完善和条理化，用富于哲理的语言表达出来，形成制度、规范、口号、守则。

3. 自我设计

在现有的组织文化基础上，根据护理组织的特色，组织全体成员参与组织文化的设计。通过各种设计方案的归纳、比较、融合、提炼，集组织成员的信念、意识和行为准则于一身，融共同理想、组织目标、社会责任和职业道德于一体，设计具有特色的组织文化。

4. 倡导、强化

通过各种途径大力提倡新文化，使新观念人人皆知。在组织管理过程中，管理者要通过各种手段强化新的价值观念，使之约定俗成，为广大成员接受和认可。

5. 实践、提高

用新的价值观指导实践，在活动中进一步把感性认识上升为理性认识，从实践上升到理论，把少数人的看法变成全员的观念，不断提高组织文化的层次。

6. 适时发展

在组织发展的不同阶段，组织文化应有不同的内容、不同的风格，应根据形势的发展和需要使组织文化在不断更新中再塑造和优化。

（四）营造护理组织文化的形式

1. 言谈举止

高层管理人员通过言谈举止和各种教育活动将护理行为准则和组织期望渗透到护理群体中。护理活动中也可通过护理人员的互相作用和各自的行为表现使组织成员感悟到应遵守的规则。

2. 文字符号

书面材料、标语、口号等都是护理文化的表现形式，如护理哲理、护理职业精神宣讲材料等均可将护理组织文化传递给全体护理人员。

3. 实物形象

实物也可用来反映护理组织文化，例如南丁格尔塑像、医院标志、标牌、护士服饰等。

4. 视听设备

利用现代化的视听设备表现和宣传护理组织文化的途径和形式较多，如网络、广播、电视等。

5. 其他形式

其他如文艺演出、会议、知识竞赛、表彰先进等活动均是宣传护理组织文化的手段。

（五）护理组织文化的管理

护理组织文化建立后，对组织文化可以实行目标管理。护理组织文化目标管理的步骤是：①确定当前组织文化的宗旨、目标；②分析环境；③发现机会和威胁；④分析组织的资源；⑤识别优势和劣势；⑥重新评价组织文化的宗旨和目标；⑦制定战略；⑧实施战略；⑨评价结果。

护理组织文化的管理主要包括：通过护理人力资源管理倡导员工具备真正的职业资格；通过员工培训来推广护理组织文化；鼓励变革、促进创新；有效的领导和激励；积极倾听员工的意见和建议；与下属沟通；建立反馈控制机制；建立组织文化并不断完善；组织文化要层层落实，渗透到护士的业务一线；组织文化要注重创新，即服务内容的创新和服务手段的创新；组织文化注重执行力度，即管理要有力度、文化渗透要有力度；组织文化与实施人性化管理统一，使之维持下去并充满生机与活力，为实现医院护理管理总目标服务。

案例评析

实践内容

下面这一事件发生在某医院。护士长张宁给医院的院长李伟博士打来电话，要求立即做出一项新的人事安排。从张宁的急切声音中，李伟能感觉得到发生了重要的事。大约5分钟后，张宁走进了李伟的办公室，递给他一封辞职信。

"李院长，我再也干不下去了，"她开始申述，"我在产科当护士长已经四个月了，我简直干不下去了。我有两个上司，每个人都有不同的要求，都要求优先处理。要知道，我只是一个凡人。我已经尽最大的努力适应这种工作，但看来这是不可能的。让我举个例子吧。请相信我，这是一件平平常常的事，像这样的事情，每天都在发生。

"昨天早上7：45我来到办公室就发现桌上留了张纸条，是护理部主任给我的。她告诉我她上午10点钟需要一份床位利用情况报告，供她下午使用。我知道，这样一份报告至少要花一个半小时才能写出来。30分钟以后，科护士长（张宁的直接主管）走进来问我为什么我的两位护士不在班上。我告诉她外科主任从我这里要走了她们两位，说是急诊外科手术正缺人手，需要借用一下。我告诉她我也反对过，但外科主任坚持说只能这么办。你猜，科护士长说什么？她让我立即让这些护士回到产科。她还说，一个小时以后她会回来检查我是否把这事办好了！我跟你说，李院长，这种事情每天都发生好几次的。一家医院就只能这样运作吗？"

评析

该医院在组织结构上存在的问题，主要表现在多头领导。按照管理学的理论去解释，就是指挥链存在问题，不能实现统一指挥，造成下属无所适从，影响工作效率和工作关系。

我们周围存在很多类似情况，一则是有些企业根本没有什么工作分析，没有合理划分工作职责、内容和工作关系，没有意识到这种多头领导是缺乏工作分析和工作设计造成的；二则有些管理者知道这种情况的存在，但把它当作一种管理艺术，故意制造矛盾等。根据情况的不同，我们处理的时候采用的方法也要不同。如是第一种情况，可以建议管理者进行工作分析和工作再设计来避免这种情况的存在，构建组织合理的结构图；若是第二种情况，要使管理者正确认识制度上的相互监督和多头领导的不同，避免多头领导。

实践模拟

某医院护理部为了提高医护人员的凝聚力和组织认同感，希望可以通过组织文化的构建和调整使组织焕发新活力，你有什么好的建议吗？你觉得应该从哪些方面着手构建？

（樊少磊）

思考与练习

一、名词解释

1. 组织　　2. 管理宽度　　3. 组织结构　　4. 组织发展

二、选择题

1. 关于正式组织特点的描述，下列不正确的是（　　）。
   A. 没有明确的规章制度　　　　　　　　B. 有共同的工作目标
   C. 分工专业化，但强调协调配合　　　　D. 成员的工作及职位可以相互替换

2. 关于非正式组织，下列不正确的是（　　）。
   A. 自发形成的组织　　　　　　　　　　B. 不一定有明确的规章制度
   C. 组织的领袖一定具有较高的地位和权利　D. 有较强的内聚力和行为一致性

3. 关于实体组织和虚拟组织，下列描述不正确的是（　　）。
   A. 组织的最初形态就是实体组织
   B. 虚拟组织是社会发展到一定阶段出现的产物
   C. 数字化网络出现之后，才出现虚拟组织
   D. 传统意义上的邮政网、电信网等都会导致一定数量虚拟组织的产生

4. 下列不是窄管理宽度的缺点的是（　　）。
   A. 上级往往过多地参与下级的工作　　　B. 管理的多层次
   C. 最低层与最高层之间的距离过长　　　D. 严密的监控

5. 下列是宽管理幅度的优点的是（　　）。
   A. 容易成为决策的"瓶颈"　　　　　　　B. 上级有失控的危险
   C. 要求护理人员具备特殊的素质　　　　D. 迫使上级授权

6. 宽幅度与以下因素无关的是（　　）。
   A. 下属有充分的培训　　　　　　　　　B. 有效的会议
   C. 下属愿意承担责任和合理的风险　　　D. 工作没有重复性，计划不明确

7. 下列不属于卫生事业组织的是（　　）。

A. 药品管理、检定机构　　　　　　　　B. 红十字会

C. 妇幼保健机构　　　　　　　　　　　D. 卫生防疫机构

8. 关于医学会的描述，下列正确的是（　　）。

A. 卫生事业组织　　　　　　　　　　　B. 卫生行政组织

C. 卫生专业人员的学术性团体　　　　　D. 同红十字会性质

项目四 护理的人力资源管理

人力资源管理是有效利用人力资源实现组织目标的过程。人力资源管理的概念包括两个主要内容：一是吸引、开发和保持一个高素质的员工队伍，二是通过高素质的员工实现组织使命和目标。

人力资源是组织中最有创造力、最有价值的资本，因此，人力资源管理是组织竞争和发展的关键。

案例导入

某医院神经内科采用目标管理方法管理患者和护理人员，并有效地进行质量控制，使神经内科病房管理逐步趋于规范化，护理质量得到了保证。具体做法是：

1. 患者分类管理

按轻、中、重、危、急、缓对患者进行分类：一类为需要急诊抢救的患者；二类为危重症患者；三类为病情稳定，术后需监护或择期手术的患者；四类为恢复期患者。根据每类患者的护理重点实施护理，并选派合适的护理人员。如对危重症患者选派责任心强、业务技术水平高的护理人员承担护理任务。

2. 护理人员的管理

将全部患者分为两组，两名护士长各负责一组，主班护士负责全科医嘱处理，治疗班护士负责全科治疗准备工作，临床班护士负责全科被服管理，其余人员全部分组承包病房。

（1）按患者类别决定分管床位的多少。

二、三类患者根据病情每位护士一般分管3~6张床位，四类患者每位护士分管12张。

（2）对承包范围内的患者，全部工作内容由承包人员负责完成，责任、任务明确。

（3）对护理人员的排班采用科学、合理、实际、机动的方法。根据病房患者总数及病情的轻重缓急程度及时调整分管床位及各班人员，每班分管床位根据实际工作量来及时调整，重点在保证护理质量。

3. 体会

（1）提高了基础护理和临床护理工作的水平：对患者的护理做到了心中有数，能够主动、有计划地根据患者的情况管理好患者，危重患者无一例褥疮发生。

（2）提高了危重症急诊患者的护理质量：各种并发症减少，护理质量不到位的现象明显减少。

（3）改善了护患关系，缩短了护患距离，增加了护患间的沟通与交流，避免了功能制护理只完成工作内容、不管患者的现象。

思考与讨论：

（1）分析该医院神经内科护理人力资源管理有何特点。

（2）神经内科进行了哪几方面的改革？改革的依据是什么？

（3）你是否赞同案例中护理人力资源管理的工作方式？试说明理由。

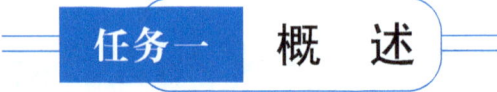

任务一　概　述

任务目标

1. 了解护理人力资源及护理人力资源管理的相关概念。
2. 掌握护理人力资源管理的原则。
3. 熟悉护理人力资源管理的意义。

一、人力资源与护理人力资源等的概念

（一）人力资源与人力资源管理

"人力资源"（human resource）一词的出现约在1970年以后，并逐渐取代"人事"或"人力"等狭隘的字眼。这种转变正是发达国家在过度强调物质与财政资源之后，认识到

了人在组织中的关键地位后出现的。

人力资源有三个层次的含义：第一，指在一个国家或地区中，处于劳动年龄、未到劳动年龄和超过劳动年龄但具有劳动能力的人口之和；第二，可表述为一个国家或地区的总人口减去丧失劳动能力的人口之后的人口之和；第三，也指一定时期内组织中的人所拥有的能够被企业所用，且对价值创造起贡献作用的教育、能力、技能、经验、体力等的总称。在当今知识经济时代，人是一个组织中最重要的资产，人力资源是一个组织在激烈的竞争中得以生存、发展的特殊资源，组织的成败主要取决于该组织的人员配备是否合理、能否充分发挥人的积极性。

人力资源管理（human resource management）也称人员管理或人员配备，它是指以科学的方法使人与事进行适当的配合，最有效地发挥人力的作用，促进企业的发展，也就是对人力资源进行有效开发、合理利用和科学管理。人力资源管理基本上要解决的问题是：寻找合适的人员，为其安排合适的工作，为了更好地完成工作对其进行培训和指导，提供良好的工作环境以激励员工并保持这种激励，以使企业和员工获得回报并得到承认。

根据定义，可以从两个方面来理解人力资源管理，即：

（1）对人力资源外在要素——量的管理。对人力资源进行量的管理，就是根据人力和物力及其变化，对人力进行恰当的培训、组织和协调，使二者经常保持最佳比例和有机结合，使人和物都充分发挥出最佳效应。

（2）对人力资源内在要素——质的管理。这一点主要是指采用现代化的科学方法，对人的思想、心理和行为进行有效的管理（包括对个体和群体的思想、心理和行为的协调、控制和管理），充分发挥人的主观能动性，以达到组织目标。

知识拓展

哈佛有句名言：只有无能的管理，没有无用的人才。要实现"人尽其才，才尽其用"，企业领导层和人力资源管理部门必须努力成为善于开发人才资源的工程师。

（二）护理人力资源与护理人力资源管理

广义的护理人力资源是指一定社会组织范围内人口总量中所蕴含的具有从事护理工作劳动能力的人员的总和，包括正在从事护理工作的护理人员、在学的护理专业学生和潜在的护理人员。狭义的护理人力资源是指在医疗体系中能够提供保健、护理服务的护理人员，这些人员必须从正式护理学院毕业，并获得专业执照，能执行护理工作。

护理人力资源管理是指以某一特定的护理模式执行护理工作时，能保证提供足够合格的护理人员，使患者得到适当且安全的照顾，并确保护理工作取得成效及令人满意的过程，是卫生服务组织为实现组织目标、提高服务水平，利用护理学与相关学科的知识，对组织中的人员进行规划、培训、开发、利用等活动的过程。

1. 护理人力资源管理的目标

具体讲，护理人力资源管理的主要目标包括：通过对护理人员的个体行为的统一规范，促进实现组织目标；有效利用护理人员的工作技能，使医院护理服务能力更有成效；运用科学方法解决护理人事问题，为医院提供训练有素的护理人员；营造良好的工作氛围，注重满足护理人员的多层次需求，提高护理人员的工作满意感；提供护理人员职业发展空间，创造成长条件，让护理人员在组织中得到个人职业生涯的最大发展；适应社会发展和内外环境的变化，不断完善护理人力资源管理模式，提高管理效率。

知识拓展

护理人力资源管理需要做好三方面的工作：一是人与岗位的匹配，做到人尽其才，才尽其用；二是人与人的科学匹配，使组织中护理人员结构优势互补，提高群体工作效率；三是人的需求与工作报酬的匹配，使薪酬发挥有效激励作用，达到酬适人需、人尽其力的最佳工作状态。

2. 护理人力资源的特点

（1）人的主观能动性。护理人力资源的主观能动性主要是指护理人力资源作用的发挥取决于护士个体的实际工作状况。

（2）人力资源的可变性。在护理活动过程中，护理人员的工作能力不是一成不变的。管理部门和管理者可以通过不同的方法和多种培训途径对护理人员的潜在工作能力进行开发利用，不断提高护理人力资源的效能。

（3）人力资源的组合性。两个护理人员共同协作发挥的作用可以达到"1+1＞2"的效果或出现"1+1＜2"的现象，体现了人力资源的组合性。科学合理的人员组合是人力资源管理的重要内容。

（4）人力资源闲置过程的消耗性。为了维持其本身的存在，人力资源必须消耗一定数量的其他资源，如什么都不做的人也有衣、食、住等基本需求，就必然会消耗一定数量的其他资源，如粮食、水、能源等。

（5）人力资源的流动性。护理人力资源的流动性主要表现为护理人员的流动和人力派生资源，如由人创造的科技成果在不同空间里的流动。

（6）人力资源的可塑性。护理人力资源的可塑性是指在特定的时间和职业范围内，通过工作经验的积累和不同形式的培训和教育，护理人员的职业素质和综合素质都会有不同程度的变化，如认识提高了、技能加强了，由此强化了胜任岗位的能力，这种护理人员的工作能力从量变到质变的过程体现了人力资源可塑性的特点。

二、护理人力资源管理的意义

（一）人力资源管理的重要性

人力资源是组织的核心资源，人力资源管理是增强组织竞争力的支撑点，人力资源管理可提高员工的工作绩效，实现组织目标。

人力资源管理重要性的突显是市场竞争加剧的结果。随着社会主义市场经济的快速发展，人力资源管理在组织管理中的作用也变得日益重要。一个组织能否健康发展，在很大程度上取决于员工素质的高低，取决于人力资源管理在组织管理中的受重视程度。

1. 人力资源管理对组织管理人员的要求

人力资源管理将人作为一种重要资源加以开发、利用和管理，重点是开发人的潜能、激发人的活力，使员工能积极主动、创造性地开展工作。组织管理人员在工作中要充分发挥承上启下、上通下达的纽带作用，帮助组织处理和协调各种关系。一要合理地处理好人与事的关系，确保人事匹配；二是恰当地处理员工之间的关系，使其和睦相处；三是充分调动员工的积极性、创造性，使员工努力为组织工作；四是对员工进行充分的培训，以提高员工的综合素质，保证组织的最好效益。

2. 人力资源管理能够提高员工的工作绩效

根据组织目标和员工个人状况，组织运用人力资源管理创造理想的组织气氛，为员工做好职业生涯设计，通过不断培训，进行横向、纵向岗位或职位调整，量才使用，人尽其才，发挥个人特长，体现个人价值，促使员工将组织的成功当成自己的义务，鼓励其创造性，营造和谐向上的工作氛围，培养员工积极向上的作风，转变员工的思想，改进员工队伍的素质，使员工变被动为主动，自觉维护并完善组织的产品和服务，从而提高员工个人和组织整体的业绩。在具体运作中实行员工岗位轮换制，通过轮换发现员工最适合的工作种类，确保组织结构和工作分工的合理性及灵活性，从而提高员工的工作绩效，全面提高组织工作效率。

3. 人力资源管理是组织发展的需要

人是组织生存和发展的最根本要素，这是因为组织管理目标是由组织管理者制定、实施和控制的。但在工作过程中，管理者是通过员工的努力来实现工作目标的，这就要求员工必须具备良好的能力素质，掌握市场运作规律，圆满贯彻管理者意图。只有恰当地选用员工，才能圆满地实现组织预定的目标。人力资源管理能够创造灵活的组织体系，为员工充分发挥潜力提供必要的支持，让员工各尽其能，共同为组织服务，从而确保组织反应的灵敏性和强有力的适应性，协助组织实现竞争环境下的具体目标。

4. 人力资源管理是组织核心竞争力的重要因素

人是组织拥有的重要资源，也是组织的核心竞争力所在。随着组织对人力资源的利用和开发，组织的决策越来越多地受到人力资源管理的约束。目前人力资源管理逐渐被纳入组织发展战略规划中来，成为组织谋求发展壮大的核心因素，也是确保组织在市场竞争中立于不败之地的至关重要的因素。

> **知识拓展**
>
> 一般而言，护理人力资源占医院总人力资源的1/3左右，护理人力资源能否满足工作需求，护理人员的能力和潜能能否得到充分发挥，与护理工作质量有着密切的关系。那么，如何对护理人力资源进行科学管理，以达到护士的分层使用，充分调动和发挥护理人员的主观能动性，提高护理工作的系统性和科学性，促进学科水平的提高，是摆在护理管理者面前亟待解决的难题。

（二）护理人力资源管理的重要性

随着社会主义市场经济体制的建立和逐步完善，医院改革面临的主要矛盾是医疗卫生资源的浪费和医院补偿不足并行，改革的思路是充分利用现有的有限的卫生资源，建立优质、高效、低耗、富有生机和活力的运行机制。为此，许多医院确定了紧缩编制、定员定编、减员增效等原则，这势必会影响护理人员的编制。护理人力资源管理的意义就在于在护理人员紧张的情况下，能保证每位护理人员都得到合理使用，并获得令人满意的护理效果。

护理人力资源管理是一个过程，它主要包括制订人力资源规划，增加或减少护理人员，对在职护理人员进行合理安置、培训及考核，并根据考核结果决定能否晋升或奖惩。只有采用合理、科学的人员编制测算方法，对护理人力资源进行科学规划，才能保证编制数及群体结构中各类人员配置合理、符合工作需求。对护理人员进行绩效考核有利于发现、选聘最优秀的护理人才，将其充实到护理队伍中来。可以根据考核结果给他们安排合适的岗位，并给予相应的待遇，做到人尽其才，调动他们的积极性、主动性和创造性。绩效考核也能够激励护理人员以更饱满的工作热情和高度的责任感投入为患者服务的工作中。只有通过培训，才能不断提高护理人员自身的综合素质，一方面能满足患者的护理需求，另一方面也能满足护理人员自身的精神需求。另外，只有通过人员管理，才有利于护理人员的合理流动，以适应不断变革的形势的需要。

三、护理人力资源管理的基本内容

（一）护理人力资源管理体系

医院护理人力资源管理组织架构一般分三个层次：高层、中层和基层（或一线管理）。

高层护理管理者，如护理部主任的主要任务是护理人事决策，根据组织发展目标制订护理人力资源发展规划，以及配置设计中层护理管理岗位、任用和选择护理人员、进行绩效评价、参与护理人事政策的策划制定等。

中层护理管理者，如科护士长，在人力资源管理方面主要承担三种职能：直线主管职能、协调职能、服务职能。

对所管辖护理人员进行直接护理业务活动管理的人是基层护理管理者，如医院的护士长，又称一线主管或经理。

（二）护理人力资源管理的原则

1. 以系统化为原则

护理人力资源的管理工作是一项系统化的工程，护理人员的筛选、配备与使用、培训及考核之间是相互联系、相互作用的，是紧密联系的整体。通过考核，才能选聘到优秀的护理人员，才能对护理人员进行合理使用，才能为护理人员的奖惩提供依据，并且，考核的结果也有助于决定护理人员的培训内容与目标。所以，管理者应重视选聘—使用和培训—考核之间的有机结合。

2. 以公平竞争为原则

在护理人力资源管理上，管理者是否能做到公平，对其下属的工作积极性及工作态度有很大的影响。在选聘、使用、晋升职务、推荐进修、委派任务时，只有奉行公平竞争的原则，为护理人员提供一个公平竞争的环境，才能得到最合适的人才，也才能充分调动护理人员的积极性和创造性。

3. 以扬长避短为原则

人各有所长、各有所短，管理者在管理过程中应遵循扬长避短的原则，以发扬人之长、避免人之短，使每个人都能在自己的岗位上发挥最大的才能，以保证获得最佳的护理效果。如有的护士反应敏捷、技术操作娴熟，则可以安排到急诊科、手术室或重症监护病房工作；有的护士业务能力强，技术操作娴熟，但如果不善于管理工作，也不能安排到护士长的岗位上。

4. 以责、权、利一致为原则

责，即所承担的责任；权，即权力；利，即利益和待遇。在人员管理过程中，管理者必须遵循责、权、利一致的原则，有足够权力的人必须承担所负的责任，同时也必须拥有相应的利益和待遇，反过来说，也只有拥有了权力，才能担当起所负的责任。相应的利益和待遇可以调动积极性，保证组织目标的顺利完成。所以，管理者必须保证三者一致，避免权、责不明和权、责、利相矛盾。

5. 以明确职责为原则

护理部主任、护士长、护士及护工均有自己不同的职责，在人员管理过程中，要求各级护理人员都要明晰自己的责任和任务，了解自己的工作的重要性。这样不仅可以保证护理工作的完成，也有利于对护理人员进行考核与培训。

（三）护理人力资源管理的职能

1. 护理人力资源规划

护理人力资源规划是医院人力资源管理部门和护理职能部门根据护理业务范围评估和确认护理人力资源需求并做出策划的过程。

2. 护理人员招聘

招聘是组织及时吸引足够数量具备应聘条件的个人并与具体工作岗位匹配的过程。

3. 护理人员培训

护理人员培训是通过对医院护理人员进行工作指导、教育和业务技能训练，使护理人员在职业态度、知识水平、业务技能和工作能力等方面得到不断提高和发展的过程。

4. 护理人员绩效评价

护理人员绩效评价是为护理人员提供发扬成绩、改正工作中存在的不足的机会，其目的是帮助护理人员把今后的工作做得更好，更加富有成效。

5. 护理人员开发及发展

护理人员开发及发展的主要措施包括：分析人力资源现状，有效利用人力资源；充分发挥护理人员的主观能动性，为护理人员提供个人发展空间；营造良好的工作氛围；按照护理人员的个人贡献确定工资和奖金的分配，做到奖惩分明；按照个人需求采取不同激励措施，调动护理人员的工作主动性和积极性，减少护理人员的流失。

6. 护理人员的薪酬管理及劳动保护

医院护理人力资源管理还包括在组织内建立合理的护理人员薪酬体系。此外，采取有效措施为护理人员提供健康、安全的工作环境，按照国家劳动政策提供相应的医疗保险、养老保险、劳动保护和福利也是护理人力资源管理的内容。

（胡趣儿）

任务二　护理人力资源规划

任务目标

1. 了解护理人力资源规划的相关概念。
2. 掌握护理人员编设的原则和计算方法。

一、人力资源规划与护理人力资源规划的概念

人力资源规划是指人力资源部门根据组织的发展规划，通过对组织未来的人力资源的需要和供给状况进行分析及评估，对职务编制、人员配置、教育培训、人力资源管理政策、招聘和选择等内容做出的职能性计划。人力资源规划也称为人才资源规划，自20世纪70年代起，已成为人力资源管理的重要职能，并且与组织的人事政策融为一体。人力资源规划实质上就是预测未来的组织任务和环境对组织的要求，以及为完成这些任务和满足这些要求而提供人员的管理过程。

不同的人力资源规划体现了不同的人事政策，一般来说有两种：一种是仅考虑组织利益的观点，认为人力资源规划就是把必要数量和质量的劳动力安排到组织的各级工作岗位上；另一种是组织与员工利益兼顾的观点，认为人力资源规划就是在保持组织与员工个人利益相平衡的条件下，使组织拥有与工作任务相称的人力。不管从哪种观点上看，为实现组织的目标与任务，人力资源的数量、质量、结构必须符合组织特定的物质技术基础，而至于采取什么方针政策，则取决于组织的经营指导思想。

人力资源规划的概念包括以下四层含义：

（1）人力资源规划的制订必须依据组织的发展战略、目标。

（2）人力资源规划要适应组织内外部环境的变化。

（3）制定必要的人力资源政策和措施是人力资源规划的主要工作。

（4）人力资源规划的目的是使组织人力资源供需平衡，保证组织长期持续发展和员工个人利益的实现。

狭义的人力资源规划包括两个层次：

（1）人力资源总体规划是指在计划期内人力资源管理的总目标、总政策、实施步骤和总预算的安排。

（2）人力资源业务计划则包括人员补充计划、分配计划、提升计划、教育培训计划、工资计划、保险福利计划、劳动关系计划、退休计划等。

这些业务计划是总体规划的展开和具体化，每一项业务计划都由目标、政策、步骤及预算等部分构成。

护理人力资源规划是医院人力资源管理部门和护理职能部门根据组织护理业务范围评估和确认护理人力资源需求并做出策划的过程。护理人力资源规划的工作包括以下几项。

（1）评估现有的护理人力资源。
（2）预估将来需要的护理人力资源。
（3）制订满足未来护理人力资源需要的行动方案。

知识拓展

> 事实上一般的职工不可能同地位高的人接触，他们只能通过管理者的规划与目标来了解他。
>
> ——〔日〕土光敏夫

二、护理人员编设

（一）护理人员编设的原则

护理人力资源配备就是对护理人员进行恰当而有效的选择，使人员与工作达到最完美的匹配，保证护理工作的正常进行，实现为患者提供高质量护理服务的目标。护理人力资源的合理配备应遵循以下几条原则。

1. 以满足患者需要为原则

满足患者的护理需要是护理人力资源配备的最基本原则。虽然各级医院的性质、规模、任务不同，每个科室的设置、技术装备及建筑布局也不尽相同，但其目的都是为患者提供最优质的医疗护理服务，所以，在护理人力资源的配备上应以满足患者护理需要为基本准则，在护理人员的数量、质量、整体结构（职称、学历、年龄、护龄结构）等方面充分考虑患者的需求，以利于护理目标的实现。

2. 以结构合理为原则

护理人员的配备不仅要考虑数量，还要考虑合理的人员整体结构比例，这是保证工作状态稳定，保证各级各类人员优势互补、各自发挥所长的基础。结构合理主要包括管理人员与专业技术人员，高、中、初级专业技术人员，老、中、青不同资历的护理人员，护士与护理员，临床护理与教学、科研人员，不同学历的护理人员的比例等，都应配备合理。

3. 以经济效能为原则

在护理人力资源的配备问题上，将经济利益考虑在内也是护理管理人员的重要职责。要在人员配备上进行组织优化，使不同年龄、不同个性、不同能力的护理人员充分发挥个人潜能，做到优势互补，最大限度地发挥人力资源的效能，以最少的投入取得最大的效益。

4. 以动态调整为原则

在现代社会，护理管理体制、制度及机构等方面在不断地进行着改革，这客观上也要求护理人员的配备要遵循动态的原则。所以，护理人力资源的管理要保证护理人员能出能进、能上能下，不断进行合理流动，这也是保证护理组织结构合理，并最大限度地发挥经济效能的一个关键环节。

（二）护理人员编设的影响因素

1. 工作量和工作质量

工作量主要受床位数、床位使用率、床位周转率等因素影响。工作质量与护理业务范围的广度和技术难度有关，不同类型与级别的医院、不同护理方式、不同护理级别的患者所要求的护理质量标准不同。

2. 人员素质

需要的人员数量的多少与人员素质密切相关，使用技术、品德、心理素质较高的护理人员，编设可以少而精，且有利于提高工作质量和效率。

3. 人员比例和管理水平

医院内各类人员的比例、护理系统的管理水平，以及与其他部门的相互协调，直接影响护理工作的效果和对护理人员的编设。

4. 工作条件

不同地区、不同自然条件的医院，以及医院的建筑、布局、配备等均是影响人员编设的因素。

5. 政策法规

一些政策法规，如公休日、产假、病事假、教育培训等方面的政策法规，也可影响护理人员的编设。

6. 社会因素

医院在社会中的地位、医疗保险制度和护理对象的经济状况、社会背景等，都会影响护理人员的编设。

> **知识拓展**
>
> 《护士条例》的正式实施使我国护士执业有了法律保障，条例中规定了各级医院人力资源管理中的护士配备应达到的标准。有文献报道，护士人力资源配置的核心是保证护理人员数量和结构的合理性。为保证临床合理配备护理人力资源，各级医院对配置的测算将为建立科学设岗、按岗定编、岗责明确的人事管理制度提供依据，并将促进卫生人事制度的改革。

（三）护理人员编设的方法

1. 按实际工作量计算法

此项是根据医院各科室工作岗位的实际工作量，以员工的工作效率、工作班次、出勤率为依据确定人员编制的方法。这种方法适用于住院部医疗技术人员的定编，并与床位的多少及床位的使用率有关。

工时测定即对完成某项工作任务全过程的每一环节必须进行的程序和动作所耗费时间的测定。例如静脉输液操作工时测定，是对数名操作者从做准备到操作完成的每项步骤所耗费的时间进行测定，需在不同患者身上多次操作，取其平均值，通常以分作为计算单位。另外还要根据分级护理（目前我国按原型分类法将患者分为一、二、三级护理及特级护理四类）要求的护理内容，测定各级护理中每名患者在24小时内所需的平均护理时数，依此计算工作量。

2. 比例定员计算法

比例定员计算法是指根据服务者（医疗技术人员）与被服务者（患者）的数量及比例或者不同"职系""职级"之间员工的比例确定人员编制的方法。例如，根据卫生部（现卫健委）制定的《医疗机构专业技术人员岗位结构比例原则》，医院高级、中级、初级员工的比例：一级医院为1∶2∶（8~9），二级医院为1∶3∶8，三级医院为1∶3∶6。卫生部1978年颁布的《综合医院组织编制原则（试行草案）》（以下简称《编制原则》），对人员编设做出了以下规定。

（1）病床与工作人员之比：根据各医院规模和所担负的任务，将医院分为3类，病床与工作人员之比为：①300张床位以下的医院，按1∶（1.30~1.40）计算；②300~500张床位的，按1∶（1.40~1.50）计算；③500张床位以上的，按1∶（1.60~1.70）计算。

（2）各类人员的比例：①卫生技术人员占医院总编设的70%~72%，其中护理人员占50%，医师占25%，其他卫生技术人员占25%；②行政管理和工勤人员占总编设的28%~30%，其中行政管理人员占总编设的8%~10%。

3. 以上专业技术职务的岗位设置及编设比例

1985年，卫生部在试行专业技术职务聘任中，对护师以上专业技术职务的岗位设置做出如下规定。

（1）一般病区。①护师：每15~20张病床设1名。②主管护师：每30~40张病床设1名。③正、副主任护师：在医、教、研任务较重，护理专业技术要求较高，具有3种专业和床位在150张以上的大科，设1~2名。

（2）手术室。①护师：每2张手术台设1名。②主管护师：在开展4种以上专科的手术室，每6~8张手术台设1名。③副主任护师：在开展专科手术种类多，技术复杂（如体外循环），8张手术台以上者设1名。

（3）特种病房如ICU（重症加护病房）、CCU（冠心病加护病房）、血液透析病房、烧伤科病房等。①护师：每张病床设1~2名。②主管护师：每4张病床设1名。③正、副主任护师：重症监护中心设1名。

（4）急诊室（科）。以急诊室（科）的比例计算，①护师：每5名护士设1名。②主管护师：在有内、外、妇、儿等4科以上的综合急诊室，每2~3名护师设1名。③正、副主任护师：急诊科设1名。

（5）护理部。正、副主任护师1~3名；主管护师若干名。

（王　萍）

任务三　护理人员选聘与培训

任务目标

1. 掌握护理人员选聘的过程。
2. 掌握护理人员培训的原则。

一、护理人员选聘

护理人员选聘是指医院采取科学有效的方法寻找、吸引具备资格的个人到医院应聘，医院根据需要和应聘者条件从中选出合适人选予以录用的管理过程。

护理人员选聘过程主要包括职务分析、寻求符合护理岗位要求的候选人、招聘测试、录用体检和试用考察、录用决策及招聘工作评估几个步骤。

（一）职务分析

职务分析又称工作分析，是指通过观察和研究，对某岗位性质进行全面评价获得确切信息的过程。职务分析一般分为四个阶段：准备阶段、信息收集阶段、分析阶段和提出分析报告阶段。职务分析的结果是出具职务说明书。

（二）寻求符合护理岗位要求的候选人

在组织护理空缺岗位分析的基础上，医院护理管理和人事部门的工作就是寻求足够数量符合岗位标准的职位申请人，将合适的人安排在合适的岗位上，满足组织用人需求。

（三）招聘测试

1. 招聘考核

招聘考核的目的是将适当的人放在适当的岗位上。为了保证应聘人员的质量能够满足护理工作岗位的需要，进行知识和技能考核是必要的环节。

考核的方式主要包括理论知识考核、工作相关技能考核、面试、真实工作考核等。

2. 招聘面试

面试是组织评价者与应聘者面对面进行的，可以了解到一些笔试无法知晓的关于应聘者的信息，因此面试具有直观性。

面试的主要目的：为用人单位和主考人员提供了解和观察应聘护士的机会。

面试主要了解应聘人员三方面的信息：专业技术能力、个人特点和个人潜力。

3. 招聘测试的可靠性和有效性

（1）测试信度。信度指测试的方法在不同的测试条件下具有稳定性或可重复性，反映测评结果的准确性和一致性。评价可靠性的常用方法是比较申请人在同种测试中的两次测量结果。

（2）测试效度。效度指收集的资料预示候选人能够获得多大程度的成功，主要反映测试的目标和测量的准确程度。

（四）录用体检和试用考察

对应聘护士的资格认定、专业知识和技能测试、面试等进行综合分析后，组织人力资源管理部门对合格的应聘人员进行录用体格检查。

体检的主要目的是确认应聘护士的身体状况是否能达到岗位要求，能否胜任工作。

要在实际工作中对拟聘护理人员进行真实工作能力的考察，以提高人员招聘的有效性。试用时间一般为3个月。

（五）录用决策及招聘工作评估

录用的过程是对应聘者筛选的过程，护理管理部门和人事部门应对应聘者的所有资料进行全面审查，同时进行背景调查，包括信用状况、护士执业许可证等，以保证为组织挑选出合格的候选人。

评价主要包括测算获得的求职护理人员数量和质量情况、每位受聘人员的工作胜任和工作成功程度，以及整个招聘过程投入和产出效率的总结分析。

> **知识拓展**
>
> 其择人宜精，其任人宜久。
>
> ——宋·苏轼《策别》第九
>
> 这两句大意是选拔人才应当精细，任用人才应当长久。对人才的选拔应当精细，以求选拔出真正具有才能的人；既然选拔出了人才，对他们的任用就要长久一些，使他们有充分的时间一展才学。若选拔不精，就会误选出一些没有真才实学的人；而任用不久，即使有真才实学，刚到任不久熟悉了情况，或摸到了一些经验就被调离，也不会有大的成就。

二、护理人员的培训

护理人员培训是护理人力资源管理的重要内容之一，它是指护理人员在完成护理专业院校基础教育后，为了培养合格的临床护理专业人才而对在职护理人员进行的规范化培训，目的是使护理人员始终保持高尚的道德风尚，不断提高专业工作能力和业务水平，以适应护理学科发展的需要。

（一）护理人员培训的目的及功能

1. 护理人员培训的目的

对护理人员进行培训教育的主要目的是：帮助护理人员适应组织内外环境的变化、满足市场人才竞争和护士自身发展的需要、提高部门和组织效率、建设医院的组织文化。

2. 护理人员培训的功能

护理人员培训在医院和组织中发挥下列功能：帮助护理人员掌握工作所需要的基本方法；帮助新上岗的护理人员尽快进入所承担的工作角色，使护理工作更富有成效；帮助护理人员了解组织和护理工作的宗旨、价值观和发展目标等。

（二）护理人员培训的原则

1. 按需施教、学用一致原则

护理人员培训要从护理人员的知识结构、能力结构、年龄情况和岗位的实际需要出发，注重将培训结果向生产力转化的实际效果。

2. 与组织战略发展相适应原则

护理人员培训首先要从组织的发展战略出发，结合医疗组织和部门的发展目标进行培训内容、培训模式、培训对象、培训规模、培训时间等综合方案的设计，以保证培训为组织发展服务、培训促进组织战略目标实现的目的。

3. 综合素质与专业素质培训相结合原则

护理人员培训除了要注意与护理岗位职责衔接，提高护理人员专业素质外，还应包括组织文化建设的内容。

此外，还有重点培训和全员培训相结合原则、长期性与急用性相结合原则，读者可进一步查阅相关资料。

（三）护理人员培训程序

1. 确认培训需求

确认培训需求的主要任务是了解培训对象的特点，进行培训需求分析。为了制订一个行之有效的培训计划，了解受训护士的个人需求和岗位要求是培训成功的第一步。

2. 确定和实施培训计划

在确认培训需求的基础上，培训者要根据目标制订出有针对性的培训计划。

3. 培训评价

培训评价是保证培训有效性的重要环节，主要活动包括培训过程监控、培训环节和培训效果评价、培训投入成本与培训产出的效益评价。

知识拓展

贤者举而上之，……不肖者抑而废之。

——战国·墨子《墨子·尚贤（中）》

举而上之：推举他使他成为官员。不肖：不贤。这两句大意是贤能的人就推举提拔他，不贤的人就不用或废弃他。对于国家官员的安排任用，要遵循尚贤的原则，摒弃一切主观因素，无论何人或有何特殊关系，是贤人就荐拔，不是贤人就抑制，甚至废弃。这几句用于表示荐拔人才要唯贤是举，克服一切主观因素。

（四）护理人员培训的内容

1. 职业道德教育

职业道德教育主要包括护理道德、护理伦理、护理人员的行为规范与社会责任，以及护理人员的素质要求等。

2. 护理基础理论与技能

此项主要指完成护理任务所必需的基本理论知识、护理操作技能，这属于护士的基本功训练，也是专科护理的基础。

3. 专科护理理论及技能

为了适应现代医院拓展新业务、新技术的需要，护理人员还必须掌握专科护理理论知识及技能，这是成为既具有专科理论知识，又具有临床工作经验的护理人员的必备条件。

4. 管理、教学、科研能力的培训

一名合格的护理人员，不仅要能胜任本职的护理工作，还应该具有现代护理管理能力、教学能力及科研能力，这是高素质护理人才必备的能力。

5. 外语能力

随着社会、经济的发展，对外交流将越来越频繁，外语作为对外交往的工具，其重要性不言而喻。所以，21世纪的护理人员必须掌握一门外语，以扩大国际交流，缩短我国护理水平与国外的差距。

（五）护理人员培训的方法

面对现今复杂多变的环境和服务对象，护理人员需要不断接受教育和培训，这不但可以增加他们的护理专业知识、减少护理事故的发生，而且可以提升工作士气，为患者提供高水平的护理服务。护理管理者必须为护理人员的成长负责，必须通过多种途径满足护理人员受教育的需求。常见的护理人员培训方法有以下几种。

1. 岗前培训

岗前培训是引导护理人员在开始时就朝正确方向前进的重要环节。其一是医院环境的介绍，一个好的环境介绍可以降低新毕业或新调入的护理人员因不熟悉环境而引起的焦虑；其二是介绍医院的特性、特殊的工作规则及职责、所在单位统一的护理操作规程、护理文件书写规定等。好的岗前培训是保证今后的工作顺利开展的基础。

2. 在职教育

在职教育主要利用本医院的教学资源进行，其方式如下。

（1）医院内科室轮转：为扩大护理人员的知识面，使他们能掌握各专科的护理技能，护理部可以制订计划，使全院护理人员分期、分批到内、外、妇、儿、急诊科，以及手术室、重症监护室等轮转学习。

（2）工作中培养：利用床边教学、护理查房、病例讨论等方法在工作实践中培养护理人员，提高他们的护理操作技能及解决问题的能力。

（3）参加培训班及读书报告会：护理部就某一专题组织短期培训班，如整体护理、护士长管理培训班等；定期组织全院护理人员召开读书报告会，介绍护理新理论、新技术的发展，并鼓励个人之间交流心得，达到共同提高的目的。

> **知识拓展**
>
> 　　培训，就是培养在前，训练在后。培养是内在的、长久的、观念的，训练是外在的、一时的、技巧的。只培不训如纸上谈兵，只训不培如无本之木。
>
> ——马丁

3. 持续教育

持续教育主要指利用院外的资源对护理人员进行的教育培训，包括到国内外更高一级水平的医院进修或参观，或者参加国内外学术研讨会。

4. 个人自学

个人自学是培养护理人员的一项非常重要的措施，任何人想要有所作为，都离不开自学这条途径，这是人们获取知识的重要方法。自学内容可以由护理管理者根据工作的实际需要或发展的需要指定，另一方面，个人也可以参加全国成人自学考试。

5. 学历教育

护理管理者制订培训教育计划和目标，有计划地选送护理人员脱产学习，以获得更高水平的学历和学位。这是培养护理专家、提高护理学科的专业水平及护理服务质量的关键一环。

（王　萍）

任务四 护理人员的使用与绩效考核

📝 任务目标

1. 掌握护理人员合理使用的原则。
2. 熟悉护理人员的配置与排班。
3. 掌握护理人员绩效考核的内容与方法。

一、护理人员合理使用的原则

在确定了实现护理目标所需要的护理人员数量后,如何科学地使用他们,使他们每个人的聪明才智得到充分的发挥,并且保证最大限度地发挥护理群体的效能,最大限度地提高工作效率,是摆在护理管理者面前的又一重大考验。所以,护理管理者必须做到合理使用护理人员。

(一)实行竞争上岗,充分体现护理人员的价值

在坚持国家技术职务干部任职条件的基础上,应打破专业技术职务聘任终身制的做法,按各科室规定的岗位、职数进行聘任。实行民主、公开、平等、竞争、择优的原则,对护理业务能力强的护士实行高聘,对能力差的护理人员实行高职低聘,真正做到分层使用,充分体现护理人员的自身价值,这不仅有利于增强护理人员的自信心和工作积极性,还有利于护理队伍的稳定。

(二)明确护理岗位,真正做到责、权统一

在我国的部分医院,从事非护理工作但仍占护理编制的问题仍然存在,这不仅造成了真正从事临床护理工作的人员的短缺,也间接影响了护理质量。要合理使用护理人员,就必须与医院管理部门合作,下大力度解决此类问题。

(三)人员合理流动,保证护理组的结构优化

从护理总的编制人数来看,护理人力资源是短缺的,但具体到每个护理岗位也存在忙闲不均的问题。有的护理岗位人员超编,而有的护理岗位人员短缺,解决此类问题的关键

是护理部人员要树立全局观念，对全院护士的情况做到心中有数。

有些科室可能由于新业务、新技术的开展，导致非预期的患者数量增加，也可能由于护理人员突发疾病或各类假期等，导致暂时性的人力资源相对不足，管理者应及时协调科室间的护理人力，保证工作量大、危重患者多的科室能够得到合理的人力支持，充分发挥人力资源的作用。另外，还应该注意解决护理人员老化的问题，及时更新护理队伍，保证护理组的结构优化。

（四）严格奖惩制度，提高人员素质

护理工作的性质决定了护理人员必须有高度的责任心和自觉性，因为稍有疏忽就可能威胁到患者的生命。所以，管理者在加大教育力度的同时，还应该实行严格的奖惩制度，对工作成绩突出者给予表扬、奖励，促使每位护理人员都明确自己的职责所在，更加努力地工作；对存在缺点的护理人员应及时批评，指出其错误所在，当然要让接受批评者明白，对其不满意的只是工作，这样才能做到受批评者乐于接受批评，并避免同样错误的再次发生。

（五）科学排班，提高护理质量

为了合理、有效地使用护理人员，保证工作到位，管理者应根据本科室的人员结构、工作性质科学排班。这样做一方面保证了各班工作量的均衡，使患者得到及时、正确的治疗和护理；另一方面保证了一定时间内护理人员的稳定，保证了护理人员休息及学习的时间。

知识拓展

通过对护理人员实行合理的排班制度，合理分配有限的护理人力资源，满足临床护理的需求，提高护理人员的工作满足感，提高患者对护士的满意度，实现最佳护理管理目标。

二、护理人员的配置与排班

（一）护理人员的配置

1. 护理人员配置依据和方法

护理人员配置的主要依据是：我国卫生行政主管部门的相关政策和规定；国家卫生人事制度改革和各地卫生部门的要求；社会对护理服务的需求；医疗卫生的业务服务范

围；护理单元承担护理工作量的大小；护理群体素质的数量和质量标准；组织支持系统及资源保障情况及其他有关因素。

配置的方法包括以经济、法律、行政政策为依据进行人员配置的宏观预测；运用护理任务定性定量指标分析作为护理人员数量规划制定的依据；综合平衡各护理单元的微观人员配置。

2. 护理人员配置原则

（1）科学配置原则。人员的科学配置是指组织人员的配置数额与组织任务要求具有科学性。护理管理部门应在分析护理业务范围、种类和服务对象需求的基础上确定人员配置数额。

（2）成本效率原则。在护理人力资源配置过程中，管理者要重视护理人员的能级对应，做到人尽其才、才尽其用。

（3）结构合理原则。结构合理化要求护理人员在专业结构、知识结构、智能结构、年龄结构、生理结构等方面形成一个合理的整体护理群体，形成护理人员能级对应、优势互补的群体工作氛围。

（4）个人岗位对应原则。管理者在分析个人特点与岗位要求的基础上实现个体与具体岗位的最佳组合，也是有效利用护理人力资源、调动护理人员工作积极性的配置原则之一。

（二）护理管理岗位职责及任职资格

1. 护理部主任岗位职责及任职资格

（1）护理部主任岗位职责。护理部主任与所有相关的管理者合作，履行下述责任：以决策者角色参与医院的发展策略和远期规划的制定；在临床护理工作和护理管理的目标和方向制定中起领导作用；负责组织制定为完成临床护理和护理管理目标而设立的功能和程序等。

（2）护理部主任任职资格。护理部主任任职基本条件包括：国家注册护士；护理专业学士或硕士学位；接受过管理方面专业知识和技能的培训和教育；10年以上护理工作经验；5年以上护理管理经验；良好的语言和书面沟通能力；出色的人际交往能力；高度的责任心和敬业精神；良好的组织才能；身心健康，满足岗位需要。

2. 科护士长岗位职责及任职资格

（1）科护士长岗位职责。科护士长岗位职责主要包括：信息管理，确保对医院信息处理的及时和准确；负责将医院及上级护理管理部门的宗旨、目标、规划转化为本部门护理人员的行动；负责所管辖科室的护理质量，参与护理部门临床护理质量的督察与评价，护理人力资源管理，病室环境管理，所管辖科室相关护理活动的组织、沟通与交流；积极参与各级护理专业活动，负责个人及管辖科室护理人员的专业发展、科室临床护理教学、意外事件和特殊任务的协调处理等。

（2）科护士长任职资格。建议任用的基本条件包括：国家注册护士；护理专业学士或硕士学位；接受过管理专业知识和技能培训；5年以上护理实践经验；至少3年以上护理管理经验；具有良好的沟通能力和人际关系协调能力；高度的责任心；良好的组织能力；身心健康，满足职位需要。

3. 护士长岗位职责及任职资格

（1）护士长岗位职责。护士长岗位职责主要包括：评价护理服务的质量和安全性；为下属提供工作指南并对下属的日常护理服务活动进行督导；以患者为中心，配合其他健康专业人员的医疗服务；根据需要参与护理人员的招收、选拔和保留；负责本护理单元护理人员的工作安排和排班；负责本护理单元的护理人员资格认证、培训、教育和继续专业发展；评价本护理单元护理人员的绩效和工作表现；参与所在单元成本监督管理；参与并带领本部门护理人员参与临床护理科研活动；参与护理教学和教学管理，为护理专业和其他专业的学生创造有益于教育的气氛。

（2）护士长任职资格。建议任用的基本条件包括：国家注册护士；护理专业学士或硕士学位；接受过管理专业知识和技能培训；5年以上护理实践经验；具备护理管理经验；具有良好的沟通能力和人际关系协调能力；高度的责任心；良好的组织能力；身心健康，满足职位需要；具备省级护理行政机构认可的护理管理证书。

（三）护理工作模式

1. 个案护理

个案护理是一名护理人员负责一位患者全部护理内容的护理工作模式，又称为"特别护理"或"专人护理"。

2. 功能制护理

功能制护理是以各项护理活动为中心的护理工作方法，主要模式是护理管理人员将护理活动按照功能分类，再根据本部门护理人员的个人能力及任职资格进行分工，每个护理人员从事相对固定的护理活动，如治疗护士主管病房的治疗任务、基础护理护士承担病房患者的各种生活护理等。护理单元所有的护理活动由各班护理人员共同协作完成。

3. 整体护理

整体护理是指护理人员在进行护理活动时要以人的功能为整体，提供包括生理、心理、社会、精神、文化等方面的全面帮助和照顾。整体护理是一种护理理念，同时又是一种工作方法，其宗旨是以服务对象为中心，根据其自身特点和个体需要提供针对性护理，解决存在的健康问题，达到恢复健康、促进健康的目的。整体护理工作模式的核心是用护理程序的方法解决患者的健康问题。

4. 临床路径

临床路径是从控制医疗成本着手、以医疗团队合作为主的工作模式。临床路径的要素和特征主要有：综合性、时效性、多专业合作性，诊断确定，显示治疗护理的必要活动，预期结果明确。临床路径适用范围：诊断明确、预期结果相对明确、病情相对单纯，主要适用于一般常见病和多发病的治疗护理；诊断不明确、病情复杂、并发症多、治疗护理结果难以预料等情况不适合采用临床路径。

（四）护理人员的排班

1. 护理人员排班的原则

（1）满足需求原则。护士长在具体安排时要注意考虑不同年龄段护理人员的特点和个人需求，在两者不发生冲突的情况下，应做到合理调整和安排，尽量为下属提供方便。

（2）结构合理原则。基本做到各班次护理人员的专业能力和专科护理水平相对均衡，尽量缩小各班次护理人员在技术力量上的差距，保证每个护理班次都有能够处理临床护理疑难问题的资深护理人员，从而避免因人力安排不当出现的护理薄弱环节，保证各班护理质量。

（3）效率原则。护士长应结合本护理单元每天的护理工作量对护理人员进行合理组织和动态调整，护理人员调整参照指标包括病房当日实际开放床位数、病危人数、等级护理工作量、手术人数、治疗业务配合需求、当班护理人员实际工作能力等。

（4）公平原则。护士长应根据护理工作需要，合理安排各班次和节假日值班护理人员，做到一视同仁。

（5）按职工岗原则。高职称护理人员承担专业技术强、难度大、疑难危重患者的护理工作，低年资护士承担常规和一般患者的护理工作，这样可以从职业成长和发展规律的角度保证护理人才培养和临床护理质量。

2. 护理人员排班的方法

（1）周排班法。排班以周为周期的方法称为周排班法。周排班法的特点是对护理人员的值班安排周期短，有一定灵活性，护士长可根据具体需要对护理人员进行动态调整，做到合理使用护理人力；一些不受护士欢迎的班次，如夜班、节假日班等可由护理人员轮流承担。

（2）周期性排班法。周期性排班又称为循环排班，一般以4周为一个排班周期，依次循环。

（3）自我排班法。自我排班法是一种班次固定，由护理人员根据个人需要选择具体工作班次的方法。

三、护理人员绩效考核的含义与作用

（一）绩效考核的含义

绩效考核是护理管理者评价护理人员的工作表现、个人的优缺点，评价所设定的工作目标执行情况，进而采取预防和矫正措施，促使护理人员改进工作的一种方法。自从1970年美国最高法院决定以工作绩效考核作为甄选、升迁、调职的依据以来，绩效考核已经被广泛使用，凡是人事考核、工作表现、行为态度等均以此为控制工具。医疗护理管理也普遍使用绩效考核协助护理管理工作。

> **知识拓展**
>
> 竞争永远是推动企业管理变革的原动力。在市场经济发展的初期，大部分企业的成长源自国内消费市场的快速增长。随着竞争的加剧，企业的成长将主要依靠高效的管理体系和制度所培育的独特竞争力。绩效管理作为一个必要的程序，运用在每一个组织中，如果设计合理，能使企业中的每个部门的活动和每个员工的努力都有利于企业目标的实现，就会成为企业战略落地不可缺少的管理工具和手段。绩效管理的有效性体现企业的战略执行能力，其重要性引起越来越多管理者的关注。绩效管理是所有管理理念和管理手段的综合，可以说，企业的管理就是企业对绩效的管理。

绩效考核是一项持久的程序是连续性的评价，在本质上是呈周期循环的，它要求考核者本着慎重的态度、尊重的心理去评价护理人员的所有工作态度和行为、仪表与举止等。另外，如果护理人员和管理者能够共同制定目标和标准，并能做到相互沟通，就会有助于护理人员目标的实现。

（二）绩效考核的作用

绩效考核对考核者和被考核者都有着不同的意义和重要性。

1. 人事决策作用

医院护理人员的晋升晋级、培训、人事调整、奖惩、留用、解聘等护理人事管理决策都是以绩效评价结果为依据的。科学合理的绩效评价机制，有利于护理管理者对护理人员做出公正的评价，为医院和部门正确识别人才和合理使用人才提供了客观依据。

2. 诊断作用

对绩效评价结果的分析能帮助护理管理人员确认护理人员的职业素质与护理岗位任职要求之间的差距。在掌握个人或护理单元绩效结果的基础上，管理者可利用决策树方法将护理人员存在绩效问题的原因进行分析归类，诊断导致绩效不良的主客观因素。诊断主要包括与绩效直接相关的组织因素、管理者因素、环境资源因素、部门管理因素、护理人员个人因素等几个方面，目的是寻求提高组织和个人绩效的措施和方法，促进绩效持续改进。

3. 激励作用

奖优罚劣是护理人员管理中的激励和约束机制，对调动人员的积极性具有促进作用。绩效评价结果可以帮助护理管理人员确认护士对组织的贡献大小，以此作为组织奖惩决定的依据。对成绩优异的护理人员给予奖励，进行成就激励，使组织期望行为得到强化和巩固；对绩效低劣者进行批评惩罚，进行危机激励，促进不良工作表现的及时改进。

4. 教育和管理作用

绩效考核的教育作用是在绩效诊断的基础上确定培训需求，制订有针对性的培训计划，通过对人员进行知识技能等相关培训使其达到组织期望的水平。绩效评价的主要目标是促进与维持组织成员绩效的高水平。绩效评价的管理作用是指管理者结合岗位要求和个人特点，对绩效水平持续达不到组织要求的人员采取调整、培训、转岗、留聘等多种措施促进其改进绩效。

四、护理人员绩效考核的原则、内容、方法、形式和程序

（一）绩效考核的原则

护理人员绩效考核需要获得的信息包括被评价人员在工作中取得了哪些成果、取得这些成果的组织成本投入是多少，以及取得这些成果对组织的经济收益和社会收益带来多大影响。换言之，就是考核和评价护理人员工作的效果、效率、效益。在进行护理人员绩效考核时应遵循以下基本原则。

1. 评价标准基于工作的原则

护理人员绩效考评标准的建立依据是工作岗位内容，是具体的岗位职责，而不是完成这项工作的人。如护理部主任、护士长、普通护士的岗位职责不同，评估指标也应有所区别。另外需要注意的是，制定标准时应尽量使用可衡量的叙述，以便提高评价标准的可操作性。

2. 评价标准公开化原则

护理人员工作评价标准应尽量客观化，经有关专业人员审定后在事前公之于众，使员工明确知道组织对他们的期望行为和业绩水准，帮助他们找准努力的方向。如果员工对绩效考评标准了解不够，则在工作中就不能确定努力的方向，就会影响工作绩效。同样，如果使用护理人员一无所知的标准来衡量他们的工作成果，也达不到绩效评价的目的。

3. 评价标准化原则

评价标准化原则有以下四层含义：第一，对同一负责人领导下的从事同一种工作的人使用同一评估方法；第二，评估的间隔时间应基本相同；第三，定期安排所有人的评价反馈会议和面谈时间；第四，提供正式的评估文字资料，被评价人应当在结果上签字。

4. 评估激励原则

绩效评估的目的是激励下属更加努力地工作，而不是让组织成员丧失工作热情。对工作出色的护理人员要进行肯定、奖励，以巩固和维持组织期望的业绩；对工作表现不符合组织要求的护理人员要给予适当的批评教育或惩罚，帮助其找出差距，树立危机意识，改进工作。通过绩效评估结果比较，使员工之间拉开距离，以此作为组织人事或管理部门使用、评估、奖惩、培训的依据。

5. 评价结果公开化原则

大多数员工都渴望知道自己的业绩，以及组织对自己的工作的评价。好的评估体系应随时保持向员工提供持续性的反馈，以帮助他们把工作做得更好。允许员工询问评估结果，也就是允许他们发现可能或已经出现的错误。

6. 评价面谈原则

评价面谈为管理者和下属双方提供了一个交流思想的好机会，对护理人员本身的发展也极为重要。无论管理人员工作多么繁忙，都必须进行绩效评价面谈。面谈一般包括两方面内容：讨论被考评人的工作业绩；帮助被考评人确定改进工作的目标，提出实现这些目标所应采取的措施。评价面谈一般安排在评价期结束后不久进行。

（二）绩效考核的内容

绩效考核可以说开始于上岗、终止于离职。它建立于每项工作的职责、职权和职务的基准之上，在护理目标、护理宗旨的大原则下，涵盖了护理人员的行为、仪表、态度。考核的具体内容应与各级护理人员的职责相符，并做到每个护理人员都清楚明了考核的内容和标准。

（1）德：政治思想品德和职业道德。

（2）能：创新能力、科研能力、组织管理能力、表达能力、解决实际问题的能力。

（3）勤：工作态度、事业心、责任心、组织纪律性。

（4）绩：工作成绩、成果和贡献。

（三）绩效考核的方法

1. 绩效评价表法

绩效评价表法是一种根据限定因素对员工表现进行考核的工作效率衡量方法。其具体操作是根据评价表上列出的指标（评价要素），对照被评价人的具体工作进行判断并记录。

2. 排序法

排序法是评价者把同一部门或小组中的所有人员按照总业绩的顺序排列进行比较的评价方法，如将病房中绩效最好的护士排在最前面，最差的排在最后面。

3. 比例分布法

比例分布法是将工作单元或小组的所有人员分配到一种近似于正态频率分布的有限数量的类型中去的一种评价方法。

4. 描述法

描述法是评价者用陈述性文字对组织人员的能力、工作态度、业绩状况、优势和不足、培训需求等方面做出评价的方法。考核者将被考核者的情况以评语的方式写出，这是一种非正式的方法，主要以肉眼观察为基础。如可以观察被考核者沟通或协调问题的能力、在开会时的反应和表现，可以了解被考核者对患者及其家属的影响力等。该方法的优点是简单易行，缺点是带有主观成分，尤其是当上级对下级缺乏了解时，评价会趋于一般化。

5. 关键事件法

关键事件法是将被评价人员在工作中的有效行为和无效或错误行为记录下来作为评价依据的方法。当护理人员的某种行为对部门或组织的工作和效益产生积极或消极的重大影响时，护理管理人员应当及时把它记录下来，这样的事件称为关键事件。

6. 目标管理评价法

目标管理评价法重视成员对组织或部门的个人贡献，是一种有效评价员工业绩的方法。运用目标管理评价可以将评价关注的重点从护理人员的工作态度转移到工作业绩上来，评价人则从传统评价法的公断人转变为工作顾问和促进者；被评价的护理人员在评价中的作用也从消极的旁观者转变成积极的参与者。

7. 360度绩效评价方法

360度绩效评价又称为全视角评价，是由被评价者的上级、同级、下级和（或）客户（包括内部和外部客户），以及被评价者本人从多个角度对被评价者的工作业绩进行全方位衡量并反馈的方法。由于此种评价方法强调反馈，以达到促进行为改进、提高绩效的目的，因此，360度绩效评价法又称为360度绩效反馈评价、全方位反馈评价或多源反馈评价。

知识拓展

绩效管理对于企业目标的实现及全部企业管理活动的有效进行具有重要作用。首先，绩效管理

> 奠定了企业战略目标实现的基础。战略是对未来结果的一种期望，这种期望要依靠组织的所有成员按一定的职责和绩效要求，通过持续努力和发挥创造性来实现，因此绩效管理系统成了企业战略控制系统落地不可缺少的管理工具和手段。其次，绩效管理能够增强企业计划管理的有效性。绩效管理能使企业中每个部门的活动和每个员工的努力都朝向企业目标，从而强化了对业务的计划性，增强了计划管理的有效性。再次，绩效管理是建设企业文化的有效工具。在绩效管理过程中，组织通过对考评指标维度及权重的设计，可以引导和强化员工的行为，使之符合企业的价值导向，形成核心的价值观，这更有可能使得企业文化建设落到实处。

值得注意的是，护理管理者无论采用哪一种考核方法，其最基本的态度是：公平、公正、客观、真实、省时、经济、实际、合适、可接受，从而真正达到考核的目的。

（四）绩效考核的形式

1. 直接领导评价

护士绩效评价责任应该由那些能直接观察到护士工作业绩的人员来承担，护士的绩效评价一般由所在护理单元的护士长进行。

2. 同行评价

长期以来，同行评价的形式在许多组织的员工绩效评价中广泛使用。有关专家认为，如果在一个长时期内工作小组的成员比较稳定，并且共同完成需要相互配合的工作任务，那么同行评价的方法是可行的。

3. 自我评价

在让护理人员充分了解组织对自己的工作岗位的期望目标和具体的绩效评价标准的基础上让他们自己评价自己的工作业绩也是可行的评价形式之一。

4. 下属评价

一些管理者认为，由直接下属对管理者的业绩进行评价的形式是可行的。

5. 组合评价

上述绩效评价形式并不是相互排斥的。事实上，许多组织都是采用多种评价方式的组合，包括组织外部的服务对象的评价。

（五）绩效考核的程序

1. 确定绩效标准

护理人员的绩效评价必须与某一个固定的标准相比较才可能得出较公正的结果。护理人员的工作标准越明确，绩效评价的结果才越有效。评价标准要以具体岗位描述为依据，结合考核目的和要求综合制定。

2. 评价绩效

实施绩效评价是组织绩效评价的关键环节，主要活动包括：

制订绩效评价实施计划，落实评价人员，确定评价对象和时间，比较、选择科学实用、操作性强的评价工具，对被评价对象进行绩效评价。

3. 绩效评价结果反馈及应用

一旦绩效评价工作结束，对管理人员来说，重要的工作就是将人员的整体评价结果提供给人力资源部门以作为组织认识决策的依据，同时将个人的评价结果告诉被评价者本人。

五、影响绩效考核的因素

（一）考核目的不明确

很多组织考核目的不明确，有时甚至是为了考核而考核，考核方和被考核方都未能充分清楚地了解绩效考核只是一种管理手段，并非管理目的。同时，考核原则混乱，自相矛盾，在考核内容、项目设定和权重设置等方面表现出无相关性，随意性突出，常常仅仅体现领导意志和个人好恶，且绩效考核体系缺乏严肃性，任意更改，难以保证政策的连续一致性。

（二）考核缺乏标准

目前多数组织的绩效考核标准过于模糊，表现为标准欠缺、标准走样、难以准确量化等，因此，极易导致不全面、非客观公正的判断，很难使被考核者对考核结果感到信服。

（三）考核方式单一

在很多组织的考核实践中，往往是上级对下属进行审查式考核。考核者作为员工的直接上司，其和员工的私人友情或冲突、个人的偏见或喜好等非客观因素都将很大程度地影响绩效考核的结果，考核者的一家之言有时由于相关信息的欠缺从而难以令人信服，甚至会引发上下级关系的紧张。要想科学全面地评价一位员工，往往需要以多视角来观察和判断。考核者一般应该包括考核者的上级、同级、下属、被考核者本人和客户等，实施360度的综合考核，从而得出相对客观、全面精确的考核意见。单一的考核人员往往由于缺乏足够长的时间和足够多的机会了解员工的工作行为，同时考核者本身也可能缺乏足够的动力和能力去做出细致的评价，往往导致评价结果失真。

（四）职工对考核体系缺乏理解

有的组织在制定和实施一套新的绩效体系时，不重视和员工进行及时、细致、有效的沟通，员工对绩效考核体系的管理思想和行为导向不明晰，常常产生各种曲解和敌意，并对所实施的绩效体系的科学性、实用性、有效性和客观公平性表现出强烈的质疑，对体系的认识产生心理上和操作上的扭曲。

（五）考核过程形式化

很多组织制定和实施了完备的绩效考核工作，但很多员工都认为绩效考核只是一种形式，出现所谓"领导说你行，你就行；说你不行，你就不行"的消极判断，没有人真正对考核结果进行认真客观的分析，没有真正利用绩效考核过程和结果来帮助员工在绩效、行为、能力、责任等多方面得到切实的提高。

（六）考核结果无反馈

考核结果无反馈的表现形式一般有两种。一种是考核者不愿将考核结果及其对考核结果的解释反馈给被考核者，被考核者无从知道考核者对自己哪些方面感到满意，哪些方面需要改进。出现这种情况往往是因为考核者担心反馈会引起下属的不满，在将来的工作中采取不合作或敌对的工作态度；也有可能是考核结果本身无令人信服的事实依托，领导仅凭自己的意见得出结论，担心反馈会引起巨大争议。第二种形式是考核者无意识或无能力将考核结果反馈给被考核者。这种情况的出现往往是由于考核者本人未能真正了解人力资源绩效考核的意义与目的，加上缺乏良好的沟通能力和民主的组织文化，使得考核者没有反馈绩效考核结果的能力和勇气。

（七）考核资源的浪费

组织在实施绩效考核的过程中，通过对各种资料的收集、分析、判断和评价，会产生各种中间考核资源和最终考核信息资源。这些信息资源本可以充分运用到人事决策、员工的职业发展、培训、薪酬管理和人事研究等多项工作中去，但目前很多组织对绩效考核信息资源的利用出现两种极端：一种是根本不用，造成宝贵的绩效信息资源的巨大浪费；另一种则是管理人员滥用考核资源，凭借考核结果对员工实施严厉惩罚，绩效考核信息成为威慑员工的工具，而不是利用考核信息资源来激励、引导和帮助员工改进绩效、端正态度、提高能力。

（八）错误地利用考核资源

考核者在进行绩效考核的时候，特别是对被考核者进行主观性评价时，由于考核标准不稳定等因素，很容易出现两种不良倾向：过分宽容和过分严厉。有的考核者奉行"和事佬"原则，使得绩效考核结果彼此大同小异，难以真正识别出员工在业绩、行为和能力等方面的差异；另一种倾向就是过分追究员工的失误和不足，将员工在能力、行为和态度上的不足过分放大，简单粗暴地训斥、惩罚和威胁绩效考核不佳者，使得员工人人自危。

（九）考核方法选择不当

业绩考核方法有很多，如员工比较评价法、行为对照表法、关键事件法、目标管理评价法等。这些方法各有千秋，有的方法适用于将业绩考核结果用于职工奖金的分配，但可能难以指导被考核者识别能力上的欠缺；而有的方法则适合利用业绩考核结果来指导组织制订培训计划，却不适合于平衡各方利益相关者。

（十）考核者心理、行为上的错误

考核者在对员工的绩效进行评估时，会不自觉地出现各种心理上和行为上的错误举动。这类错误一般包括以下几项。

1. 光环效应

光环效应就是考核者对一位员工的总体印象是以该员工某项具体的特点，如相貌、智商或某个事件作为判断基础，得出的结论往往是一叶障目。

2. 隐含人格假设

隐含人格假设就是考核者在进行绩效考核之前，就对被考核者的人格类型进行了分类（如一位敬业者、一个偷懒的人），在进行绩效考核时，就会"戴着墨镜看人"。

3. 近因性错误

这类情况的出现是因为人类正常的记忆衰退，人们总是对最近发生的事情和行为记忆犹新，而对远期行为逐渐淡忘，在经过一段较长时间后进行绩效考核时，被考核者的考核结果就更多地受到近期表现的影响了。

案例评析

实践内容

S公司是J市的一家民营高科技企业，由几位志同道合的伙伴于2010年合作创办。在公司成立之初资金并不宽裕的情况下，几位合伙人主动提出不领取工资直至公司盈利为止。在他们不计报酬、努力工作的精神感召下，公司的员工们也时常义务加班。公司内部关系融洽、士气高涨。经过公司上下的共同努力，2012年该公司已发展为一家集开发、生产、经销于一体的中型高科技企业，在省内IT（信息技术）业界树立了一定的知名度。

2012年至2015年，公司处于高速发展阶段。企业经济效益连年大幅增长，员工待遇也随之不断改善，加之公司所处行业属于朝阳产业，员工普遍感觉在这样的公司有希望。同时，公司还吸引了大批具有专业技术知识的年轻人加入。

然而，自2016年公司进入稳定期以来，随着经济效益增幅的减小，公司内部出现了安于现状、不思进取的氛围，人心涣散的迹象十分严重，尤其是中层管理者的流失问题急需解决。中层管理者流动频繁，使公司的管理出现脱节现象，其他员工的士气大受影响，企业生产率明显下降，公司从此陷入恶性循环。后来，员工中开始流传一种说法：凡是从本公司跳槽的人都能在现职岗位上做得不错，待遇比在本公司时好，工作强度也比本公司小，其他公司对处于同一层次的员工评估还不单纯以业绩为标准；另外，人员流动多倾向于国内的知名外企。

针对企业面临的以上问题，公司总经理感到非常棘手，准备请人力资源部经理为自己提些建议并共同商讨对策，使公司早日摆脱目前的困境。

评析

（1）针对薪酬出现的问题，S公司的薪酬对员工没有吸引力，应进行市场薪酬调查。针对中层流失的问题，可以通过股票薪酬模式激励高级管理人员，比如虚拟股票、期股等。

（2）进行绩效考核。公司单纯以业绩为标准，结果至上，应改善绩效考核制度，设计以过程、员工特征为导向的考评制度，综合利用平衡计分法、KPI关键绩效指标法和360度绩效评价法等。

（3）建立积极向上的企业文化。因为现在企业人心涣散，对于即将流失或已经提交辞职报告的员工应该进行辞职谈话、跟踪调查、离职人员分析。在招聘阶段也应调查清楚应聘者来本企业的原因，同时要改进晋升机制。

实践模拟

（1）结合课程内容，谈谈你对护理人力资源管理特点的认识。

（2）目前薪酬管理已不单指医院向员工支付人力成本，而且具备了激励护士、提升护士对所服务组织的责任感和忠诚度的作用，因此薪酬设计显得尤为重要。据你的理解，你认为一个科学的薪酬设计体系和制度应包括哪些步骤？试初步设计简单的护理人员薪酬管理体系。

（樊少磊）

思考与练习

一、名词解释

1. 护理人力资源规划 2. 360度绩效评价 3. 绩效评价

二、选择题

1. 护理人员对待护理工作的态度和在工作中的努力程度反映了护理人力资源的（　　）。
   A. 科学组合性　　　　　B. 主观能动性
   C. 闲置消耗性　　　　　D. 能力可变性
2. 通过观察和研究对岗位职务性质进行评价的过程称为（　　）。
   A. 工作说明　　　　　　B. 工作分析
   C. 工作描述　　　　　　D. 工作标准
3. 以各项护理活动为中心的护理工作方法称为（　　）。
   A. 个案护理　　　　　　B. 成组护理
   C. 整体护理　　　　　　D. 功能制护理
4. 关于护理管理人员岗位职责的描述，下列错误的是（　　）。
   A. 护理部主任有责任营造一个支持护理专业发展的工作环境
   B. 护理部主任、科护士长、护士长都负有护理人力资源管理的责任
   C. 护士长有责任将上级管理部门的目标转化为本护理单元的工作目标
   D. 科护士长的主要责任是评价护理人员的日常工作表现
5. 关于护理人员绩效评价的方法，下列描述不正确的是（　　）。
   A. 简明扼要地描述人员的业绩称为关键事件法
   B. 应用叙述法进行评价，其主观倾向性较大
   C. 护理人员绩效水平接近时应用排序法有一定难度
   D. 目标管理是一种有效评价护士绩效的方法
6. 护理人员的考核和评价，关键指标是（　　）。
   A. 工作数量　　　　　　B. 工作质量
   C. 工作绩效　　　　　　D. 工作结果
7. 关于护理人员绩效评价基本原则的描述，下列不正确的是（　　）。
   A. 评价标准要提前让大家知道　B. 评价要以岗位描述为依据
   C. 管理者要注重评价反馈　　　D. 评价标准要结合个人特点

8. 组织竞争和发展的关键是（　　）。

   A. 组织建立高科技信息网络　　　B. 管理者有效进行时间管理

   C. 人力资源有效利用和开发　　　D. 组织丰富的物质资源

9. 关于功能制护理工作模式的描述，下列不正确的是（　　）。

   A. 是以控制医疗成本、医疗团队合作为主的护理工作模式

   B. 以各项护理活动为中心的护理工作方法

   C. 每个护理人员从事相对固定的护理活动

   D. 存在不利于护患沟通的局限性

10. 护理人员排班应遵循的首要原则是（　　）。

    A. 满足患者需要　　　　　　　　B. 有效利用资源

    C. 降低人力成本　　　　　　　　D. 合理组合人力

项目五　护理的领导管理

领导的功效是在管理过程中为计划、组织、人员配备及控制等职能的实施提供保证，对组织中的全体人员给以指导，充分发挥组织及人员的潜力，以利于组织目标的实现。

领导工作是管理的职能之一，领导职能在管理活动的有效性方面起重要作用，因此，近年来对它的研究逐渐形成了一门新的科学——领导科学。研究护理管理领导职能的目的在于选拔和培养有效的护理领导者，促进护理管理水平的提高。

案例导入

张南是一位综合性医院的护理部主任。她实行了一种奖券制度来强化出勤率。具体做法是：每月进行一次抽奖，奖品是一台彩电，只有出勤记录良好的护士才有资格参加抽奖。采取该措施后，大多数护士的缺勤率大幅度下降。

张南发现，在大多数护士中有一个例外。这个护士在采取奖券方法之前每个月大概迟到两天，现在她仍然如此。张南知道这个护士没有获得任何一次参加抽奖的机会，于是问她为什么对奖券毫无兴趣。她回答说："我丈夫4个月之前刚刚在一次抽奖时得了一台新彩电，我真的不需要另一台电视机了。"

思考与讨论：

（1）张南的激励措施存在哪些问题？

（2）你认为她应该怎样做？

任务一　概　述

> **任务目标**
>
> 1．熟悉领导的基本概念。
> 2．掌握领导职能在护理管理中的作用。
> 3．掌握护理领导者应该具备的素质和才能。

一、领导的基本概念

（一）领导的含义

领导是指在一定的组织或团体内，指挥和引导一个集体或个人实现某个特定目标的行动过程。根据这一定义可把"领导"概括为3层含义：①领导活动必须有领导者与被领导者的参与；②领导是一个动态的过程，此过程由领导者、被领导者和所处环境之间的相互作用构成；③领导的目的是指挥和引导群体或个体完成某个特定目标。

领导的概念是一个在历史中形成的概念。领导是一种职能，就是影响组织成员或群体，使其为确立和实现组织或群体的目标而做出贡献和努力的过程。该职能包含着下面3个含义。

（1）领导者一定要有领导的对象：领导者一定要与群体或组织中的其他成员发生关系，这些人就是领导者的下属，或者说是被领导者，没有被领导者，领导工作就失去了意义。

（2）权力在领导者和被领导者之间的分配是不平等的：领导者拥有相对强大的权力，可以影响组织中其他成员的行为，而组织中其他成员却没有这样的权力，或者说其所拥有的权力并不足以改变其领导的地位。领导者在权力方面的优越性是领导工作得以顺利进行的重要基础。

（3）领导者对被领导者可以产生各种影响：领导的本质是影响力。领导者拥有影响其下属思想和行动的权力。正是由于影响力的存在，领导者才能够对组织的活动施加影响，并使得组织或群体成员追随与服从。也正是由于被领导者的追随与服从，才能够保证领导者在组织、群体中的地位，并使领导过程成为可能。

> **知识拓展**
>
> 我更害怕由1只狮子领导的100只羊,而不是由1只羊领导的100只狮子。
>
> ——塔列朗
>
> 历史上,任何一个阶级,如果不推举出自己组织运动和领导运动的政治领袖和先进代表,就不可能取得统治地位。
>
> ——列宁

领导是管理职能的组成部分,是从管理中分化出来的高层次管理活动,它不同于一般的管理。管理主要是处理常规问题,优秀的管理者通过制订正式计划、设计规范的组织结构,以及监督计划实施的结果而使组织达到有序而一致的状态。相反,领导主要处理变化的问题,领导者通过预见未来的前景而确定前进的方向,然后与组织内的其他人员进行交流,并激励他们克服障碍实现目标。领导所起的作用是引导人们,使人追随其后。在组织取得最佳效果的过程中,领导和管理同等重要,二者缺一不可。但大多数组织过于强调管理而忽略了领导的重要性,因此我们应更注重开发组织中领导的作用。

(二)领导者与管理者的区别

领导者与管理者在产生的方式、职权和影响力等方面均有所不同。

管理者是由上级指派而产生的,有正式职位及特定的职权,此职权即所谓职位上的合法权利,如护理部主任可行使计划、组织、控制等工作职权。

领导者的职位是经上级任命或是由群体内部自然产生的,领导者运用其影响力、领导才能与艺术指导、影响群众实现组织目标,并不需要以正式职位为基础。

从职能上看,管理的范围大(维持秩序与运转),而领导的责任大(指明方向与创新),领导是管理的一个职能,领导行为属于管理的范围;从岗位人员看,领导者必定是管理者,而管理者未必是领导者,要区别二者在管理过程中的角色与地位。

在理想的情况下,所有的管理者都应是领导者,但是,并不等于说所有的领导者必然具备完成其他管理职能的能力,因此,不应该让所有的领导者都处于管理岗位上。一个人能影响别人这一事实,并不表明他具有其岗位要求的管理能力,如计划、组织、控制和创新等。领导的本质就是被领导者的追随和服从,它不是由组织赋予的职位和权力所决定的,而是取决于追随者的意愿,因此,有些具有职权的管理者可能没有部下的服从,也就谈不上真正意义上的领导者。管理学意义上的领导者,是指能够影响他人并拥有管理的制度权力的人。

身为管理者而不是领导者的情况是可能存在的，因为仅由组织提供给管理者某些正式权力并不能保证他们实施有效的领导，即职务本身并不能够使一个人成为领导者。护理事业需要将领导才能和管理才能恰当结合、将管理者与领导者两个角色有效融合的高效管理人才。

（三）领导工作的实质

领导工作的实质表现为三个方面，即：
（1）同人打交道，处理好各种关系。
（2）同事打交道，决定各种事务，使管理活动正常进行。
（3）同事间打交道，掌握时间的进度，保持工作的高效率。

二、领导职能在护理管理中的作用

影响力是指一个人在与他人的交往中，影响和改变他人心理和行为的能力。领导者的影响力是指领导者影响与改变被领导者的心理和行为的能力。领导者的影响力被下属所感知而产生的心理评价就是人们通常所说的"威信"。领导者影响力大，在下属心目中威信高，能够达到"一呼百应"的效果；反之，领导者在下属心目中威信低，就会出现"令不行，禁不止"的情况。领导者的影响力在引导下属完成工作任务中起着决定性的作用。领导者的影响力可以是正式的，如护士长、科护士长、护理部主任在医院组织中是不同管理层次的领导角色，这是因为他们的管理职位伴随着组织正式授予的相应职权，使他们对下属具有影响力。领导者的影响力也可以是非正式的，这种影响力不是来自外界，而是来自领导者自身的内在因素。

（一）领导者影响力的来源

影响力是领导者用以实现目标的手段。无论哪一级领导，必须借助于不同程度的影响力。根据国外研究学者的报道，影响力的来源有四种。

1. 法定影响力

这是自主管理体系中所规定的正式影响力。这种影响力是因管理职位而产生的，是被组织、法律、传统习惯和组织内外成员所接受和认可的，从一般意义上讲，法定影响力就是职权。护理部主任按照主管院长、院长的意图搞好护理队伍的培养，确保服务态度的提高。人事部门对违反医院规章的人员给予处分，是因为组织赋予了人事部门、护理部特定的职权；护士按照护士长要求值夜班，是因为护士知道护士长有责任和权力对本病房的班次做出安排。

2. 强制影响力

强制影响力是指领导者通过精神、感情或物质上的威胁，强制下属服从他的一种影响力。如护士长对犯错的护士扣发奖金等就属于行使强制影响力。强制影响力是惩罚性的，给人以不良刺激，易引起下属的怨恨和仇视，应谨慎使用。

3. 奖罚影响力

奖罚影响力指给予或取消他人报酬的影响力。例如，管理者给予下属工资、奖金和职位提升，以及安排理想的工作都属于行使奖励影响力。管理者控制的报酬手段越多，这些奖酬对下属来说越重要，其拥有的奖罚影响力就越大。

4. 专家影响力

专家所拥有的知识也是一种影响力，这种影响力来源于专家所掌握的信息和拥有的专业特长，例如患者服从医生的医嘱和护士的护理指导。

选择使用何种影响力关键在于管理者拥有的影响力类型和管理所处的情境因素。

（二）影响力的类型

领导者的影响力按其性质可分为权力性影响力和非权力性影响力。

1. 权力性影响力

权力性影响力是社会赋予个人的职务、地位、权力等所产生的影响力。其特点是对别人的影响带有强制性、不可抗拒性，以外推力的形式发生作用。构成权力性影响力的主要因素如下。

（1）传统因素。传统因素指人们对领导者的一种传统观念。自古以来，人们形成了一种观念，认为领导者不同于普通人，他们有权、有才干、比普通人强，从而产生了对他们的服从感。这是传统观念附加给领导者的力量，只要是领导者就能自然地获得这种力量。如护士们会认为既然医院任命某人为护士长，想必她有能力，是称职的，我们应该服从她。

（2）职位因素。职位因素指个人在组织中的职务与地位。具有领导职务的人，社会赋予他一定的权力，这种权力对被领导者产生一种控制力量，使其产生敬畏感。领导者职务越高，权力越大，则人们对其敬畏感越甚，其影响力也越强。这种影响力以法定职位为基础，与领导者本人的素质没有直接关系。实际生活中，职位因素的影响是很深刻的，是行使权力的有利条件。

（3）资历因素。资历指领导者的资格和经历。资历反映一个人过去的情况，人们对资历较深的领导者会产生敬重感，资历愈深，影响力愈大。资历主要与过去所任的职务有关，产生的影响力主要是属于强制性影响力范围。例如某位新来的护理部主任曾从事过多年的护理管理工作且拥有管理硕士学位，将有利于确立其在护士心目中的权威。

2. 非权力性影响力

非权力性影响力是指由于个人的自身品德、才能、学识、专长等因素而对他人形成的影响力，其特点是自然性。在这种影响力的作用下，人们的行为表现为自觉自愿、积极主动。构成非权力性影响力的主要因素如下。

（1）品格因素。品格因素指领导者的品行、人格、作风等。领导者品质高尚、完美会使下属产生敬重感，并诱使人们模仿与认同。无论多高职位的领导者，如果品格不好，就会威信扫地，失去影响力。

（2）才能因素。才能因素指领导者的领导才干与能力。有才能的领导者事业较易取得成功，使人们产生敬佩感。能力愈强，使人产生的敬佩感愈强。它是通过领导实践来体现的。

（3）知识因素。知识因素指领导者的博学多才。知识本身就是科学赋予的一种力量，是宝贵的财富。领导者广博的学识会使人产生信赖感，从而增强其影响力。

（4）感情因素。感情因素指领导者对人有深厚真挚的感情。如果领导者对下属平易近人，处处关心帮助，会使下属产生亲切感，使下属与其心心相印，并甘愿为其奋斗。

3. 权力性影响力与非权力性影响力的区别

权力性影响力属于强制性影响力，对下属的影响带有强迫性，使其心理与行为表现为被动服从，对下属的激励作用是有限的；权力性影响力随权力地位而产生，也随着地位的改变而发生改变；权力性影响力是外界赋予的，因而不稳定；权力性影响力常依靠奖惩等附加条件而起作用。

非权力性影响力属于自然性影响力，不随着职权地位的改变而改变，其影响力比较稳定和持久，通过潜移默化地起作用，使下属从心理上信服，并自觉改变自己的行为。

知识拓展

老板创造恐惧，领导者创造自信。老板能修正过失，领导者能改正错误。老板什么都知道，领导者总是问问题。老板让工作成为苦差事，领导者让工作变得有趣。老板专注于他自己，而领导者专注于整个团队。

——Russell H.Ewing

4. 权力性影响力和非权力性影响力的合理应用

（1）权力性影响力。权力性影响力是推行领导者意图、完成工作任务的有利条件，应充分合理使用，但使用时应注意：持审慎态度，特别是在惩罚时更应注意惩罚合理、正当；领导者掌握权力应具有无私精神，不能炫耀权力、滥用权力，甚至以权谋私、追求个人特权，否则会使下属产生对抗力；要善于授权；要对下级多给予指导。

（2）非权力性影响力。非权力性影响力能激发下属的工作热情和提高其自觉性，在领导者的影响力中占有主导地位。要提高领导者的威信与作用，关键在于提高非权力性影响力。在以上非权力性影响力的四个因素中，应以品格、才能因素为主。领导者品格因素欠缺，其他因素会受到严重影响，才能极差作为领导者亦不称职。

（3）两种影响力的灵活应用。减少权力性影响力，增加非权力性影响力；增加对人的理解，包括理解人的心理与行为规律，懂得调动人的积极性与创造性；强调激励与鼓舞要素，激励是领导的一项重要职能；善于营造一种良好的组织气氛，有利于激励的贯彻执行。

三、护理领导者的素质和才能

领导工作的目标要求如下。

（1）不断鼓舞人们的士气。

（2）把握人们的工作动机，了解人们变化中的期望。

（3）注意社会环境对人的影响。

（4）进行合理安排，促使下属全力以赴地工作。

（5）综合运用经济的、行政的、法律的方法。"通过三个方面，达到一个目的"。"三个方面"即：①使组织内外的沟通联络渠道通畅；②运用适宜的激励措施与方法；③不断改进和完善领导作风与领导方法。"一个目的"就是创造一个有利于实现组织目标的氛围（其中包括组织风气、员工士气、企业文化）。

对领导工作的目标要求决定了领导者必须具备相应的素质和才能。领导者的素质是指领导者具有的内在因素、基质和基本条件，是工作方法与艺术的基础。领导者素质包括政治素质、思想道德素质、理论思维素质、文化素质、业务知识素质、心理素质、生理素质等多种因素。这些因素的相互作用、相互融合体现和决定着领导者的才能、领导水平、领导艺术、工作绩效。任何领导者的素质都不是自然而然获得的，需要在实践中不断积累、不断提高。

（一）领导者素质的构成

下面以领导者素质中的几种为例加以说明。

1. 政治素质

政治素质是指领导者对其从事的事业所抱的态度和所持有的立场，是领导者素质中最基本、最重要的因素。领导者的政治素质具体表现在以下几方面。

（1）领导者要有较强的事业心和责任感，有献身精神，要做到公正廉洁、忠诚积极、不谋私利和小团体的利益，全心全意为人民服务。

（2）领导者要能够以身作则，树立"领导就是服务"的思想观念，以实际行动来影响和团结群众，自觉地接受群众监督。

（3）领导者要不断提高自己的思想政治修养和道德品质水平。

2. 业务知识素质

业务知识素质是指领导者对本职工作的熟悉程度是否精深，是否有相当的造诣。领导者的业务知识素质水平不但直接影响和决定着领导素质，也直接影响着领导工作与领导艺术。如果对本职工作不熟悉，参加领导活动就可能办错事、说错话，将严重影响领导绩效。

护理领导者不仅要具备医学、护理学的知识，还要具备现代管理科学知识、与管理有关的社会科学和人文科学知识，对护理工作中的问题能够进行分析、解决，以适应日趋复杂的综合性的护理领导工作。

3. 心理素质

心理素质是指领导者要有健康的、优良的心理状态。当领导者面对繁重的工作任务或处于关键时刻时，其心理状态、情感、意志、情绪等是否优良是相当重要的。具有健康的心理，就能意志坚定、情绪稳定、工作自如，否则会在任务艰巨、头绪繁多时产生畏惧、烦恼、急躁、焦虑等情绪，紧急情况下惊慌失措，遇到困难时丧失信心。

一个优秀的领导者在工作中应该具有健康的心理：感情丰富但不脱离理智的控制；有坚定的原则性但不拘泥固执；意志顽强、坚韧不拔但不坚持错误及拒绝吸取教训；既有主见，又善于团结同志听取他人意见；不感情脆弱，不多愁善感，不心胸狭窄，有宽容精神，有自知之明等。

领导者在领导活动中既要肯定、培养、增强优良的心理素质，还要注意防止、排除、克服不良的心理因素，只有扬长避短，才能卓有成效，达到预期目的。领导者需要注意防止和克服的不健康心理有以下几种。

（1）挫折心理。挫折是指领导者在从事有目的的活动过程中遇到障碍或干扰，致使个人动机不能实现及个人需要不能满足时的情绪状态。领导者心理在遭受挫折时，容易导致倒退、妥协和攻击行为，这种挫折心理极不利于领导者继续前进。领导者应战胜挫折，面对现实，认真、冷静、客观地分析主客观因素，自动地进行心理调节和控制。

（2）从众心理。从众是指领导者对群众压力服从的心理特点，如屈服于部分公众的舆论和不正确意见等。

（3）心理偏见。心理偏见是指领导者对人和事持非客观评价态度时，不能公正地判断事物的全貌，从而有碍事业的进步和发展。偏见的产生往往与不正确的或有限的信息来源有关，有的含有先入为主的判断，有的对自己偏爱的下属认为一好百好，不喜欢的下属则全盘否定。偏见容易使领导者自以为是，难以团结人。为了克服偏见，领导者应多深入群众，倾听各种意见，养成良好的工作作风。

（4）嫉妒心理。嫉妒心理是阻碍领导者开展工作和发挥创造性的思想情绪。领导者担心下属优于自己，将其优越之处视为对自己的威胁，甚至不惜借助贬低手段来摆脱困扰。在选才用才上，实行"矮子"政策（用能力不及自己的人），在工作上自己干不出成绩，也不让别人干出成绩，结果打击和埋没了人才。这种嫉妒心理对于领导者开展工作是极为有害的，必须通过提高道德修养来矫正。

4. 生理素质

生理素质即领导者的身体健康状况，能否以旺盛的精力和饱满的情绪处理繁重的工作。如果身体状况不佳，长期担任繁重的工作就会有力不从心之感。在第一线工作的护理领导者，工作非常繁忙，必须有健康的身体才行。

（二）领导者的才能

一般来说领导活动分为三个过程，即认识过程、决策与组织过程、激励过程，三者相互联系、相互作用、彼此制约，共同构成完整的领导活动系统。领导者在领导活动三个过程中的才能体现如下。

1. 认识过程的才能

认识过程的才能包括如下内容。

（1）观察能力，即一种有目的、有计划、有组织的知觉。敏锐的观察能力包括观察的全面性、客观性和对环境的敏感性。

（2）注意能力，即具有注意的稳定性、广阔性，这是收集信息、了解情况的基本要求。

（3）记忆能力，即具有记忆的敏捷性、准确性、持久性。

（4）思维能力，即具有：思维的广阔性，能够全面把握问题；思维的精确性，论据准确、论证充分；思维的敏捷性，能当机立断，及时解决问题；思维的灵活性，善于随机应变，相机而动；思维的逻辑性，思路敏捷有序，问题明确清晰，论证有条有理；思维的深刻性，透过现象看本质，预见事物的发展前景；思维的创造性，不满足上传下达而刻意求新，能够超越常规进行思考。思维能力在领导活动中具有重要作用，它是领导者分析问题、解决问题、进行科学决策的重要前提，是领导者创造性地工作、不断开拓进取的首要因素。

2. 决策与组织过程的才能

决策与组织过程的才能包括如下内容。

（1）决策能力，即根据所处条件和所面临的任务，自觉而果断地制定目标和行动方案的能力。

（2）指挥协调能力，指挥是领导者依靠权威指使下属从事某种活动的能力；协调是在领导过程中加强各方面的配合，使群体达到协调一致的能力。

（3）人才开发与管理能力，即善于发现、培养、使用人才，激发组织成员的积极性和创造性。

（4）宣传鼓动能力，较强的宣传、教育、鼓动能力能统一思想、鼓舞士气、激发下属的热情和献身精神。

（5）创新能力，即运用已有的知识经验提出新的设想，是由创造性思维与创造性想象构成的，良好的智力品质是创新能力的基础。

3. 激励过程的才能

激励属于领导活动的驱动系统，其目的在于充分调动人的积极性，因而是领导的主要功能之一。领导激励过程包括的才能如下。

（1）了解需要：领导者认真把握被领导者的需要，采取必要措施满足需要，激发被领导者的积极性。

（2）目标协调：领导者在实施组织目标的过程中，设立分目标并明确个人目标，激发其责任感，发挥个人潜力。

（3）强化激励：是在行为发生后，用物质或精神奖励作为环境刺激因素，来强化、削弱或消除某种行为的激励方法。

知识拓展

毛泽东少年时代和同伴放牛时，经常在山坡上玩耍，一玩起来往往就误了放牛，要么是到了时间牛还没有吃饱，要么是牛跑到人家的田里去啃庄稼。怎样才能既保证放好牛，又让大家玩得痛快？毛泽东和大家商量了一个办法。他把同伴们组织起来分成三班：一班看牛，不让它们吃了庄稼；一班割草；一班去采野果子。大家每天轮班，今天看牛的，明天割草，后天去采野果子。这样，各人都有自己的工作。

快到晌午的时候，大家都回到了原来聚会的地方。看牛的孩子们，让牛吃得肚子滚圆滚圆的；割草的孩子们，都装满了一大篓子草；采野果子的孩子们，从山里带回来大堆大堆美味的野果……这时候，毛泽东就把草和果子拿来，合理地分给每个人。有时不够分了，他就少分一点。而有剩余的草,他就用绳拴起吊在树枝上,谁能跳起来抓着就归谁。和毛泽东一起,不仅能放好牛,而且玩得痛快,因此,小伙伴们都乐意同毛泽东一起放牛,称他为"牛司令"。

(费贤芹)

任务二　领导理论

任务目标

1. 掌握领导特质理论的内容和优缺点。
2. 熟悉领导行为相关理论。
3. 掌握领导情境理论的过程及其应用范围。

领导理论是研究领导有效性的理论,是管理学理论研究的热点之一。影响领导有效性的因素,以及如何提高领导的有效性是领导理论研究的核心。

一、领导特质理论

领导特质理论注重领导者的特征要求,即从领导者的品德、知识、才能和身体诸要素出发制定出一种有效领导者的标准,以此作为选拔领导者和预测领导有效性的依据。

在心理学中,特质理论是研究人类人格的一个主要方法。特质理论家主要的兴趣在于测量"特质",这可定义为行为、思想和情绪的习惯性模式。特质从时间的角度而言相对稳定,个体之间是不同的(如有些人是外向的,而有一些人是内向的),并会影响行为。

高尔顿·威拉德·奥尔波特是一位特质研究的早期先驱。在他的理论中,"核心特质"对于一个人的人格是基本的,"次要特质"是较为外围的,"共同特质"是那些在一种文化内部和各种文化之间公认的特质,"首要特质"是其中那些使个体能被强烈辨识出来的特质。由于在奥尔波特的时代,特质理论家都更侧重于群体统计而不是单个的个人,奥尔波特将后两种分别称为"常规的"和"独特的"。

几乎有无限数量的特质可以用来描述人格,但是,因素分析的统计技术已经证明,特质的特定集群可靠地关联在一起。汉斯·艾森克建议,人格可以归结为三个主要特质,其他研究人员认为需要更多的因素,以充分描述人的人格,而当前许多心理学家认为五个因素就足够了。

几乎所有的特质模型，甚至古希腊哲学，都将外向性与内向性作为人格的一个核心特质。在几乎所有的模型里都能发现的另一个突出的特质是神经质，或情绪不稳定性。

> **知识拓展**
>
> 　　有家公司经常出现员工用餐浪费的现象，总经理苦口婆心劝导，也出台了不少规章制度，但无济于事。一次偶然的机会，笔者有幸结识了这位总经理，在探讨之中这位总经理接受了我的一个观点——做比说更有说服力。于是挑一个合适的机会，他把部门经理全部组织起来，排队到剩菜剩汤桶边，二话不说，拿起碗舀起一碗一口喝掉，然后要求大家排队重复以上动作。第二天，出现了一个怪现象，那些部门经理饭后轮流监督员工用餐情况，浪费现象从此消失了。更难想象的是，这个案例成为这家公司员工引以为荣的故事，总经理成了员工心目中的"神"。

（一）领导的特质

1. 特性

（1）身份特性，如精力、身高、外貌等。

（2）社会背景特性，如社会经济地位、学历等。

（3）智力特性，如判断力、果断力、知识的深度和广度、口才等。研究确实发现成功的领导者在这些方面较突出，但相关性还较弱，说明还需要考虑一些附加因素。

（4）个性特征，如适应性、进取性、自信、机灵、见解独到、正直、情绪稳定、不随波逐流、作风民主等。

（5）与工作有关的特性。有些特性已经被证明具有积极的结果，例如愿承担责任、有毅力、有首创性、工作主动、重视任务的完成等。

（6）社交特性。研究表明，成功的领导者具有善交际、广交友、参加各种活动、愿意与人合作等特点。

2. 能力要求

（1）合作精神，即愿与他人一起工作，能赢得人们的信任，对人不是压服，而是感动和说服。

（2）决策能力，即依赖事实而非想象进行决策，具有高瞻远瞩的能力。

（3）组织能力，即能发掘部属的才能，善于组织人力、物力和财力。

（4）精于授权，即能大权独揽，小权分散。

（5）善于应变，即机动灵活、善于进取，而不抱残守缺、墨守成规。

（6）敢于求新，即对新事物、新环境和新观念有敏锐的感受能力。

（7）勇于负责，即对上级、下级的产品用户及整个社会抱有高度的责任心。

（8）敢担风险，即敢于承担企业发展不景气的风险，有创造新局面的雄心和信心。

（9）尊重他人，即重视和采纳别人的意见，不盛气凌人。

（10）品德高尚，即品德上为社会人士和企业员工所敬仰。

（二）埃德温·吉赛利的研究

美国心理学家吉赛利通过对美国具有代表性的306名中级管理人员进行研究来确定领导者的素质特征，同时采用因素分析法对研究结果进行了处理，将领导特征按能力、个性和激励分为3大类13个特征，并按各种特征在管理中的重要性分值进行排序，认为管理能力最为重要。能力特征包括监督管理能力、才智、主动性；个性特征包括自信心、果断性、亲和力、成熟程度；激励特征包括职业成就需要、自我实现需要、行使权力需要、工作安全需要、对金钱奖励的需要。

（三）领导特质理论的优缺点

1. 优点

这一理论开辟了对领导主体及其内在构成和原因进行研究的新领域，对研究领导者应具备哪些基本的素质做出了贡献，强调领导者个人良好的特性与品质对领导工作与提高领导效能的重要意义，解释了某些特质与领导绩效间的关系，有助于选拔和培养领导人才。

2. 缺点

（1）用于表达心理特征的概念内涵不清，在实际操作中难以观察和测量，如成熟程度、主动性和自信心等，因此难以形成稳定的体系。提出的领导者个人特质范围很广，有的多达几百种，但这些特质间相关性不大，有时在语义上有交叉和相互矛盾的地方。

（2）领导与个人特质之间的相关性十分微弱，没有一个特质可以确切预示某人将成为领导。根据这些性格特征，实践上还是难以挑选领导者，甚至还难以区别领导者和被领导者。

（3）忽略了领导行为和环境条件对领导有效性的作用。特质理论没有把领导特征看作一个与外界因素相互联系、相互制约的有机整体，忽视了实践因素对领导的有效性。

二、领导行为理论

领导才能与追随领导者的意愿都是以领导方式为基础的，所以许多人开始从研究领导者的内在特征转移到研究其外在行为上来。这就是领导者的行为方式论。这种理论认为，依据个人行为方式可以对领导进行最好的分类，然而至今还没有一个公认的"最好的"

分类。

领导方式，一般是指领导者在不同的工作环境中如何做出决策和实现目标，以及行使权力和发挥领导影响力的方式。为了进一步理解领导方式，还需要考察领导行为和领导活动的过程。

有效的领导理论除了研究领导者的个性和素质以外，还要研究领导者的工作行为方式。领导者通过一定的工作方式对被领导者施加影响，以帮助被领导者实现组织绩效的领导行为，称为领导行为方式或领导方式。

这一理论的主要代表人物有勒温、布莱克和莫顿等。他们以领导行为为对象对领导活动进行动态的研究，认为领导的本质是一种影响力，领导者的领导行为与领导风格对组织行为及领导绩效有影响。这一阶段的主要成果有：三种领导方式理论、领导连续流理论、四种领导方式理论、不成熟—成熟连续流理论、二维构面理论、管理方格图理论、三维构面理论等。

（一）怀特和李皮特的三种领导方式理论

美国管理学家罗夫·怀特和罗纳德·李皮特所提出的三种领导方式理论：权威式、民主式及放任式，为一般人最熟悉的分类。

（1）权威式领导：所有政策均由领导者决定；所有工作步骤和所采用的技术也由领导者发号施令行事；工作分配及组合多由领导者单独决定；领导者和下属较少接触，如有奖惩，往往对人不对事。

（2）民主式领导：主要政策由组织成员集体讨论决定，领导者采取鼓励协助的态度；通过讨论，使其他人员对工作全貌有所认识，在所设计的完成计划的途径和范围内，下属人员对工作步骤和所采用的技术有相应的选择机会。

（3）放任式领导：组织成员或群体有完全的决策权，领导者放任自流，给组织成员提供工作所需的资料条件和咨询意见，而尽量不参与，也不主动涉及，只偶尔发表意见，工作的展开几乎全依赖组织成员自行负责。

这三种领导方式中，一般认为民主领导方式的效果最好。

（二）领导连续流理论

美国管理学家坦南鲍姆和沃伦·施密特提出了领导连续流理论。这种连续流也称作主管者—非主管者的行为续流。他们认为领导方式各式各样，一个适宜的领导方法取决于环境和领导者的性格。他们描述了从主要以领导者为中心到主要以下属为中心的一系列领导方式，这些方式依领导者将权力授予下属的程度大小而不同。

因此，领导方式不是在两种方法（独裁的或民主的）中任选其一，领导连续流提供的是一系列的领导方式，说不上哪一种方式总是正确的，而哪一种方式总是错误的。

应强调指出，他们还在领导方式周围放置了圆形以表示组织环境与社会环境对领导方式施加的影响。这样做强调了领导方式具有开放、系统的性质，这就对主管人员的权力提出了挑战，也就是要求他们在做出决定或管辖下属时应考虑组织外部的利益。

（三）利克特的工作中心与员工中心理论

利克特的工作中心与员工中心理论又称利克特的四种领导方式理论。1947年以后，美国管理学家利克特及密歇根大学社会研究所的有关研究人员曾进行了一系列的领导研究，其对象包括企业、医院及政府的各种组织机构。

1961年，他们把领导者分为两种基本类型，即"以工作为中心"的领导与"以员工为中心"的领导。

前者的特点是任务分配结构化、严密监督、工作激励、依照详尽的规定安排；而后者的特点是重视人员行为反应及问题，利用群体实现目标，给组织成员较大的自由选择的范围。

据此，利克特提倡员工参与管理。他认为有效的领导者是注重于面向下属的，他们依靠信息沟通使各个部门像一个整体来行事。群体的所有成员（包括主管人员在内）是一种相互支持的关系，在这种关系中，所有成员都会感到在需求价值、愿望、目标与期望方面有真正共同的利益。由于这种领导方式要求对人采取激励方法，因此利克特认为，它是领导一个群体最为有效的方法。利克特假设了四种管理方法，以此作为研究基础，阐明了他的领导原则。

管理方法之一："利用—命令式"方法。这种方法的特点有：主管人员发布指示，决策中有下属参与；主要用恐吓和处分，也偶尔用奖赏去激励人们；惯于由上而下地传达信息，把决策权局限于最高层等。

管理方法之二："温和—命令式"方法。这种方法的特点有：用奖赏兼某些恐吓及处罚的方法去鼓励下属；允许存在一些自下而上传递的信息；向下属征求一些想法与意见，并允许把某些决策权授予下属，但加以严格的政策控制。

管理方法之三："商议式"方法。这种方法的特点有：主管人员在做决策时征求、接受和采用下属的建议；通常试图去酌情利用下属的想法与意见；运用奖赏并偶尔用处罚和让员工参与管理的办法来激励下属；由上级主管部门制定主要的政策，但让低一级的主管部门去做出具体的决定，并采用其他一些方法商量着办事。

管理方法之四："集体参与"方法。这种方法的特点有：主管人员向下属提出挑战性目标并对他们能够达到目标表示出信心；在诸如制定目标与评价目标所取得的发展方面，让群众参与其事并给予物质奖赏；既使上下级之间的信息畅通，也使同级人员之间的信息畅通；鼓励各级组织做出决定，或者将他们自己与下属合起来作为一个群体从事活动。

> **知识拓展**
>
> 伦西斯·利克特出生于美国怀俄明州夏延，逝于美国密歇根州安阿伯。利克特先就读于密歇根大学，起初学的是工程学，但最后却在1922年获得了社会学和经济学专业的文学学士学位。后来他在哥伦比亚大学学习，1932年获得心理学博士学位，其里程碑式的学位论文《态度测量方法》发表于《心理学档案》杂志。这篇学位论文成为利克特量表的基础（利克特量表是社会学家们广泛使用的一种标准工具）。

利克特发现，那些用管理方法之四去从事管理活动的管理人员，一般是极有成就的领导者，以此种方法来管理的组织，在制定目标和实现目标方面是最有成效的。他把这些主要归功于员工参与管理的程度，以及在实践中大家相互支持的程度。

（四）阿吉里斯的不成熟—成熟连续流理论

美国管理学家阿吉里斯的不成熟—成熟连续流理论，主要集中在个人需求与组织需求的研究方面。他主张有效的领导者应该帮助人们从不成熟或依赖状态转变到成熟状态，如表5-1所示。

表5-1 阿吉里斯的不成熟—成熟连续流理论

不成熟的特点	成熟的特点
被动性	能动性
依赖性	独立性
办起事来方法少	办起事来方法多
兴趣淡漠	兴趣浓厚
目光短浅	目光长远
从属的职位	显要的职位
缺乏自知之明	有自知之明，能自我控制

他认为如果一个组织不为人们提供使他们成熟起来的机会，或不提供将他们作为已经成熟的个人来对待的机会，那么人们就会变得忧虑、沮丧，且将会以违背组织目标的方式行事。

（五）俄亥俄州立大学的二维构面理论

美国俄亥俄州立大学的研究者们从1945年起，对领导问题进行了广泛的研究，一般称之为"俄亥俄学派理论"或"二维构面理论"。他们发现，领导行为可以用两个构面加以描述：

（1）关怀。
（2）定规。

所谓"关怀"，是指一位领导者对其下属所给予的尊重、信任和互相了解的程度。从高度关怀到低度关怀，中间可以有无数不同程度的关怀。而所谓"定规"，也就是指领导者对下属的地位、角色与工作方式是否都定有规章或工作程序，这也可有高度的定规和低度的定规。因此，关怀和定规可构成一个领导行为坐标，如图5-1所示，大致可分为四个象限或四种领导方式。但在非生产部门内，这种关系恰好相反。一般来说，高定规和低关怀的领导方式效果最差。

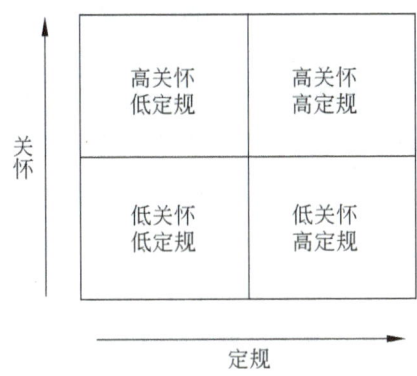

图5-1 俄亥俄州立大学领导行为坐标

虽然其他人的研究未必都支持上述结论，但这些研究激发了日后对领导问题愈来愈多的研究和探讨。

（六）布莱克和莫顿的管理方格图理论

美国管理学家布莱克和莫顿于1964年设计了一个巧妙的管理方格图，醒目地表示了主管人员对生产的关心程度和对人的关心程度（图5-2）。横坐标与纵坐标分别表示对生产和对人的关心程度。每个方格就表示"关心生产"和"关心人"这两个基本因素以不同程度相结合的领导方式。对生产的关心表示为主管者对各种事物所持的态度，例如政策决定的质量、程度与过程；研究的创造性；职能人员的服务质量、工作效率及产品产量等。对人的关心含义也很广泛，例如个人对实现目标所承担的责任；保持职工的自尊；建立在信任而非顺从基础上的职责；保持良好的工作环境，以及只有满足感的人际关系等。这和上述二维构面理论极为相似。

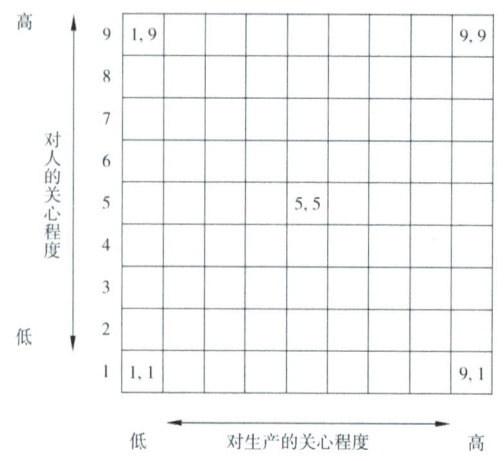

图 5-2　管理方格图

（1）它也是采取二维面来说明领导方式：对人的关心程度和对生产的关心程度。

（2）它也以坐标方式表现上述二维面的各种组合方式，各有9种程度，因此可以有81种组合，形成81个方格。这就是所谓的"管理方格"，其中有5种典型的组合，表示典型的领导方式。

1）（1，1）型方式：表示对生产和人都极不关心，这种方式的领导者只做可维持自己职务最低限度的工作，也就是只要不出差错，多一事不如少一事，因而这种管理称为"贫乏型的管理"。

2）（9，1）型方式：表示对生产极为关心，但忽略对人的关心，也就是不关心工作人员的需求，并尽可能使后者不致干扰生产的进行。这种方式的领导者拥有很大的权力，强调有效地控制下属，努力完成各项工作，因而这种管理为"独裁的、重任务型的管理"。

3）（1，9）型方式：表示对人极为关心，也就是关心工作人员的需求是否获得满足，重视搞好关系和强调下级对自己的感情，但忽略工作的效果，因而这种管理被称为"乡村俱乐部型的管理"。

4）（5，5）型方式：表示既对生产关心，也对人关心，兼而顾之，程度适中，强调适可而止。采取这种管理方式的领导既对工作的质量和数量有一定要求，又强调通过引导和激励使下属完成任务。但是这种领导往往缺乏进取心，乐意维持现状，因而这种管理被称为"中庸之道型管理"。

5）（9，9）型方式：表示对生产和对人都极为关心。采取这种领导方式的领导者能使组织的目标与个人的需求最有效地结合起来，高度重视组织的各项工作，能通过沟通和激励群体合作使下属人员共同参与管理，使工作成为组织成员自觉自愿的行动，从而获得较高的工作效率，因而这种管理被称为"战斗集体型管理"。这种管理方式充分显示在管理过程中，使组织更有效、更协调地实现既定目标，也就是说，充分调动组织成员的积极性，把个人与组织目标结合起来，形成人人为组织目标的实现而努力的生动活泼的局面。这种管理方式的关键在于如何协调个人与组织的目标。

应该指出，上述五种典型也仅仅是理论上的描述，都是一种极端的情况。在实际生活中，很难出现纯之又纯的典型领导方式。

（七）雷定的三维构面理论

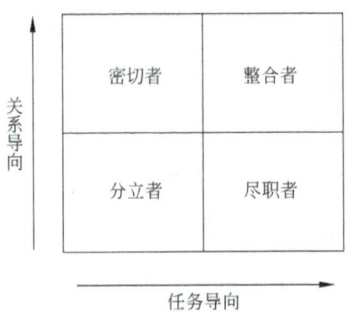

图5-3　四种基本领导方式

由二维构面理论，进而到三维构面理论，是美国管理学家雷定的贡献。他所利用的三维构面是：

（1）任务导向。

（2）关系导向。

（3）领导效能。

如前所述，管理方格图理论中对人的关心和对生产（工作）的关心构面相似，雷定把领导方式简要地分为四种基本领导方式，如图5-3所示。

（1）密切者是指这种领导者重视人际关系，但不重视工作任务，只要能使群体和睦相处、关系融洽，时间和效率均属次要。

（2）分立者是指这种领导者既不重视工作，也不重视人际关系，下属人员似乎各不相干，一切照规定行事，不考虑个人差异和创新。

（3）尽职者是指这种领导者一心只想完成任务，铁面无私，公事公办。

（4）整合者是指这种领导者兼顾群体需求及任务完成，通过群体合作实现目标，故属于整合性质。

雷定的理论特点在于第三构面——领导效能。雷定不认为上述四种领导方式中有哪一种最具效能，而是每一种方式都可能发生效能，也都可能缺乏效能，因而他认为效能是另一种单独的构面。为此，雷定分别给每一种方式两个名称，一个代表有效的领导方式，另一个代表无效的领导方式。

雷定认为，一种领导方式有效或无效，取决于当时所处的环境，用得好，便是有效的领导方式，用得不对时便无效。这就包含了环境因素对领导方式和领导效能的影响。

三、情境领导理论

组织行为学家保罗·赫塞和管理学家肯尼斯·布兰查德在20世纪60年代提出了情境领导理论。该理论认为，领导者的行为要与被领导者的准备度相适应才能取得有效的领导效果。

情境领导理论认为：

(1) 领导的效能取决于下属（或雇员）接纳领导者的程度。无论领导者的领导风格如何、领导行为如何，其效果最终是由下属的现实行为决定的。

(2) 领导者所处的情境是随着下属的工作能力和意愿水平而变化的。下属的技能、能力与意愿水平是非均质的、多样化的，下属不愿意工作，往往是因为他们缺乏必要的技能和能力，或缺乏自信心和安全感。

(3) 领导者应对下属的特征给予更多的关注和重视，根据下属的具体特征确定适宜的领导风格。例如，针对能力不足或缺乏自信心的下属与技术熟练、工作能力强且充满自信心的下属采取不同的领导风格。

因此，这一理论是一个重视下属的权变理论。

（一）成熟度

1. 成熟度的定义

成熟度是对下属特征的一个度量。赫塞和布兰查德将其定义为：个体对自己的直接行为负责的能力和意愿。它包括两个要素。

(1) 工作成熟度，包括一个人的知识和技能。工作成熟度高的下属受过良好的教育和培训，拥有足够的知识和能力，经验丰富，能够不需要他人指导而独立完成工作任务。

(2) 心理成熟度，指一个人做某事的意愿和动机。心理成熟度高的下属自信心强，工作积极主动。他们不需要太多的外部激励，而主要靠内部动机的激励。

2. 成熟度的四个阶段

下属的发展阶段要从两方面来看：

工作能力——在从事某一特定目标或任务时，下属所展现的相关知识和技能。

工作意愿——针对特定目标或任务时，下属的积极性与信心。

赫塞和布兰查德将下属的成熟度划分为由低到高的四种类型（或阶段）。

第一阶段为 R_1 "没能力、没意愿并不安"的阶段：下属缺乏执行某项任务的技能和能力，不能胜任工作，而且，他们又不情愿去执行任务，缺乏自信心和积极性。

第二阶段为 R_2 "没能力、有意愿或自信"的阶段：下属目前还缺乏完成工作任务所需的技能和能力，但他们愿意执行必要的工作任务，具有积极性。

第三阶段为 R_3 "有能力、没意愿或不安"的阶段：下属有较高的工作技能和较强的工作能力，但他们却不愿意干领导希望他们做的工作。

第四阶段为 R_4 "有能力、有意愿并自信"的阶段：下属既有能力又有很高的工作意愿。

这四个连续的阶段实际上反映了一个雇员从不成熟到成熟的成长过程。当一个人刚刚接手一项陌生的工作时，出现第一种情况是很普遍的：他往往感觉自己处于一种无所适从的状态，处于一种消极被动的尴尬地位。当他对工作的性质和基本内容获得比较全面的了解之后，接着就会产生一种很快适应和胜任工作的愿望——在这个阶段，他虽然还缺乏必要的能力，但会积极主动地去提高自己。在第三个阶段，一个人在长期的工作中获得了能力与经验，因此也拥有了一定的资本。这时，他可能会提出一些有利于自己职业发展的要求，寻求广泛的参与机会，试图在参与中体现自己的价值并得到组织或上级的肯定。如果这些愿望得不到满足，他会深深陷入一种挫折感之中。当然，如果这些愿望得到满足，他会更加努力和主动地工作。不过，这时他可能产生更高的要求（按马斯洛的需求层次理论，这属于一种自我实现的需求），试图控制局面，并获得独立决策和行动的机会。

（二）情境领导的四种类型

领导行为的两个维度与菲德勒的分析方法基本相同。在分析领导风格时赫塞和布兰查德也从两个维度来进行考察：指导性行为和支持性行为。

指导性行为——向下属说明或示范要"做什么""何时做""如何做"，并且经常对工作成果提供反馈。

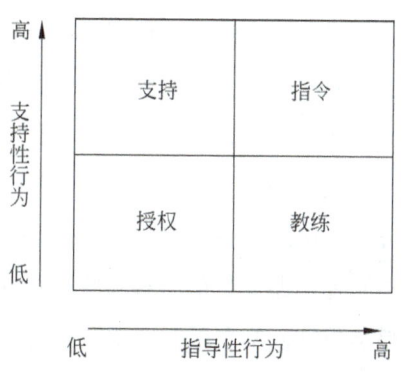

图5-4 情境领导的四种类型

支持性行为——赞扬、倾听、鼓励,以及让下属参与决策的制定。

不同的是,赫塞和布兰查德认为,每一维度可以有高低之分,并可以组合成四种具体的领导风格。

与员工的发展阶段相对应的是四种不同的领导类型(图5-4)。

第一种为教练型领导,向员工解释工作内容和工作方法,同时继续指导员工去完成任务。

第二种为指令型领导,对员工的角色和目标给予详尽的指导,并密切监督员工的工作成效,以便对工作成果给予反馈。

第三种为支持型领导,领导者和员工共同面对问题,制订解决方案,并给予鼓励和支持。

第四种为授权型领导,提供适当的资源,完全相信员工的能力,将工作任务交由员工全权负责、独立作业。

将员工的工作状态和领导类型两相对照,就是一个完整的情境领导模式了。四种领导形态没有优劣之分,一切依情境而定,唯有领导者的领导形态能与员工的发展阶段相配合之时,领导才能够有效。

使用情境领导模式可以帮助管理者理解领导与管理的差异,根据四种领导类型进行自我诊断,改变"一刀切"的传统管理模式,形成员工差异化管理意识。

(三)情境领导模型的灵活应用

任何模型都会简化现实世界,正如歌德的名言:理论是灰色的,生活之树长青。情境领导模型也是如此,它把影响领导行为有效性的因素简化为三个:一是员工的准备度,二是领导人的工作行为,三是领导人的关系行为。但事情往往没有这么简单。准确使用情境领导模型,需要注意几个有待灵活掌握并深入理解的问题。

首先是领导的有效性问题。领导的有效性取决于领导者、被领导者、组织、工作要求及时间限制等因素,尤其是这些因素之间的相互作用构成了错综复杂的领导活动情境。每一种因素都是至关重要且相互影响的,每一种因素都是变量而不是常量。但是,领导者不可能控制组织内的所有因素。赫塞和布兰查德认为,众多因素中肯定有一种因素在起决定作用,这就是领导者与被领导者之间的关系。赫塞给领导下的定义是:领导是为影响个人或团体行为而做出的任何努力。按照这一定义,领导力即影响力,如果领导者不能产生影响,被领导者不打算服从领导者,那么其他因素就变得没有意义了。所以,领导的有效性主要是通过对被领导者的影响程度来实现的。在这种思路下,赫塞和布兰查德简化了对领导活动的分析框架,使领导情境单一化并程式化,这样就抓住了有效性问题的核心。但是,有一利必定有一弊。有效的领导者好比是高明的摄影师,而简化的情境领导模型却好像是易于操作的傻瓜照相机,二者的不和谐是显而易见的。所以,情境领导模型更适用于理论功底不足的领导者。

知识拓展

> 当今领导,集中到一点,就是他有能力使他的下属信服而不是简单地控制他们。
>
> ——亨利·艾利斯

情境领导模型提供了一种帮助领导者确定恰当领导方式的方法,但是并不能取得一劳永逸的效果。即使把领导情境简化为单一的员工准备度,员工本身也处于不断变化之中。领导者应该对员工的潜力有积极的假设,并帮助他们成长,而且随着员工准备度的改变,领导风格也应该随之改变。对此,赫塞和布兰查德在后续研究中进行了一定的修正。他们提出,领导者应通过对工作行为和关系行为的微调,来推动员工准备度的提升。对处于R_1、R_2准备度水平的员工,领导者要通过两个步骤来促使他们成长和发展。第一步是随着下属技能的提高,适量减少对他们的指示或监督,然后观察他们的情况,如果他们的表现达到了领导者的预期,第二步就要增加关系行为的数量。这两个步骤不能颠倒,必须确定领导者的工作行为减少后,员工对此反应良好,才能进一步增加关系行为。在这里,领导者的关系行为可以看作一种对员工成长的奖励,奖励当然要在有令人满意的表现之后才给予。对处于R_3、R_4准备度水平的员工,领导行为微调的方向不同。人们随着不断的成长,需求会发生变化,当然就需要不同的激励方法。对低准备度水平的员工来说,增加关系行为是一种奖励;而对于高准备度水平的员工来说,给他们独立承担责任的信任才是奖励。如果领导者对高准备度的员工强化关系行为,反而有可能被认为是对其不放心。所以,促进高准备度水平员工的方法也分两步,第一步是适量减少领导者的工作行为,第二步则是根据员工表现来减少领导者的关系行为。在这里,高准备度员工同低准备度员工的需求恰恰相反,关系行为的减少可视为一种奖励。

情境领导模型在实际运用中,不但要考虑到员工水平的提升,还要考虑到员工水平的下降。如果员工的准备度下滑,那么,领导行为就得按照上述微调过程逆向调整。这种细小的风格改变能使领导者更容易让员工接受,并且促使他们终止下滑,回到原有水平。如果缺乏这种及时干预的微调,就有可能使问题积累到严重程度,迫使领导者不得不大幅度改变行为。在实践中,不乏迫于情势压力,领导风格从授权式猛然下滑到指令式的情况,即从不闻不问转变到事必躬亲。领导行为的剧烈改变往往会使员工难以接受,影响领导效果。

（四）情境领导理论的意义和局限

1. 情境领导理论的意义

情境领导理论对于组织管理的实际意义在于以下几点。

（1）它要求主管要同时扮演管理者与领导者的两种角色，而且主管首先是一个领导者，其次才是管理者。

（2）传统人力资源理论认为，一个员工要么胜任工作，要么不胜任工作。然而情境领导模型摈弃了这种"非此即彼"的二元认识论的陈旧思维模式。情境领导理论将一个员工在工作中的表现分为四种可能性（即四种准备度）。

（3）针对员工的准备度的波动，主管作为领导者可以使用四种领导风格来影响被领导者。这就为各级主管如何有效辅导员工、如何有效激励员工、如何建设团队提供了操作性极强的解决方案。

（4）情境领导理论指出，领导力就是执行力，这就为困扰中国事业单位和中国企业多年的执行力问题提供了根本性的解决之道。

著名管理学家肯尼斯·布兰查德博士说："没有最好的领导形态，只有最适当的领导形态。"情境领导理论被誉为21世纪的重大领导理论之一。有别于传统的领导特质理论，情境领导理论不只重视领导者行为能力的修炼，还特别强调领导要因人而异，因材施教。情境领导的三大技巧是：诊断、弹性与约定领导形态。诊断是评估下属在发展阶段的需求；弹性是能轻松自在地使用不同的领导形态；约定领导形态是与下属建立伙伴关系，与下属商议他所需要的领导形态。情境领导能改善领导者与下属间的沟通，培养默契，并使领导者能够了解下属的发展需求，给予必要的协助。就个人角度而言，影响人员绩效的因素有能力问题与意愿问题，一种是不会做，一种是不愿做，也有交错变化的不同发展状况。情境领导提出领导者除了要正确诊断、掌握下属的发展阶段外，也要学习采取正确的领导行为，包括处理能力问题的命令行为及处理意愿问题的支持行为，这是领导者最重要的两项领导行为，运用得宜谓之弹性。

2. 情境领导理论的局限

赫塞曾经强调，情境领导并不是一种理论，而是一种模型。所以，管理学家斯蒂芬·罗宾斯曾指出，情境领导模型具有一种直觉上的感染力，它强调下属的重要性，主张领导人可以在一定程度上弥补下属能力和动机方面的缺陷，这是具有逻辑基础的。然而，这个模型有着内在的模糊性和不一致性，所以，尽管该模型在直觉上具有亲和力，而且能够流行于广大实际工作者中，但其效果却不见得可靠。20世纪90年代后期，美国关岛大学的弗尔南德斯和圣母大学的韦奇奥、伊利诺伊大学的格里夫，分别以《情境领导理论的再认识》(*Situational Leadership Theory Revisited：A Test of an Across-Jobs Perspective*)，《情境领导理论的发展：批判性回顾》（*Evolution of Situational Leadership Theory： A Critical Review*）为标题，对情境领导理论进行了质疑和批评。

（费贤芹）

任务三　激励理论

任务目标

1. 叙述激励的含义。
2. 了解激励过程和激励模式。
3. 掌握需要层次理论和双因素理论并能够具体运用，明确激励机制在管理工作中的重要性。

一、激励概述

（一）激励的概念

激励指持续地激发人的动机和内在动力，使其心理过程始终保持在激奋的状态中，鼓励其朝着所期望的目标采取行动的心理过程。

激励这个概念用于管理，是指激发员工的工作动机，也就是说用各种有效的方法去调动员工的积极性和创造性，使员工努力去完成组织的任务，实现组织的目标。

有效的激励会点燃员工的激情，促使他们产生更加强烈的工作动机，让他们产生超越自我和他人的欲望，并将潜在的巨大的内驱力释放出来，为组织的远景目标奉献自己的热情。

激励的定义包含以下几方面的内容。

（1）激励的出发点是满足组织成员的各种需要，即通过系统地设计适当的外部奖酬形式和工作环境来满足员工的外在性需要和内在性需要。

（2）科学的激励工作需要奖励和惩罚并举，既要对员工表现出来的符合组织期望的行为进行奖励，又要对不符合组织期望的行为进行惩罚。

（3）激励贯穿于员工工作的全过程，包括对员工个人需要的了解、个性的把握、行为过程的控制和行为结果的评价等。因此，激励工作需要耐心。赫茨伯格说："如何激励员工：锲而不舍。"

（4）信息沟通贯穿于激励工作的始末，从对激励制度的宣传、对员工个人的了解，到对员工行为过程的控制和对员工行为结果的评价等，都依赖于一定的信息沟通。组织中信息沟通是否通畅，是否及时、准确、全面，直接影响着激励制度的运用效果和激励工作的成本。

（5）激励的最终目的是在实现组织预期目标的同时，也能让组织成员实现其个人目标，即达到组织目标和员工个人目标在客观上的统一。

（二）激励的基本原则

1. 目标结合原则

在激励机制中，设置目标是一个关键环节。目标的设置必须同时体现组织目标和员工需要的要求。

2. 物质激励和精神激励相结合的原则

物质激励是基础，精神激励是根本，在两者结合的基础上逐步过渡到以精神激励为主。

3. 引导性原则

激励措施只有转化为被激励者的自觉意愿，才能取得激励效果，因此，引导性原则是激励过程的内在要求。

4. 合理性原则

激励的合理性原则包括两层含义：其一，激励的措施要适度，要根据所实现目标本身的价值大小确定适当的激励量；其二，奖惩要公平。

5. 明确性原则

激励的明确性原则包括三层含义：其一，明确，即了解激励的目的是需要做什么和必须怎么做；其二，公开，特别是分配奖金等大量员工关注的问题时，这一点更为重要；其三，直观，即实施物质奖励和精神奖励时都需要直观地表达它们的指标，总结奖励和惩罚的方式，因为直观性与激励影响的心理效应成正比。

6. 时效性原则

要把握激励的时机，"雪中送炭"和"雨后送伞"的效果是不一样的。激励越及时，越有利于将人们的激情推向高潮，使其创造力连续有效地发挥出来。

7. 正激励与负激励相结合的原则

所谓正激励,就是对员工符合组织目标的期望行为进行奖励。所谓负激励,就是对员工违背组织目标的非期望行为进行惩罚。正负激励都是必要而有效的,不仅作用于当事人,而且会间接地影响周围其他人。

8. 按需激励原则

激励的起点是满足员工的需要,但员工的需要因人而异、因时而异,并且只有满足最迫切需要(主导需要)的措施,其效价才高,其激励强度才大。因此,领导者必须深入地进行调查研究,不断了解员工需要层次和需要结构的变化趋势,有针对性地采取激励措施,才能收到实效。

(三) 激励的类型

不同的激励类型对行为过程会产生不同程度的影响,所以激励类型的选择是做好激励工作的一项先决条件。

1. 物质激励与精神激励

虽然物质激励与精神激励的目标是一致的,但是它们的作用对象却是不同的。前者作用于人的生理方面,是对人物质需要的满足;后者作用于人的心理方面,是对人精神需要的满足。随着人们物质生活水平的不断提高,人们对精神与情感的需求越来越迫切,比如期望得到爱、得到尊重、得到认可、得到赞美、得到理解等。

2. 正激励与负激励

所谓正激励,就是当一个人的行为符合组织的需要时,通过奖赏的方式来鼓励这种行为,以达到保持和发扬这种行为的目的。所谓负激励,就是当一个人的行为不符合组织的需要时,通过制裁的方式来抑制这种行为,以达到减少或消除这种行为的目的。

正激励与负激励作为激励的两种不同类型,目的都是要对人的行为进行强化,不同之处在于二者的取向相反。正激励起正强化的作用,是对行为的肯定;负激励起负强化的作用,是对行为的否定。

3. 内激励与外激励

所谓内激励,是指由内酬引发的、源自于工作人员内心的激励;所谓外激励,是指由外酬引发的、与工作任务本身无直接关系的激励。

内酬是指工作任务本身的刺激,即在工作进行过程中所获得的满足感,它与工作任务是同步的。追求成长、锻炼自己、获得认可、自我实现、乐在其中等内酬所引发的内激励,会产生持久性的作用。

外酬是指工作任务完成之后或在工作场所以外所获得的满足感,它与工作任务不是同步的。如果一项又脏又累、谁都不愿干的工作有一个人干了,那可能是因为完成这项任务将会得到一定的外酬——奖金及其他额外补贴，一旦外酬消失，他的积极性可能就不存在了。所以，由外酬引发的外激励是难以持久的。

（四）激励的过程

激励的目标是使组织中的成员充分发挥出其潜在的能力。激励是"需要→动机→行为→需要满足"的一个连锁过程（图5-5）。

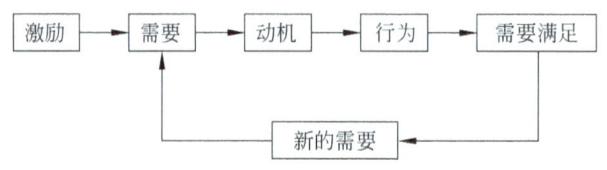

图5-5　激励的过程

一个人从有需要到产生动机是一个"心理过程"，比如当一个下属做了一件自认为十分漂亮的事情后，渴望得到上司或同事的赞赏、认可和肯定，这就是他渴望被上司激励的心理"动机"。这时，如果上司及时而得体地用表扬"激励"了他，他在今后的工作中会更卖力，甚至做得更好，这就使他产生了努力工作的"行为"，而这种行为肯定会产生好的"结果"，最后取得下属和上司都"满意"的成效。

（五）激励的机制

激励的机制就是在激励中起关键性作用的一些因素，由时机、频率、程度、方向等因素组成。它的功能集中表现在对激励的效果有直接和显著的影响，所以认识和了解激励的机制对搞好激励工作是大有益处的。

1. 激励时机

激励时机是激励机制的一个重要因素。激励在不同时间进行，其作用与效果是有很大差别的。打个比方，厨师炒菜时，不同的时间放入调味料，菜的味道和质量是不一样的。超前激励可能会使下属感到无足轻重，迟到的激励可能会让下属觉得画蛇添足，二者均失去了激励应有的意义。

激励如同发酵剂，何时该用、何时不该用，都要根据具体情况进行具体分析。根据时间上快慢的差异，激励时机可分为及时激励与延时激励；根据时间间隔是否规律，激励时机可分为规则激励与不规则激励；根据工作的周期，激励时机又可分为期前激励、期中激励和期末激励。激励时机既然存在多种形式，就不能机械地强调一种而忽视其他，而应该根据多种客观条件灵活选择，更多的时候还要加以综合运用。

2. 激励频率

所谓激励频率，是指在一定时间里进行激励的次数，它一般是以一个工作周期为时间单位的。激励频率的高低是由一个工作周期里激励次数的多少决定的，激励频率与激励效果之间并不完全是简单的正相关关系。

激励频率的选择受多种客观因素的制约，这些客观因素包括工作的内容和性质、任务目标的明确程度、激励对象的素质情况、劳动条件和人事环境等等，一般来说有下列几种情形。

（1）对于工作复杂性强、比较难以完成的任务，激励频率应当高；对于工作比较简单、容易完成的任务，激励频率就应该低。

（2）对于任务目标不明确、较长时间才可见成果的工作，激励频率应该低；对于任务目标明确、短期可见成果的工作，激励频率应该高。

（3）对于各方面素质较差的工作人员，激励频率应该高；对于各方面素质较好的工作人员，激励频率应该低。

（4）在工作条件和环境较差的部门，激励频率应该高；在工作条件和环境较好的部门，激励频率应该低。

当然，上述几种情况并不是绝对的划分，通常情况下应该有机地联系起来，因人、因事、因地制宜地确定恰当的激励频率。

3. 激励程度

所谓激励程度，是指激励量的大小，即奖赏或惩罚标准的高低。它是激励机制的重要因素之一，与激励效果有着极为密切的联系。能否恰当地掌握激励程度，直接影响激励作用的发挥。超量激励和欠量激励不但起不到激励的真正作用，有时甚至会起反作用。比如，过分优厚的奖赏会使人感到得来全不费工夫，丧失了发挥潜力的积极性；过分苛刻的惩罚可能会导致人产生"破罐破摔"心理，挫伤下属改善工作的信心；过于吝啬的奖赏会使人感到得不偿失，多干不如少干；过于轻微的惩罚可能导致人产生"无所谓"心理，使人不但不改掉毛病，反而会变本加厉。

所以从量上把握激励，一定要做到恰如其分，激励程度不能过高也不能过低。激励程度并不是越高越好，超出了一定限度，就无激励作用可言了，正所谓"过犹不及"。

4. 激励方向

所谓激励方向，是指激励的针对性，即针对什么样的内容来实施激励，它对激励效果也有显著影响。马斯洛的需要层次理论有力地表明，激励方向的选择与激励作用的发挥有着非常密切的关系。当某一层次的优势需要基本上得到满足时，应该调整激励方向，将其转移到满足更高层次的优先需要上来，这样才能更有效地达到激励的目的。比如对一个具有强烈自我表现欲望的员工来说，如果要对他所取得的成绩予以奖励，奖给他奖金和实物不如为他创造一次能充分表现自己才能的机会，使他从中得到更大的鼓励。还有一点需要指出的是，激励方向的选择是以优先需要的发现为前提条件的，所以及时发现下属的优先需要是领导者正确实施激励的关键。

> **知识拓展**
>
> 美国和日本企业在激励管理方面已有很长的历史，积累了许多成功经验和做法，体现出了它们的特点和优势，这些经验和做法对我国企业管理具有如下借鉴价值。
> (1) 必须十分重视激励在人力资源开发中调动员工积极性的功能和作用。
> (2) 必须十分重视运用激励手段对企业吸纳人才和发挥人才的特殊作用。
> (3) 必须健全激励和约束相结合的机制，充分发挥经营管理者的重要作用。

（六）激励的作用

对一个组织来说，科学的激励制度至少具有以下几个方面的作用。

1. 吸引优秀的人才到组织中来

发达国家的许多组织，特别是那些竞争力强、实力雄厚的组织，通过各种优惠政策、丰厚的福利待遇、快捷的晋升途径来吸引组织需要的人才。

2. 开发员工的潜在能力，促使在职员工充分发挥其才能和智慧

美国哈佛大学的威廉·詹姆斯教授在对员工激励的研究中发现，按时计酬的分配制度仅能让员工发挥20%～30%的能力，如果受到充分激励的话，员工的能力可以发挥出80%～90%，两种情况之间60%的差距就是有效激励的结果。管理学家的研究表明，员工的工作绩效是员工能力和受激励程度的函数，即绩效=f（能力×激励）。如果把激励制度对员工创造性、革新精神和主动提高自身素质的意愿的影响考虑进去的话，激励对工作绩效的影响就更大了。

3. 留住优秀人才

德鲁克认为，每一个组织都需要三个方面的绩效：直接的成果、价值的实现和未来的人力发展。缺少任何一方面的绩效，组织非垮不可。因此，每一位领导者都必须在这三个方面均有贡献。在三方面的贡献中，对"未来的人力发展"的贡献就是来自激励工作。

4. 造就良性的竞争环境

科学的激励制度包含一种竞争精神，它的运行能够创造出一种良性的竞争环境，进而形成良性的竞争机制。在具有竞争性的环境中，组织成员就会受到环境的压力，这种压力将转变为员工努力工作的动力。正如麦格雷戈所说："个人与个人之间的竞争，才是激励的主要来源之一。"在这里，员工工作的动力和积极性成了激励工作的间接结果。

二、激励理论概述

在经济发展的过程中，劳动分工与交易的出现带来了激励问题。激励理论是行为科学中用于处理需要、动机、目标和行为四者之间关系的核心理论。行为科学认为，人的动机来自需要，由需要确定人们的行为目标，激励则作用于人的内心活动，激发、驱动和强化人的行为。激励理论是业绩评价理论的重要依据，它说明了为什么业绩评价能够促进组织业绩的提高，以及什么样的业绩评价机制才能够促进业绩的提高。

激励理论的基本思路是针对人的需要来采取相应的管理措施，以激发动机、鼓励行为、形成动力，因为人的工作绩效不仅取决于能力，还取决于受激励的程度。它们之间的关系通常用数学公式表示：工作绩效=f（能力×激励）。因此，行为科学中的激励理论和人的需要理论是紧密结合在一起的。

（一）激励的内容理论

1. 需要层次理论

著名心理学家马斯洛把人的需要由低到高分为五个层次，即：生理需要、安全需要、社交或情感需要、尊重需要、自我实现需要（图5-6），并认为人的需要有轻重之分，在特定时刻，人的一切需要如果都未得到满足，那么满足最主要的需要就比满足其他需要更追切，只有排在前面的那些属于低级的需要得到满足，才能产生更高一级的需要。

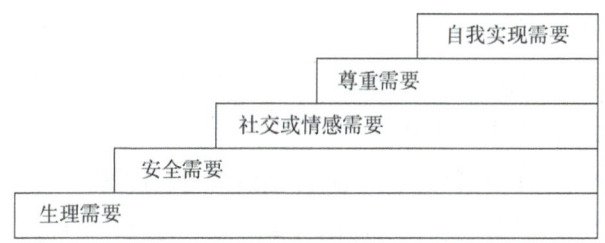

图5-6 马斯洛的需要层次理论

当一种需要得到满足后，另一种更高层次的需要就会占据主导地位。从激励的角度看，没有一种需要会得到完全满足，但只要其得到部分满足，个体就会转向追求其他方面的需要了。按照马斯洛的观点，如果希望激励某人，就必须了解此人所处的需要层次，然后着重满足这一层次或在此层次之上的需要。比如一个饥肠辘辘的人，他更渴望你给他几个馒头或面包,而不是赞赏他长得英俊潇洒或出类拔萃。

> **知识拓展**
>
> 亚伯拉罕·马斯洛是美国著名的社会心理学家,第三代心理学的开创者,提出了融合精神分析心理学和行为主义心理学的人本主义心理学,融合了其美学思想。他的主要成就包括提出了人本主义心理学,提出了马斯洛需要层次理论,代表作品有《动机与人格》《存在心理学探索》《人性能达到的境界》等。

2. 双因素理论

激励因素—保健因素理论是美国的行为科学家弗雷德里克·赫茨伯格提出来的,又称双因素理论,双因素理论是他最主要的成就。

20世纪50年代末期,赫茨伯格和他的助手在美国匹兹堡地区对200名工程师、会计师进行了调查访问。结果他发现,使职工感到满意的都是工作本身或工作内容方面的;使职工感到不满的,都是工作环境或工作关系方面的。他把前者叫作激励因素,后者叫作保健因素。

保健因素包括公司政策、管理措施、监督、人际关系、物质工作条件、工资、福利等。当这些因素恶化到人们认为可以接受的水平以下时,人们就会对工作产生不满。但是,当人们认为这些因素很好时,也只是消除了不满,并不会产生积极的态度,这就形成了某种既不是满意又不是不满意的中性状态。

那些能带来积极态度、满意和激励作用的因素就叫作激励因素,这是那些能满足个人自我实现需要的因素,包括:成就、赏识、挑战性的工作、增加的工作责任,以及成长和发展的机会。如果这些因素具备了,就能对人们产生更大的激励。从这个意义出发,赫茨伯格认为传统的激励假设,如工资刺激、人际关系的改善、提供良好的工作条件等,都不会产生更大的激励;它们能消除不满意,防止产生问题,但这些传统的激励因素即使达到最佳程度,也不会产生更大的激励。

赫茨伯格研究发现,管理者应该认识到保健因素是必需的,不过它一旦使不满意中和以后,就不能产生更积极的效果,只有激励因素才能使人们有更好的工作成绩。

双因素理论告诉我们,满足各种需要所引起的激励深度和效果是不一样的。物质需求的满足是必要的,没有它会导致不满,但是即使获得满足,它的作用也往往是很有限的、不能持久的。要调动人的积极性,不仅要注意物质利益和工作条件等外部因素,更重要的是要注意工作的安排、量才使用、个人成长与能力提升等,注意对人进行精神鼓励,给予表扬和认可,注意给人以成长、发展、晋升的机会。随着人们物质"小康"问题的解决,人们对精神"小康"的需求也越来越迫切。

（二）激励的过程理论

1. 公平理论

公平理论又称社会比较理论，由美国心理学家约翰·斯塔希·亚当斯于1965年提出。该理论是研究人的动机和知觉关系的一种激励理论，认为员工的受激励程度来源于其对自己和参照对象的报酬和投入的比例的主观比较。

公平理论的基本观点是：当一个人做出了成绩并取得了报酬以后，他不仅关心自己所得报酬的绝对量，而且关心自己所得报酬的相对量。因此，他要进行种种比较来确定自己所获报酬是否合理，比较的结果将直接影响其今后的工作积极性。比较有两种，一种比较称为横向比较，一种比较称为纵向比较。

（1）横向比较。所谓横向比较，即一个人要将自己获得的报酬（包括金钱、工作安排，以及获得的赏识等）与自己的投入（包括教育程度、所作努力、用于工作的时间、精力和其他无形损耗等）的比值与组织内其他人做社会比较，只有相等时他才认为公平，如下式所示：

$$OP/IP=OC/IC$$

其中，OP表示自己对所获报酬的感觉，OC表示自己对他人所获报酬的感觉，IP表示自己对个人所做投入的感觉，IC表示自己对他人所做投入的感觉。

当上式为不等式时，可能出现以下两种情况。

一是前者小于后者。他可能要求增加自己的收入或降低自己今后的努力程度，以便使左方增大，左右趋于相等；第二种办法是他可能要求组织减少比较对象的收入或让其今后提高努力程度，以便使右方减少，左右趋于相等。此外，他还可能另外找人作为比较对象，以便达到心理上的平衡。

二是前者大于后者。他可能要求减少自己的报酬或在开始时自动多做些工作，久而久之他会重新估计自己的技术和工作情况，终于觉得他确实应当得到那么高的待遇，于是产量便又会回到过去的水平了。

（2）纵向比较。所谓纵向比较，即把自己目前投入的努力与目前所获得报酬的比值，同自己过去投入的努力与过去所获报酬的比值进行比较，只有相等时他才认为公平，如下式所示：

$$OP/IP=OH/IH$$

其中，OH表示自己对过去所获报酬的感觉，IH表示自己对过去投入的感觉。当上式为不等式时，人也会有不公平的感觉，这可能导致其工作积极性下降。调查和实验结果表明，不公平感绝大多数是由于经过比较认为自己目前的报酬过低而产生的，但在少数情况下也会由于经过比较认为自己的报酬过高而产生。

2. 期望理论

美国心理学家弗鲁姆于1964年提出了期望理论。该理论认为，激发的力量来自效价与期望值的乘积，即：激励的效用=期望值×效价。

就是说，推动人们去实现目标的力量，是两个变量的乘积，如果其中有一个变量为零，激励的效用就等于零。效价是组织和团队的目标达到后对个人有什么好处或价值，以及其对价值大小的主观估计。期望值是达到企业目标的可能性的大小，以及企业目标达到后对兑现个人要求可能性大小的主观估计。这两种估计在实践过程中会不断修正和变化，发生所谓"感情调整"。比如，我认为我有能力完成这项任务，完成任务后我估计领导肯定会兑现他给我晋升工资的诺言，而增加工资正是我的最大期望，所以，我工作的积极性肯定很高；反之，任何一个变量发生变化，就会影响到工作的积极性。管理者的任务就是要使这种调整有利于达到最大的激发力量，因此，期望理论是过程型激励理论。

（三）激励的强化理论

激励的强化理论指对强化的作用机理、强化物的分类与组合、强化的过程进行分析，以及对强化的操作进行技术性设计等，形成了系统的学说，其中的正强化优先观点在现实管理中得到了广泛应用。用强化理论塑造新型人类社会的设想，不仅在学界，而且在民众中产生了巨大的反响，其社会影响远远超出了学术范围。

强化理论是美国的心理学家和行为科学家斯金纳、赫西、布兰查德等人提出的一种理论。

斯金纳提出了一种操作条件反射理论，认为人或动物为了达到某种目的，会采取一定的行为作用于环境。当这种行为的后果对其有利时，这种行为就会在以后重复出现；不利时，这种行为就减弱或消失。人们可以用这种正强化或负强化的办法来影响行为的后果，从而修正其行为，这就是强化理论，也叫作行为修正理论。

斯金纳所倡导的强化理论是以学习的强化原则为基础的关于理解和修正人的行为的一种学说。所谓强化，从其最基本的形式来讲，指的是对一种行为的肯定或否定的后果（报酬或惩罚），它至少在一定程度上会决定这种行为在今后是否会重复发生。根据强化的性质和目的可把强化分为正强化和负强化。在管理上，正强化就是奖励那些组织上需要的行为，从而加强这种行为；负强化是指为了使某种行为不断重复，减少或消除施于其身的某种不愉快的刺激。负强化的方法包括批评、处分、降级等，有时不给予奖励或少给奖励也是一种负强化。正强化的方法包括奖金、对成绩的认可、表扬、改善工作条件和人际关系、提升、安排承担具有挑战性的工作、给予学习和成长的机会等。

开始，斯金纳也只将强化理论用于训练动物，如训练军犬和马戏团的动物。以后，斯金纳又将强化理论进一步发展，并用于人的学习上，发明了斯金纳程序教学法和教学机。

他强调在学习中应遵循小步子和及时反馈的原则，将大问题分成许多小问题，循序渐进。他还将编好的教学程序放在机器里对人进行教学，收到了很好的效果。

> **知识拓展**
>
> 斯金纳生于1904年，于1931年获得哈佛大学的心理学博士学位，并于1947年回到哈佛大学任教，直到退休。1968年斯金纳获得美国国家科学奖章，是第二个获得这一奖章的心理学家。他在心理学的学术观点上属于极端的行为主义者，其目标在于预测和控制人的行为，而不去推测人的内部心理过程和状态。

斯金纳的强化理论和弗隆的期望理论都强调行为同其后果之间关系的重要性，但弗隆的期望理论较多地涉及主观判断等内部心理过程，而强化理论只讨论刺激和行为的关系。

1. 激励强化理论的分类

强化作用离不开强化物。所谓强化物不一定是实物，也可以是行为、表情等。只要在某种行为之后，这种行为本身或者由它带来的后果可以刺激该行为的再次出现，它就属于强化物。强化物在塑造人们的行为上有着极大作用。

一般来说，强化有两种：正强化和负强化。通过某种强化物，能使管理者期望的行为发生概率增大，行为者受到这种强化物的激励，其积极性会得到提高，这就是正强化。反过来，通过某种强化物，能使管理者期望的行为发生概率降低，行为者受到这种强化物的激励，其积极性会消退甚至丧失，这就是负强化。

由此出发，斯金纳把强化物分为两种：正强化物和负强化物。

（1）正强化物。对正强化物的效用可以从两个层面来理解。一个层面是某一行为如果会给行为者带来愉快和满足，如给予食物、金钱、赞誉和关爱等，行为者就会倾向于重复该行为；另一个层面是某一行为如果能减少和消除行为者的不快和厌恶，如减少噪声、严寒、酷热、电击和责骂等，行为者也会倾向于重复该行为。

（2）负强化物。与正强化物类似，对负强化物的效用照样可以从两个层面来理解：惩罚性强化物和消退性强化物。惩罚性强化物是指会给行为者带来不快的东西，能使行为者的行为倾向减弱；消退性强化物是指减少或取消令行为者愉快的东西，也能使行为者倾向于终止或避免重复该行为。

对正强化物与负强化物的区分不能想当然，而要以其效果确定。比如，限制一个孩子获得某种玩具的欲望，其效果很可能是极大地激发了这个孩子获得这种玩具的欲望。现实中某些东西，越禁止反而越流行，实际上这种禁止就起着正强化作用。而不恰当地对某种行为进行言过其实的赞扬，很有可能引起人的反感而致使其削弱这种行为，这种赞扬起的就是负强化作用。有时候官方树立的先进模范反而收不到正面效果，就是这种原因。一个下属过于明显地逢迎上司，有可能会引起这个上司的反感。这些现象都是值得激励研究者注意的。

更有意思的是，有些表面上截然相反的强化物，其强化作用却高度一致。如果对赌博进行强化分析，就不难发现，不论是输是赢，都会起到强烈的正强化作用。赢了，会刺激赌徒继续；输了，还会刺激赌徒继续。所以，单靠赌博本身的输赢，很难消除赌博行为。企业经营中，有些人偏爱投机方式，其中一个重要因素就是投机方式不论后果是成功还是失败，都会产生类似赌博的正强化效应。

从强化物效用的大小和重要程度来讲，还可以进一步将强化物划分为初级强化物和条件强化物。初级强化物对有机体来说往往是无条件的，它能满足人和动物的基本生理需要，如食物、水、安全、温暖等。条件强化物需要通过初级强化物才能产生作用。任何一个中性刺激物，如果与初级强化物反复联合，就能使自身获得强化物性质。它是初级强化物的附属品。例如金钱，对儿童来说它不是强化物，但当儿童知道钱能换糖时，它就能对儿童的行为产生强化效果。在这个例子中，糖果就是初级强化物，而金钱则是条件强化物，金钱的强化作用是由于与糖果结合才获得的。管理者应该注意，初级强化物是最基本的，然而条件强化物是最常用的，二者的匹配和结合方式值得进行深入探讨。

2. 激励强化理论具体应用的行为原则

（1）经过强化的行为趋向于重复发生。所谓强化因素，就是会使某种行为在将来重复发生的可能性增加的任何一种"后果"。例如，当某种行为的后果是受人称赞时，就增加了这种行为重复发生的可能性。

（2）要依照强化对象的不同采取不同的强化措施。人们的年龄、性别、职业、学历、经历不同，需要就不同，强化方式也应不一样。如有的人更重视物质奖励，有的人更重视精神奖励，就应区分情况，采取不同的强化措施。

（3）小步子前进，分阶段设立目标，并对目标予以明确规定和表述。对于人的激励，首先要设立一个明确的、鼓舞人心而又切实可行的目标，只有目标明确而具体时，才能进行衡量和采取适当的强化措施。同时，还要将目标进行分解，分成许多小目标，实现每个小目标都及时给予强化，这样不仅有利于目标的实现，而且通过不断的激励可以增强信心。如果目标一次定得太高，会使人感到不易实现或者说能够实现的希望很小，这就很难充分调动人们为实现目标而做出努力的积极性。

（4）及时反馈。所谓及时反馈，就是通过某种形式和途径，及时将工作结果告诉行动者。要取得最好的激励效果，就应该在行为发生以后尽快采取适当的强化方法。一个人在实施了某种行为以后，即使是领导者表示"已注意到这种行为"这样简单的反馈，也能起到正强化的作用。

如果领导者对这种行为不予注意，这种行为重复发生的可能性就会降低以至消失。所以，必须利用及时反馈作为一种强化手段。强化理论并不是对职工进行操纵，而是使职工有一个最好的机会在各种明确规定的备选方案中进行选择。因而，强化理论已被广泛地应用在激励和对人的行为的改造上。

（5）正强化比负强化更有效。所以，在强化手段的运用上，应以正强化为主；同时，必要时也要对坏的行为给以惩罚，做到奖惩结合。

强化理论只讨论外部因素或环境刺激对行为的影响，忽略了人的内在因素和主观能动性对环境的反作用，具有机械论的色彩。但是，许多行为科学家认为，强化理论有助于对人们行为的理解和引导。因为，一种行为必然会有后果，而这些后果在一定程度上会决定这种行为在将来是否重复发生。那么，与其对这种行为和后果的关系采取一种碰运气的态度，就不如加以分析和控制，使大家都知道应该有什么后果最好。

案例评析

实践内容

王红是某医院外科一区的护士长，护理本科毕业生，工作5年后就应聘到外科一区担任护士长工作。刚当上护士长，王红工作很努力，也特别辛苦。每天她不是在帮助主班护士处理医嘱，就是帮助治疗护士静脉输液，或者是去修理病房掉下来的窗帘或是不好用的水龙头，有时这件事还没干完又急急忙忙地去做另一件事了，或是跟护士谈话就忘了自己准备做的事了。看着她忙碌的身影，病房的护士们却批评王红是一名不称职的护士长。

评析

王红是一名新上任的护士长，由一名护士升级为护士长，她的角色转变不到位，不清楚护士长的职责和任务是什么，还把自己当成一个没有具体职责的护士，见到事就去做，而不知道护士长作为一个基层管理者该如何进行护理质量控制和督查，该如何及时发现问题、提出整改措施等。

实践模拟

（1）如果你是一名管理者，你认为应如何树立护理管理者的威信？
（2）你认为作为护理管理者，应当怎样结合护理工作的特点，做好工作压力管理？

（姜薇薇）

思考与练习

一、名词解释

1. 领导 2. 权力性影响力 3. 成熟度 4. 决策

二、选择题

1. 领导者权力性影响力的特点是（   ）。
   A. 使下属的心理与行为表现为被动和服从
   B. 不带有强制性
   C. 以内在感染的形式发挥作用
   D. 比较稳定和持久

2. 领导者非权力性影响力的特点是（   ）。
   A. 由外界赋予的影响力   B. 具有强迫性和不可抗拒性
   C. 影响力广泛而持久   D. 随职位升高而增强

3. 根据三维构面理论，对新上岗的护士最适宜采取的领导方式是（   ）。
   A. 高任务，高关心人   B. 高任务，低关心人
   C. 低任务，高关心人   D. 低任务，低关心人

4. 根据三维构面理论，对初步成熟的护士最适宜采取的领导方式是（   ）。
   A. 高任务，高关心人   B. 高任务，低关心人
   C. 低任务，高关心人   D. 低任务，低关心人

5. 根据三维构面理论，对比较成熟的护士最适宜采取的领导方式是（   ）。
   A. 高任务，高关心人   B. 高任务，低关心人
   C. 低任务，高关心人   D. 低任务，低关心人

6. 根据三维构面理论，对成熟的护士最适宜采取的领导方式是（   ）。
   A. 高任务，高关心人   B. 高任务，低关心人
   C. 低任务，高关心人   D. 低任务，低关心人

7. 在管理方格图理论中，最理想有效的领导行为类型是（   ）。
   A. （1，1）型管理   B. （1，9）型管理
   C. （9，9）型管理   D. （9，1）型管理

8. 在管理方格图理论中，贫乏管理的领导行为类型是（   ）。
   A. （1，1）型管理   B. （1，9）型管理

C. (5,5) 型管理　　　　　　D. (9,1) 型管理

9. 情境领导理论中对领导效果最有利的条件是（　　）。

A. 下属没能力、没意愿并不安　　B. 下属没能力、有意愿或自信

C. 下属有能力、没意愿或不安　　D. 下属有能力、有意愿并自信

10. 情境领导理论中对领导效果最不利的条件是（　　）。

A. 下属没能力、没意愿并不安　　B. 下属没能力、有意愿或自信

C. 下属有能力、没意愿或不安　　D. 下属有能力、有意愿并自信

项目六 护理质量管理

护理工作最终体现于保障患者的生命安全，根据医院质量管理"质量、安全、服务、费用"的要求，质量管理必须贯穿于护理工作的始终，因此护理工作必须紧紧围绕质量安全这条主线展开。

护理质量管理就是指按照护理质量形成的过程和规律，对构成护理质量的各个要素进行计划、组织、协调和控制，以保证护理服务达到规定的标准和满足服务对象需要的活动过程。

案例导入

某医院护理部的护理现状如下。

患者方面：长期住院患者床下杂物多，凌乱2例；一级护理术后第2天尿液外漏弄湿床单1例；胡须、指甲长4例。

护士方面：检查对患者的治疗及护理状况的掌握情况，提问6例2例掌握不准确；检查1名责任护士对患者状况的掌握情况，提问4例1例掌握不准确。

思考与讨论：

（1）你认为该医院的护理质量怎么样？

（2）如何进行护理质量管理？

任务一 质量管理概述

任务目标

1. 熟悉护理质量的相关概念。
2. 熟悉质量管理的国际化标准。
3. 掌握质量管理的过程。

一、质量管理的概念

（一）相关概念

1. 质量的概念

质量一词来自拉丁文，即"本性"的意思。但对不同的对象来说，质量的含义有所不同。以天然物质为对象的物理质量，是指"度量物体惯性大小的物理量"或"物体中所含物质的量"。以新产品（商品）和社会服务为对象的质量概念属于管理领域的质量概念，这种质量叫作品质，医疗护理质量、医院工作质量、医院的整体质量等，均属于这种质量概念。

国际标准化组织（ISO）9000族标准2000版（简称"标准"）将"质量"定义为：质量是产品、体系或过程的一组固有特性，是满足顾客和其他相关方面要求的能力。这里的产品指硬件、软件、流程性材料及服务4个类别，包括有形产品和无形产品，医疗服务是无形产品。"标准"强调不仅要满足顾客（患者）的要求，还要满足法律和法规的要求，不仅要满足顾客明确表达出的需要，还要满足实际存在的或潜在的顾客不易表达的隐性需要。

产品可以是有形的，也可以是无形的，或是它们的组合。服务质量是指满足服务对象需要的能力特性的总和。服务是指满足顾客需要的活动，即供方和顾客（服务对象）之间接触的活动，以及供方内部活动所产生的结果。工作质量与产品质量或服务质量有关，是对产品质量、服务质量的保证程度；产品质量、服务质量取决于工作质量，是每个单位各方面工作质量的综合反映，所以工作质量一般称为环节质量。

2. 质量管理的概念

质量管理是组织为使产品质量满足不断更新的质量要求，达到顾客满意而开展的策划、组织、实施、控制、检查、审核及改进等有关活动的总和。质量管理的核心是制定、实施和实现质量方针与目标，质量管理的主要形式是质量策划、质量控制、质量保证和质量改进。质量管理是全面管理的一个中心环节。

3. 质量体系的概念

质量体系指为实施质量管理所建构的组织结构、实施程序和所需资源的总和。它是全面质量管理的基础。

4. 质量策划的概念

质量策划是确定质量目标和要求，以及采用质量体系要素并规定必要运行过程和相关资源的活动。

5. 质量控制的概念

质量控制指为达到质量要求所采取的贯穿于整个活动过程的操作技术和监视活动。

6. 质量保证的概念

质量保证是为了获得服务对象的信任，表明组织能够满足质量要求，而在质量体系中实施并根据需要证实信任度的全部有计划和有系统的活动。

7. 持续质量改进的概念

持续质量改进指增强满足要求的能力的循环活动。

（二）质量观的演变

质量观是人们对质量的认识与看法，人们对质量的认知是一个发展变化的过程，它经历了4个不同的阶段：

（1）符合性质量阶段。

（2）适用性质量阶段。

（3）满意性质量阶段。

（4）卓越性质量阶段。

（三）质量管理过程

1. 质量策划

质量策划包括：

（1）服务策划，即对服务质量进行识别、分类和比较，并建立起目标、质量要求和约束条件。

（2）管理和作业策划，即对实施质量体系进行准备，包括组织和安排。

（3）编制质量计划和做出质量改进规定。

2. 质量控制

质量控制的具体实施主要是对影响产品质量的各环节、各因素制订相应的监控计划，规定相应的监控程序，对发现的问题进行及时处理，并采取有效的纠正措施。

3. 质量保证

质量保证是一种特殊的管理形式，其实质是组织机构通过提供足够的产品和服务信任度，阐明其为满足顾客和服务对象的期望而做出的某种承诺。质量保证分第一、二、三方保证。

4. 质量改进与持续改进

质量改进涉及以下主要方面。

（1）产品质量改进，包括老产品改进、新产品开发，以及服务产品的改进。

（2）过程质量改进，包括采用新技术、新方法、新工艺、新材料、新设备进行技术改造和技术革新，采用更科学、更严格的过程质量控制方法和手段。

（3）体系质量改进，包括采用ISO9001质量管理体系标准和借鉴其他管理体系标准。

（4）提高顾客满意度，增强质量保证能力，提升服务信誉和组织信誉，培养顾客忠诚度。

（5）提高质量经济效益，包括提高质量效益和降低质量成本。

（四）全面质量管理

> **知识拓展**
>
> 20世纪50年代末期，美国质量管理协会的朱兰认为，质量管理不仅是技术专家和质量管理专家的事，也不能只靠数理统计方法而忽视其他管理方法，必须重视人的因素，人人关心质量，各部门围绕着质量活动。他的主张成为全面质量管理思想的先导。全面质量管理是由以爱德华兹·戴明为代表的一些质量管理专家掀起的一场质量革命，如今质量管理已发展成具有国际性的一项管理工作，跨越了国界。1947年成立的国际标准化组织做了大量工作，成立了"质量管理和质量保证技术委员会"，在全世界推进全面质量管理，制定了覆盖各行业（包括医院）的质量管理标准。

1. 全面质量管理的含义

全面质量管理是一种由顾客的需要和期望驱动的管理哲学，其目标是组织进行持续质量改进。

"顾客"一词包括每一个与组织的产品和服务打交道的人，无论是内部的还是外部的。

例如医院的外部顾客主要是患者，内部顾客是指为其服务的下一个部门或岗位的人员，如治疗班护士为责任护士静脉输液做准备工作，责任护士即为顾客等。上一个部门、岗位或程序为下一个部门、岗位或程序提供服务并与之发生相互作用。

全面质量管理的基本理论和指导思想是把质量管理看成一个完整的系统，将整个管理过程和全体人员的全部活动均纳入提高质量的轨道上来，以向顾客提供满意的产品和服务为目的，以组织中的各部门和全体人员为主体，以数理统计方法为基本手段，充分发挥专业技术和科学管理的作用，保证和提高质量。它使质量管理从单一角度转变为多角度，成为全员参加的全过程的、全方位的质量管理，使质量管理从总体控制和深化程度上均达到新水平。

2. 持续质量改进

持续质量改进是全面质量管理的重要组成部分，其本质是持续的、渐进的变革。它是在质量控制和质量保证的基础上发展起来的。其包含：绩效的管理——质量控制是为发现不足而进行的监督；绩效的维持——质量保证是确保所有工作与既定标准一致；绩效的发展——持续改进是群组中所有成员为寻求更高标准而进行改革的正确实践，是在标准之上寻求更大的改进。

戴明博士1986年提出了14项质量管理要点，涵盖了持续质量改进的重要概念。这些概念强调了顾客的需要（应以诚信来长期维系主顾关系，而不应以金钱来论定绩效）；强调了全员参与和力争形成一种文化，通过教育和训练帮助职工掌握解决问题、参与磋商、统计分析和团队建设等技能；强调工作指标是动态的、持续性提高的（绝对不要对自己的产品质量自鸣得意）；强调质量是制造出来的，不要再依赖核检提高质量；强调对员工尊重、引导、激励、授权，而不是监督与控制等；强调了持续质量改进是对质量持续、渐进的提高、改进过程，可以采用持续、渐进的变革基本步骤开展持续性质量改进，推行全面质量管理。

（1）持续质量改进的特点。

1）以服务对象为中心，即围绕为患者及其家属服务的全过程进行质量评估和改进活动。

2）把测量标准作为最低起点，提倡超越目前的观点，持续不断改进，对质量进行全面管理。

3）通过层层领导授权，尽可能使全体人员充分发挥潜能，提高质量。

4）注重预防而非监督。在计划实施的各个阶段，预防差错的发生，而不是监督问题的出现。

5）质量改进是循环的、持续向上的、永不停止的过程，是建立在新的基础上的突破

(2) 持续质量改进的要素。

1) 质量的根本是满足患者的期望,应围绕患者护理与服务的流程及时组织和开展改进活动。

2) 改进要重视过程、功能和系统,而不是某个人的行为。制定护理质量监督与评价标准不仅要紧密围绕着患者的治疗与护理各个环节的不同需要,同时还要重视每个环节的护理工作过程和对结果的监控。

3) 在质量管理中采取领导层层授权的方法,使护士努力参与质量管理,在领导者与下属之间建立信任关系,激发群众的积极性、主动性和创造性,使其自觉地参与质量改进工作,不断提高工作质量,寻求更完美的工作方式和标准。

4) 决策必须基于事实和数据(信息量化)。准确实施持续质量改进,采集信息要科学、真实、准确,为决策工作提供可靠的证据。群众质量管理小组要不断采集对护理质量影响大、易发生的问题,并确定其重要方面和优先顺序,明确指征,采取行动,使护理质量管理水平得到不断的提高。

(3) 持续质量改进的做法。

1) 领导授权和群众参与管理。为保证以患者为中心的整体护理的质量,充分调动与发挥各级护理人员的积极性,使护理人员能自觉地实施以患者为中心的整体护理,首先应在整体护理模式病房成立由2~3名护士组成、领导者参与指导的群众性质量管理小组,选拔具有护理工作经验、掌握本专科理论知识和操作标准、工作责任心强、愿意协助护士长参与质量监督与评价的人员参加群众性质量管理小组,通过签订工作责任书,他们能够明确工作任务和职责,并获得参与质量管理监督与评价的权利。

2) 确定标准。建立基于患者需要的标准(界限值),如入院宣教90%为界限值。根据以患者为中心的护理模式的要求,围绕整体护理中心的工作任务,将护士对住院患者的全部护理活动作为质量监督与评价的重点,重新修订质量标准。

3) 收集和组织信息:设计监督、评价重要护理环节的各种表格,准确收集、整理、分析信息。

4) 及时评价与解决问题相结合。在收集信息的基础上评价工作效果。评价要注意有无改进工作和解决问题的机会。监督与评价不是惩治当事人,而是通过评价使整体护理水平持续改进。要客观地检查问题出现的可能原因,针对问题及形成原因采取措施加以解决。

5) 对措施有效性的评价与反馈。在评价的基础上继续监测采取措施后的改进情况,若表明措施未显效,则重新检查、讨论,进一步采取改进行动。将持续改进质量的情况及时汇报给各级管理者,接受领导与监督,形成上下结合的质量管理系统。

二、质量管理的国际标准

采取科学有效的方法提高护理质量,达到患者期望的"疗效高、服务好、时间短、费用低",是管理者们一直研究的课题,ISO9000族标准作为质量管理和质量保证的国际标准,不仅为世界各国在企业管理上实现有序和有效的质量管理和质量保证提供了统一的标准,而且为医院的全面质量管理和优质服务提供了可以借鉴的宝贵经验和指导方法。

(一) ISO9000族标准简介

(1) ISO是国际标准化组织的简称。"ISO9000族"是指由国际标准化组织/质量管理和质量保证技术委员会(ISO/TC176)制定的国际标准。ISO9000族标准是国际化组织在总结世界发达国家先进质量管理和质量保证经验的基础上,编制并发布的一套实用而有效的管理标准。2000年版ISO9000族标准为:①ISO9000质量管理体系——基础和术语,阐明了质量管理基本原则和各类术语的定义;②ISO9001质量管理体系——要求,提出了企业建立及实施质量管理体系的要求,该标准也是企业认证所采用的标准;③ISO9004质量管理体系——业绩改进指南,强调改进组织的过程,从而提高组织的业绩,同时也可用于评价质量体系的完善程度。该标准更注重以"顾客导向"为主的管理理念及服务对象的需求,强调PDCA(策划—实施—检查—改进)的管理模式,其中"质量管理"和"质量保证"两类标准是ISO9000族的核心,ISO9004-2《质量管理和质量体系要素 第2部分:服务指南》是国际标准化组织(ISO)在ISO9004-1的基础上专门为服务业开展质量管理、建立质量体系而制定的国际标准,适合医院采用。

(2) ISO9000族标准的指导思想 "写你应做的,做你所写的,记录做过的,检查其效果,纠正其不足"是推行ISO9000族标准的指导思想,由过去上一级管理人员制定质量标准,员工被要求必须按标准做,改进为按顾客(患者)需求去设计,按设计去做,使员工认为"我应该怎样做"。这样可调动护士的积极性,不仅有助于护士在临床护理过程中注重服务的系统性,而且有助于护士在临床护理质量中的自我反馈式检查。在贯彻标准中培养护士的质量意识,体现全面质量管理的思路,也能使护理人员明白做每一项工作的理论基础,这样其才能更自觉地按作业指导书去执行,把工作做得更好,工作质量才能有明显的提高。在持续质量改进中,应不断地根据患者的需求改写所应该做的,确保所做符合规定要求,满足患者"明示的,习惯上隐含的或必须履行的需求或者期望",甚至超越患者的期望,这是实行ISO9000族标准的最终目的。

> **知识拓展**
>
> 倘使有两个病情相仿的人，一个得到温情的安慰，由关心他生死存亡的人照顾，一个由职业的看护服侍，那么一定是后者不治而前者得救的。这是人与人之间不由自主的交感作用，医生不愿意承认这一点，以为患者得救是由于服侍周到，由于严格听从了医生的嘱咐，可是做母亲的都知道，持久的愿望的确有起死回生之力。
>
> ——巴尔扎克

（3）ISO9000族标准的特点。

1）强调以患者为中心，建立文件化的质量管理体系。质量管理的中心任务是建立并实行一个合理的质量管理体系，这一质量管理体系又以文件的形式表达出来，而质量管理体系文件是进行质量管理、衡量质量保证能力的重要依据。护理服务质量管理体系是为满足患者需求而建立的，患者是整个质量管理体系的核心。体系运作就是要以患者为中心，满足患者"明示的，习惯上隐含的或必须履行的需求或愿望"。在制定服务标准时，一方面要考虑患者的需求，另一方面要执行法律法规和卫生部门的有关规定，同时还要考虑医院的条件，以确保标准能够实行和达到。服务的程序和方法要明确，注重可操作性。

2）以质量管理八项原则为管理者的工作方法。八项质量管理原则是：以顾客为关注焦点、领导作用、全员参与、过程方法、管理的系统方法、持续改进、基于事实的决策方法、与供方互利的关系。它是总结质量管理实践经验的结晶，是有效实施质量管理工作的理论基础和管理者进行质量管理必须遵循的准则。管理者应关注工作方法、领导作风，以及处理内外各种关系的正确思路。

3）重点采用"过程方法"实施质量管理。"过程方法"即系统识别和管理组织所采用的过程，特别是这些过程之间的相互作用。基于"所有的工作是通过过程来完成的"这一基本思路而制定的ISO9000族标准观点，一个组织的质量管理体系就是通过对各种过程进行管理来实现的，因此管理者应识别过程、管理过程、控制过程、改进过程，按照医疗护理业务流程编制质量体系文件。患者从来院就诊、住院到康复出院，其所接受医疗服务中影响服务质量的关键过程是诊断、治疗等，重点是护理程序过程。护理管理者应对护理服务质量形成过程的全部影响因素进行管理及控制，以确保患者的需求和期望得到满足。

4）强调持续质量改进。"标准"强调组织应通过质量方针、目标、审核结果、数据分析、纠正和预防措施，以及管理评审促进质量管理体系的持续改进。管理者通过识别质量特性—准备—调查原因—调查因果关系—采取预防或纠正措施—改进的确认—保持成果—持续质量改进，不断达到顾客（患者）的满意。因此根据"标准"，当发现护理问题时，不应仅仅处理这个问题，关键应调查分析原因，采取纠正措施，检验措施效果，实施持续质量改进。

5）强调全员参与。不断进行全员教育培训，使员工明确建立和实施ISO9004-2（质量体系）的目的、意义、作用和方法，从而自觉参与质量管理。

6）强调预防为主的原因。在整个医疗护理与服务活动中采取各种措施，制定各种职责与权限，规范各种操作程序，其最终目的是防止不合格服务的出现，以确保患者接受高质量的医疗服务。

7）强调质量体系文件化。建立完善的、系统的、受控的文件记录保障系统，以使工作记录反映出工作运行的真实状态，杜绝以往应付检查的"编、补、造"现象。一旦某一部分的某一环节出现问题，也可立即查到事情经过与直接责任者，使责任清楚，避免推诿、扯皮现象，这就要求每位员工在日常工作中都必须认真严格、一丝不苟、爱岗敬业。

8）强调质量体系的审核、评审和评价，在一定的时间内，对质量体系实施和结果不断进行"自我"诊断，及时发现存在的问题，及时改进。

（4）在护理管理中运用ISO9000族标准的意义。

1）是提高全体护理人员质量意识的有效方法。ISO9000族质量管理与质量保证标准的贯彻实施，是建立在自愿的基础上，基于管理者对自身质量问题的清醒认识和迫切要求。在护理质量控制中导入"标准"，不仅有助于护士在临床护理过程中注重服务的系统性，而且有助于护士对临床护理质量的自我反馈式检查，在贯彻"标准"中培养护士的质量意识。

2）有利于提高护理管理者的管理水平。有调查表明，我国多数护理管理者管理知识不足，不懂管理理论与现代医院管理技术和方法，导致管理低水平运转。ISO9000族标准有利于促进护理管理者学习运用先进的管理理论与方法，提高自身的管理素质和管理水平。

3）是规范护理行为、保障医疗安全的有效机制。随着患者保护自身权利意识的增强以及护理队伍新护士的不断增加，解决护理行为和护理过程的规范化问题已成为当务之急。管理者以现代质量管理思路为指南，规范护理服务及质量行为，按"标准"对护理技术和服务过程中的每个环节进行设计，将多年行之有效的各种法律、法规、制度转化为系统的约束文件，形成有效文件，采取预防或纠正措施，防止不安全因素。通过科学的、先进的质量管理体系运作、内部审核来检测护理行为的合法规范性，既有利于提高护理的整体水平，也有利于保护护理人员的职业权利，客观上将提高护理人员的法律、法规意识。

4）是护理质量控制的必要途径。"标准"的一个核心概念就是过程控制，按照质量形成规律进行质量管理，通过控制服务的形成过程保证服务的高质量。在实施护理过程控制中，护理人员站在患者的立场上不断了解、分析患者的需求，识别护理过程，确定护理服务质量的特性,确定患者对服务和技术满意的标准,实施持续质量改进,以提供优质服务。因此,"过程方法"可有效控制质量形成的每个过程,有利于监护护理过程质量,反映患者的需求,体现预防为主。"标准"将促使医院的护理管理从以往的终末质量统计式管理向实时性的过程管理发展。

5)有利于提高医院的综合素质。护理质量管理涉及医院的各个部门和包括人在内的卫生资源,该标准对医院各级各部门的职责、职权、护理人员的关系,以及物资的配置和利用等都提出了更高的要求。因此,实施系列标准有利于调动护理人员的积极性,增强其责任感,调动其钻研业务的自觉性,培养其良好的职业道德,有利于落实规章制度、技术规范和标准,从而全面提高医院的素质。

6)有利于提高医院的社会效益和经济效益。医院要保持良好的社会效益和经济效益,首先要吸引更多的患者来就医,为更多患者提供更优质的医疗护理服务。把医院办成不单纯是养病疗伤的场所,而是一种文化交流和文化享受的场所,不仅能给服务对象留下良好的印象,形成较好的质量信誉,扩大医院的知名度,而且能提高医院的社会效益和经济效益。

(二) ISO9000族标准八项质量管理原则在护理中的应用

八项质量管理原则是在总结质量管理实践经验的基础上用高度概括的语言所表述的最基本、最通用的一般规律,可以指导一个组织在长期内通过关注顾客及其他相关方的需求和期望而达到改进其总体业绩的目的。

1. 原则一:以顾客为关注焦点

以顾客为关注焦点是质量管理的核心思想。任何组织(医院)都依赖于顾客而存在,组织如失去了顾客,就失去了存在和发展的基础。因此,组织必须时刻关注顾客的动向、顾客的潜在需求和期望,以及顾客对现有产品(服务)的满意程度,目的是可以根据顾客的要求和期望做出改进,以取得顾客的信任,从而稳定地占有市场,并能根据市场的变化动向做出快速反应,进而更多地占有市场。医院依存于患者,应把满足患者当前的和未来的要求并超越患者期望的工作落到实处。"疗效高、服务好、费用低"是患者对医院的永恒要求。护理服务给予患者的已不仅是生活上的照顾和满足其生理上的需求,而是心理和个性的满足,应做到一切从"顾客"的利益出发,"以患者为中心",最大限度地满足其不同层次的要求。护理管理者可通过问卷调查、电话、意见箱和随访等方式来了解患者的需要,以及其需要的满足程度,确保将这些需求转化为组织的明确要求,并通过建立及实施质量管理体系得以实现,如护理计划、护理效果评价,以良好的社会信誉去吸引患者。

2. 原则二:领导作用

领导作为决策者在质量管理中起着举足轻重的作用。一个领导者应该提出目标、落实职能、提供资源、促进参与、检查绩效、组织实施改进。领导者并不需要事必躬亲，但这几个方面必须亲自负责。其工作关键是通过领导作用及所采取的各项措施，创造一个能使全体员工充分参与的良好的内部环境，因为只有在这种环境下，才能确保质量管理体系得以有效运行。护理管理者（护理部主任、护士长等）应以现代质量管理思路为指南，规范护理服务，规范质量行为，落实整体护理，并将健康教育落到实处，对出院患者进行跟踪随访，开展新业务，进行护理科研，对护理中存在的难题寻求解决办法等。这些都需要领导做出决策，决策之后还要领导去组织落实，发挥每一位护理人员的积极性和创造性。

3. 原则三：全员参与

员工是组织的根本，产品是员工劳动的结果，质量管理体系需要员工充分参与。任何组织中最重要的资源是该组织中的每一个成员，首先要使员工了解他们在组织中的作用及他们的工作的重要性，使他明白为了完成目标自己要做些什么，然后给予机会丰富他们的知识和经验，使他们对组织的成功负有使命感，渴望参与、持续改进并努力做出贡献。每一位护理人员作为医院的代表与患者接触，其行为和业绩都直接影响医院的医疗服务质量。因此，要对他们进行培训，让他们知道护理部的质量方针和质量目标、护理的宗旨和方向，知道为实现质量目标自己需要做些什么，从而激励每位护理人员的积极性，使其能全身心地投入生产。

4. 原则四：过程方法

"过程方法"即系统识别和管理组织所采用的过程，特别是这些过程之间的相互作用。通常一个过程的输出将是下一个过程的输入，为使每个过程有序运行，应合理安排过程的顺序，明确过程的衔接关系，如手术前、手术中和手术后的护理衔接，护理部主任、总护士长、护士长、护士和护理员之间的衔接，还应明确资源、时间、方法等方面的关系。护理管理者应对护理服务质量形成过程的全部影响因素进行管理及控制，以确保患者的需求和期望得到满足。医院多年来以方便工作为主，重视抓中间过程，起点与终点处于朦胧状态。医院质量管理要领悟过程模式，把起点与终点都放在患者身上。

5. 原则五：管理的系统方法

所谓系统方法，实际上包括系统分析、系统工程和系统管理三大环节。它以系统地分析有关的数据、资料或客观事实开始，确定要实现的优化目标；然后通过系统工程，设计或策划为实现目标而应采用的各项措施和步骤，以及应配置的资源，形成一个完整的方案；最后通过系统管理高效地实施这一方案。

整个医院是个系统，由不同部门和诸多过程组成，它们是相互关联、相互影响的。"标准"强调系统的作用，强调从医院整体上考虑问题。在护理质量管理中采用系统方法，就是要把护理质量管理体系作为一个大系统，对组成护理质量管理体系的各个过程加以识别、理解和管理，如护理人员应明白从接诊患者、入院介绍、治疗处置、专科疾病护理到出院指导等过程中的护理的不同功能和相互协调关系，充分发挥和调控各个部门、每个过程和各种文件之间的体系效应，消除障碍，防止重复劳动，才能贯彻质量方针和实现质量目标。

6. 原则六：持续改进

持续改进从概念上来讲不是指预防错误发生，而是在现有水平上不断提高产品质量过程和体系的有效性，但在实施中是通过使用质量方法、目标、审核结果、数据分析、纠正和预防措施，以及管理评审来促进质量管理体系的持续改进。持续改进是一种不间断的活动过程，没有终点，只有不断进取、不断创新，才能不断满足患者的需求。管理者通过识别质量特性—准备—调查原因—调查因果关系—采取预防或纠正措施—改进的确认—保持成果—持续质量改进，不断达到顾客（患者）的满意。

7. 原则七：基于事实的决策方法

所谓决策，就是针对预定目标，在一定约束条件下，从诸方案中选出最佳的一个付诸实施。达不到目标的决策就是失策。基于事实的决策方法就是指组织的各级领导在做出决策时要有事实依据，这是减少决策不当和避免决策失误的重要原则。数据是事实的表现形式，信息是有用的数据。组织要确定所需的信息及其来源、传递途径和用途，要确保数据是真实的，对数据要进行分析，对信息流要加强有效的管理，使使用者能及时地得到合适的信息。因此，护理管理者要对护理过程及服务进行测量和监控，如检查结果记录，特别是不合格情况记录：护理差错事故报告表，患者褥疮情况报告表，输液、输血反应报告表，患者及其家属反馈表，从中分析得到患者满意和（或）不满意的情况，护理过程、护理服务的特性及变化趋势，供方产品过程体系相关信息等。通过这些数据，结合过去的经验和直觉判断对护理质量体系进行评价，做出决策并采取行动。

8. 原则八：与供方互利的关系

供方向组织提供的产品将对组织向顾客提供的产品产生重要的影响，因此能否处理好与供方的关系，影响到组织能否持续稳定地提供令顾客满意的产品。在专业化和协作日益发展、供应链日趋复杂的今天，与供方的关系还影响到组织对市场的快速反应能力。因此对供方不能只讲控制，不讲合作互利，特别是和关键供方，更要建立互利关系，这对组织和供方都是有利的。这种"双赢"的思想，可以增强供需双方创造价值的能力，使成本和资源进一步优化，能够更灵活和快速一致地对变化的市场做出反应。护理服务过程所使用的产品包括有形产品及无形产品，有形产品如药品、器材等，无形产品如分包服务（清洁、后勤等）。应根据采购的产品对护理服务结果的影响程度评价和选择供方，规定选择、评价和重新评价的标准。对供方的产品（服务）的结果重新进行评价，以此作为对其质量进行监控的手段。当重新评价结果确认为不符合要求时由供方提出改进要求，确定联合改进活动，共同创造一个通畅和公开的沟通渠道，及时解决问题，避免因延误或争议造成费用损失。

> **知识拓展**
>
> 转变质量管理模式、逐步建立和完善系统化的质量保证与评价机制是实施以患者为中心的整体护理的重要保证。医院改革与发展已进入一个极为关键的时期，我国医院应根据新的改革思路来推行医疗护理服务技术管理和质量控制规范化、制度化，以实现全方位的质量控制和护理安全管理，无疑，八项质量管理原则是最为理想和有效的选择。

（王　萍）

任务二　护理质量管理概述

任务目标

1. 了解护理质量及护理质量管理的相关概念。
2. 掌握护理质量管理的原则和标准。
3. 掌握护理质量管理的模式。

一、简要了解护理质量管理概述

（一）护理质量的概念

护理质量集中反映在护理服务满足服务对象规定的或潜在的要求的特征方面，表现护理服务的优劣程度。广义地讲，护理质量还包括工作效率，即以给定的劳动消耗取得更多的输出。护理质量不是以物质形态反映其作用与效果的，而是集中地反映在护理服务的效果方面。它是通过护理服务的设计和其在工作实施过程中的作用、效果的取得，经信息反馈形成的。它是衡量护理人员素质和业务技术、护理领导者的管理水平的重要标志。传统的护理质量概念主要是指临床护理质量，即执行医嘱是否及时、准确，护理文件填写是否正确、清晰，生活护理是否周到、舒适，有无因护理不当而给患者造成的痛苦等。随着以疾病为中心的生物医学模式转变为"生物—心理—社会"医学模式，护理质量的内涵在扩展，建立在现代护理观基础上的护理质量应包括心理护理、健康教育、康复护理和社区护理等方面。因此，医院护理质量是根据医院任务和条件，依据医学和护理学原则，向服务对象（患者及健康人、个体及群体）提供的服务所达到的令服务对象满意的程度。

（二）护理质量管理的目标

护理质量管理的目标是在医院形成以全面质量管理为基础，以全面的、整体的、高质量的护理为内容，以健全的质量保证体系为核心，以信息量化管理为手段的护理质量管理模式。护理质量管理致力于提高患者的生命质量和生活质量，爱护患者的生命、关心患者的生活、尊重患者的人格、满足患者的愿望、维护患者的权利将成为护理质量管理的基本要求。

（三）护理质量管理的特点

1. 护理质量管理的广泛性和综合性

护理质量管理兼具有效服务工作量、技术质量、心理护理质量、生活服务质量及环境管理、生活管理、协调管理等各类管理质量的综合性，其质量管理的范围是相当广泛的。因此，不应使护理质量管理仅局限在临床护理质量管理范围内，护理质量管理更不应该仅是执行医嘱的技术质量管理。在整个医院的服务质量管理中，几乎处处都有护理质量问题，事事都离不开护理质量管理，这一特点充分反映了护理质量管理在医院服务质量管理方面的主体地位。

2. 护理质量管理的协同性与独立性

护理工作与各级医师的诊断、治疗等医疗工作密不可分，同时与各医技科室、后勤服务部门的工作也有密切的联系。大量的护理质量问题都是从其与其他部门的协调服务和协同操作中表现出来的。与各部门协同得好不好是护理质量高低的主要表现，因此，护理质量管理必须加强协同质量管理。但是，护理质量不只是辅助性的质量问题，而有其相对独立性，必须形成一个独立的护理质量管理系统。

3. 护理质量管理的程序性与联系性

护理工作是整个医院工作的一个大环节，这个大环节中又有若干工作。例如，手术患者的术前护理和术前准备工作是手术工作的一道工作程序。不论是在护理部门各道护理工作程序之间还是在护理部门与其他部门之间，工作程序质量都有连续性，都必须加强连续的、全过程的质量管理。

（四）护理质量管理的意义

全世界关心的三大质量问题是安全、健康和环境。人的安全第一、生命质量第一，对"健康所系，生命相托"的护理工作进行质量管理意义重大。护理质量是医院整体医疗服务质量的重要组成部分，是衡量医院服务质量的重要标志之一。它对医院的服务质量、社会形象和经济效益等方面有着直接的影响，是医院工作的一个重要环节。护理质量高低不仅取决于护理人员素质和技术质量的高低，更直接依赖护理管理的水平，尤其是护理质量管理的方法。科学有效、严谨完善的管理方法是保证护理质量的基础，是提高护理质量的重要措施。在医疗竞争激烈的今天，护理质量管理者应不断提高竞争意识，努力提供全面、整体、高质量的护理，满足服务对象身心各方面的要求。加强护理质量管理、建立科学的护理质量管理体系是护理工作现代化和适应医学发展的需要，对促进护理学科发展和提高护理人员素质也具有深远意义。

> **知识拓展**
>
> 护理质量是衡量医院服务质量的重要标志之一，它直接影响医院的临床医疗质量、社会形象和经济效益等。在医疗市场竞争日益激烈及人们生活水平不断提高的今天，把握护理质量管理的重点、确保护理质量的稳步提升、提高患者的满意度，是护理管理者的中心任务，也是医院护理工作的主要目标。

二、护理质量管理的原则和标准

（一）护理质量管理的原则

1. 以患者为中心原则

临床护理工作必须以患者为中心，为其提供基础护理服务和护理专业技术服务，密切观察其病情变化，正确实施各项治疗、护理措施，为其提供康复和健康指导，保障其安全。

2. 领导作用原则

领导作用原则一是确定组织的宗旨和方向，二是协调组织的工作和利益。

3. 全员参与原则

全员参与是提升管理执行力的关键。

4. 过程方法原则

过程方法即系统识别和管理组织内部所采用的过程，特别是这些过程之间的相互作用，以此提高质量。

5. 系统方法原则

所谓系统方法，是从系统地分析有关数据、资料或客观事实开始，确定要实现的优化目标；然后通过系统工程，设计或策划为实现目标应采用的各项措施和步骤，以及应配置的资源，形成一个完整的方案；最后通过系统管理高效地实施这一方案。

6. 基于事实的决策方法原则

基于事实的决策方法就是指组织的各级领导在做出决策时要有事实依据，这是减少决策不当和避免决策失误的重要原则。

7. 持续改进原则

持续改进是指在现有水平上不断提高服务质量及过程和管理体系的有效性和效率的循环活动。

（二）护理质量管理的标准

1. 护理质量标准

（1）定义。护理质量标准是依据护理工作内容、特点、流程、管理要求，以及护理人员及服务对象的特点、需求而制定的护理人员应遵守的准则、规定、程序和方法。

（2）重要性。护理质量标准是护理管理的重要依据，它不仅是衡量护理工作优劣的准则，也是指导护士工作的指南。

（3）分类。护理质量标准依据使用范围一般分为护理业务质量标准、护理管理质量标准，根据使用目的分为方法性标准和衡量性标准，根据管理过程结构分为要素质量标准、过程质量标准和终末质量标准。

1）要素质量标准。要素质量是指构成护理工作质量的基本要素。要素质量标准既可以包括护理技术操作的要素质量标准，也可以指管理的要素质量标准。

2）过程质量标准。过程质量是各种要素通过组织管理所形成的各项工作能力、服务项目及其工作程序或工序质量，它们是一环套一环的，所以又称为环节质量。

3）终末质量标准。护理工作的终末质量是指患者所得到的护理效果的综合质量。它是通过某种质量评价方法形成的质量指标体系。这类指标包括技术操作合格率、差错发生率、患者及社会对医疗护理工作的满意率等。

（4）常用的护理质量标准。

1）护理技术操作质量标准。护理技术操作质量标准包括基础护理技术操作和专科护理技术操作。总标准：严格"三查七对"；正确、及时、安全、省力、省物；严格执行无菌操作原则及操作程序，操作熟练。

2）临床护理质量标准。临床护理工作要体现人性化服务，体现患者知情同意与隐私保护的权利；基础护理与等级护理的措施到位；护士对住院患者的用药、治疗提供规范服务；对手术期护理的患者有规范的术前访视和术后支持服务制度与程序；提供适宜的康复和健康指导；各种医技检查的护理措施到位；密切观察患者病情变化，根据要求正确记录。

3）护理病历书写质量标准。护理病历包括体温单、长期医嘱单、临时医嘱单、入院患者评估表、一般患者护理记录、危重（特殊观察）患者护理记录单、手术护理记录单及患者健康教育评估表。

4）护理管理质量标准。为了进行质量管理，需要对有关的计划、决策、控制、指挥等管理职能制定相应的标准，即护理管理质量标准。

2. 护理质量标准化管理过程

（1）调查研究，收集资料。调查内容包括国内外有关标准资料、标准化对象的历史和现状、相关方面的科研成果、实践经验、技术数据的统计资料及有关方面的意见和要求等。

（2）拟定标准并进行验证。在调查研究的基础上，对各种资料、数据进行统计分析和全面综合研究，然后着手编写关于标准的初稿。

（3）审定、公布、实行。对拟定的标准进行审批，须根据不同标准的类别经有关机构审查通过后公布，在一定范围内施行。

（4）标准的修订。标准一方面是以以疾病为中心的护理模式为主要依据，偏重于基础质量和终末质量，缺乏对环节质量的控制，不能主动地去控制护理质量的结果，而只能通过终末质量标准反馈来指导临床护理工作，使护理工作处于相对被动状态；另一方面，护理质量标准未能形成自己的体系，标准确切性不够。依据以上两点，要不断对标准进行修订。

三、护理质量管理的任务

（一）建立质量管理体系

护理质量是在护理服务活动过程中逐步形成的。质量管理是为了实现质量目标而进行的所有管理性质的活动。在质量方面指挥和控制组织的管理体系，通常包括制定质量方针、目标，以及质量策划、质量控制、质量保证和质量改进等活动。要实现质量管理目标，有效地开展各项质量管理活动，必须建立相应的管理体系，这个体系就是质量管理体系。所以说，建立质量管理体系是质量管理的主要任务。

（二）进行质量教育

护理管理者应加强质量教育，不断提高全体护理人员的质量意识，使护理人员认识到自己在提高质量中的责任，明确提高质量对于整个社会、医院的重要作用，自觉地掌握和运用质量管理的方法和技术，提高管理水平和技术水平，不断地提高护理工作质量。

（三）制定护理质量标准

护理管理者的一个重要任务就是制定护理质量标准，只有建立科学的护理质量标准体系，才能达到规范的目的。

（四）进行全面质量控制

对影响质量的各要素、各个过程进行全面的质量控制，建立质量可追溯机制，利用标签、产品编号等对产品及其检验、加工状态进行唯一标识，以防产品误用和出现问题时能追查原因。

（五）持续改进护理质量

质量持续改进是质量管理的灵魂，要在实际工作中持续改进护理质量。

四、护理质量管理的模式

建立和完善医院、护理部及科室三级护理质量管理网络，护理部要确保质量监督措施的落实，着重抓好环节质量控制，充分发挥护士长和质量监控员在护理质量控制中的作用，强化护理人员的质量意识，确保护理安全。要不断更新护理人员的质量观念，不断完善科学有效的质量控制体系，定期考核、分析、评价、反馈护理质量问题，最大限度地减少护理差错，杜绝护理事故的发生。实际工作中可应用PDCA循环管理的方法实施质量管理。PDCA循环管理是美国质量管理专家爱德华兹·戴明提出的，被称为"戴明环"。PDCA是在全面质量管理中反映质量管理客观规律和运用反馈原理的系统工程方法。建立循环管理体系是全面质量管理不可缺少的方式方法之一，也是推进质量管理有效实施的组织指挥系统。

（一）PDCA 循环管理的内容

PDCA 即计划、执行、检查、处理四个步骤反复不停的循环管理，其步骤和内容如下。

1. 计划阶段

（1）分析现状，找出存在的质量问题。

（2）分析产生质量问题的原因或影响因素。

（3）找出影响质量的主要因素。

（4）针对影响质量的原因研究对策，制定措施，提出改进计划，并预测实际效果。

2. 执行阶段

执行阶段按计划要求付诸实际行动。

3. 检查阶段

在执行过程中边执行边检查，完成阶段性改进计划后进行检查，将实际效果与预计目标做对比分析。

4. 处理阶段

（1）根据检查结果进行总结，把成果和经验纳入有关标准和规定之中，以巩固提高质量。

（2）把没有解决的质量问题或新发现的质量问题转入下一个 PDCA 循环。

（二）PDCA 循环管理的特点

（1）大循环套小循环，小循环保大循环。循环管理的突出特点是相互联系、相互制约，形成一个系统。大循环即院级质量体系的动态管理，它所套着的层层小循环即各部门、各科室及病区质量体系的动态管理。将质量管理方案纳入这种大循环套小循环的质量体系动态管理中才能有效地得以实施。

（2）PDCA 循环管理目标的分解性特点是将质量管理方案从质量管理项目、实施的时间和空间（单位、场所）三方面加以分解，将大目标分解为小目标（更加具体的质量目标），以确保质量管理得以有效实施。

（3）不断循环、阶梯上升、不停顿的运作特点。"戴明环"不停地转动，每转动一周就实现一个具体目标，使质量水平上一个新台阶，这一特点有利于实施持续质量改进。

（4）循环管理周期之间的衔接性特点。在处理阶段，不但要肯定本周期的成绩，还必须找出不足之处，发现新的问题，提出下一个周期的质量课题，与下一个 PDCA 循环紧紧衔接。

（三）PDCA 循环管理的基本要求

（1）PDCA 循环周期制度化。三级循环管理必须达到制度化要求：一是明确规定循环周期，周期不宜过长，也不能很短，一般以月周期为宜；二是必须按循环周期使管理制度运转，不可随意搁置、停顿。

（2）实行 PDCA 循环管理责任制。PDCA 循环要想有成效地转动起来，关键在于责任到人，首先是确定循环管理的主持人，其次还要组织有关人员参加。

（3）制定循环管理的有关标准，定期进行循环管理成绩考核。

（4）实现 PDCA 循环运作的程序化。

（姜薇薇）

任务三 护理质量管理体系

任务目标

1. 熟悉护理质量管理体系的概念。
2. 掌握护理质量管理体系的建立和实施过程。

一、护理质量管理体系的概念

护理质量管理体系的建立、完善与运行是一个动态过程，它是在不断改进的活动中得以不断完善的。在任何情况下，医院的护理质量管理体系都存在不足和需要不断改进提高的地方，这就需要通过经常性的质量监督、内部审核和管理评审及监视和测量等活动，不断地改进护理质量管理体系，从而使医院的护理服务质量始终保持较高的水平。护理质量管理体系四要素是管理职责、资源管理、产品实现、监测与改进。

护理质量标准体系结构管理包括要素质量、环节质量和终末质量。

要素质量是指提供护理工作的基础条件质量，是构成护理服务的基本要素，内容包括：人员配备，如编制人数、职称、学历构成等；可开展业务项目的合格的技术质量、仪器设备质量、药品质量、环境质量（设施、空间、环境管理）、排班和值班传呼等时限质量、规章制度等基础管理质量。

环节质量是指各种要素通过组织管理形成的工作能力、服务项目、工作程序等的质量，主要指护理工作活动过程质量，包括管理工作及护理业务活动过程，如执行医嘱、观察病情、患者管理、护理文件书写、技术操作、心理护理、健康教育等。

终末质量是指患者所得到的护理效果，如皮肤压疮发生率、差错发生率、一级护理合格率、住院满意度、出院满意度等患者对护理服务的满意度调查结果等。

护理质量标准体系及包含的指标要求是会随着医院管理和护理专业水平的发展不断完善的，是不断变化的。根据医院分级管理标准，不同等级医院的护理质量标准及指标略有差异。

二、护理质量管理体系的建立

（一）护理质量管理组织架构及职责

成立三级质量管理委员会，通过落实各部门的质量改进和安全计划，完善质量保证程序，为临床护士提供一个积极参与护理质量管理的平台。医院质量管理委员会是医院质量管理的最高组织，由院长任主席。护理质量管理委员会由护理副院长任主席，在医院质量管理委员会领导下，负责促进全院护理单元质量改进和患者安全计划在各护理部门的落实，完善各护理单元质量保证程序，定期报告质量检查结果，设立护理相关质量改进小组，了解各小组质量改进活动情况，定期听取汇报。护理单元质量管理委员会由护士长任主席，护理单元质量改进委员会向护理质量改进委员会负责，在护理质量管理委员会指导下负责本护理单元质量控制资料的收集和反馈，组织讨论，并提出改进意见，各护理单元每年完成1~2个持续质量改进的项目，并在全院护理质量改进例会上作汇报和分享。

（二）制定护理质量管理指标

根据国际医疗卫生机构认证联合委员会（JCI）的评价标准、三级甲等综合医院评审标准、美国磁性医院认证标准、美国护士协会和美国质量管理论坛质量监测指标，制定医院护理质量管理指标。护理质量管理指标除给药错误（全院性的质量评价指标）外设置了护理质量敏感指标（表6-1）、护理核心制度及安全管理指标（表6-2）、护理人员管理指标（表6-3）。各指标内涵包括监测指标名称、监测内容、监测目标/基准值、监测方法，其中各项指标基准对照来源于卫健委颁布的评价标准，美国疾病控制和预防中心公布的信息，美国护士协会公布的信息、文献，中国压疮网以及内部的资料。

（三）制定意外事件上报制度

意外事件是指与常规治疗、护理产生的预期结果不相符的非正常事件；重大意外事件是指由于各种原因导致患者意外死亡或主要功能永久性丧失（与患者自然疾病过程或患者基础状况无关）的事件。医院遵循"人非圣贤，孰能无过""根据85—15定律，质量问题的原因，85%是系统设计、程序或流程的不合理，而个体因素仅占15%"的理念和无惩罚的理念，制定意外事件上报制度和网络直报流程，鼓励员工积极上报意外事件并给予相应的奖励。

（四）编制近似错误报表

近似错误报表内容为日期、近似错误名称、如何发现、采取的措施、你认为发生该错误的原因、你认为应如何预防、发现人姓名。

表6-1 护理质量敏感指标

监测指标名称	监测内容	监测目标/基准值	监测方法
压疮患病率、院内压疮发生率	压疮患病率及院内压疮发生率，患者入院时压疮风险评估是否符合标准，压疮评估处理与记录是否完整	压疮患病率＜6.1%，院内压疮发生率＜0.53%	调查24小时内所有住院患者的皮肤情况，抽样调查护理记录50份，院内压疮新发病例数/入院患者数
跌倒/坠床率	住院患者跌倒数，住院患者坠床数	坠床＜0.16/千床日	统计每日患者数（病案日报），查阅意外事件报告
中心静脉导管相关感染率	中心静脉导管相关感染病例数	CVC（中心静脉导管）感染率＜1.5/千置管日，外周静脉穿刺中心静脉置管术（PICC）感染率＜0.5/千置管日	登记住院患者的导管留置日，导管留置48小时后出现发热（排除其他感染源）抽取血标本符合诊断标准，登记并发症报表
呼吸机相关性肺炎	呼吸机相关性肺炎的发病例数	发病＜8例次/千呼吸机日	监督每例使用呼吸机的患者，呼吸机使用2天以上留取3次痰标本或临床症状符合诊断标准
导尿管相关感染	导尿管相关感染的发病例数	发病3.1~7.4例次/千导管日	登记住院患者的导尿管数量，导尿48小时后患者出现尿路刺激症状及时监测尿常规和/或尿培养，留置导尿7天以上患者监测尿常规和尿培养
洗手依从性	护理人员洗手依从性	护理人员洗手依从性≥70%	选取样本病区，观察1天（上、下午各4小时）实际洗手人次/应洗手人次
职业保健	在职护理人员发生针刺伤人数	在职护理人员针刺伤发生率＜1.9%	查阅意外事件报告，统计在职护士人数

续表

监测指标名称	监测内容	监测目标/基准值	监测方法
非计划性拔管	非计划拔管例数，管道重置例数，有不良后果例数	非计划性拔管率＜0.19/千置管日，导管重置率低于51%，非计划拔管导致患者产生不良后果率为0	统计全院置管数，查阅意外事件报告中非计划拔管例数
疼痛评估	入院患者初始疼痛评估记录符合率，疼痛评分≥4分患者按评估、干预措施、再评估执行的记录符合率	初始疼痛评估记录符合率100%，疼痛评分≥4分患者再评估记录及干预措施符合率100%	调查全部住院患者入院8小时的初始疼痛记录，调查入院24小时内疼痛评分≥4分护理记录
约束具应用率	约束具应用率，每小时评估的执行情况	约束具应用率＜2.25%	调查住院患者入院8小时内，有约束具使用指征者应用的约束具情况，检查使用约束具患者的护理记录，查阅意外事件报告

表6-2 护理核心制度及安全管理指标

监测指标名称	监测内容	监测目标/基准值	监测方法
全面质量保证巡查	制度落实，药品管理，病房环境，护士素质，患者护理，护理病历，院内感染	质量保证，各项内容平均分＞90分	护理质量管理委员会每2个月检查各护理单元1次
患者满意度巡查	着重于患者疼痛、健康教育、护士对患者的尊重和礼貌、护士仔细聆听和及时应答等	患者满意度＞90%	每2个月每个护理单元抽查10%住院患者
基础护理巡查	患者床单位、全身整洁度及皮肤、各类管道护理等	分级护理制度依从性以及知晓率100%	抽查护理病历50份，每个护理单元抽查1名护理人员的分级护理制度知晓度
护士应急能力及专科护理巡查	急救设施的有效性及相关知识，危重患者的观察、处理、专科护理及记录，心肺复苏管理及记录，炎症反应—多器官功能衰竭的诊断依据、临床表现和呼叫二唤或快速反应小组指征	护理人员应急能力及专科护理能力评分平均分＞90分	应急能力及专科护理巡查小组每年巡查每个护理单元4次
输血巡查	血/成分血输入操作流程和输血记录符合要求	输血操作流程正确执行率100%，输血记录符合要求	每个护理单元抽查1名护理人员的输血操作；查询血库所有输血患者的病案号，根据病案号追踪检查50份护理记录

续表

监测指标名称	监测内容	监测目标/基准值	监测方法
操作技能巡查	无菌操作，输液，吸氧，更换引流袋，胃管护理，气管内吸痰，背部皮肤护理，PICC、深静脉置管导管维护，肺叩打，灌肠，输液泵/微泵，血糖仪，胰岛素泵，共13项操作	护理人员操作考核平均分>90分	操作技能巡查小组每年巡查每个护理单元4次
礼仪巡查	护理人员仪表、行为礼仪、工作环境	提升护理职业形象，礼仪巡查平均分>90分	礼仪巡查小组每年巡查每个护理单元4次

表6-3 护理人员管理指标

监测指标名称	监测内容	监测目标/基准值	监测方法
注册护士流失率	每年护士在岗总数，每年调离或辞职的护士数	护士流失率<5%	人事部查询每年调离或辞职的护士人数、每年护士总分数
本院实习护士录用率	每年护士的实际录用人数，每年本院实习生被录用人数	本院实习生录用率>75%	护理部查询每年护士实际录用人数、被本院录用实习生人数
注册护士教育背景	护士学历水平及各学历的占有比例	护士本科人数>70%	人事部查询护士本科学历人数及护士总数
证书	护士长上岗证、供应室消毒岗位上岗证、急诊/血液透析室护士上岗证	护士长、供应室消毒岗位上岗证持有100%，急诊/血透室持有上岗证书人数占科室人数>75%	统计特殊科室护理人员相关证书持有人数、护理单元总护理人员数
护士满意度调查	护士基本需求、管理支持、团队工作、个人成长	护士满意度>45分（总分60分）	每年发放Gallup（盖洛普）Q12问卷调查表

三、护理质量管理体系的实施

> **知识拓展**
>
> 实施护理质量管理体系，按目标合理配置护理人力资源，对护士长进行岗前培训，有利于护理学科的发展及护理人才队伍的培养。持续质量改进是一种以追求更高的过程效果和效率为目标的持续活动，注重过程管理和环节质量控制。通过实施持续质量改进，护理管理者在工作中能够用科学的方法主动寻找问题并解决问题，分层次及利用参与式管理方式能最大限度地发挥护士的积极性、创造性，提高了护士的质量意识和管理能力，利于全院范围内资源共享，形成了人人参与质量管理的质量文化，提高了管理效率。

（一）质量管理指标监控

对每个护理质量管理指标建立标准化的评价清单，由护理质量管理委员会及各质量改进小组巡查和护理单元质量管理委员会自查。各级检查人员统一培训，使用统一的评价标准和检查方法，从而使评价同质化。检查结果汇报制定统一格式，内容有项目名称、检查时间、小组成员、目的、检查方法、检查结果、与基准值对照存在的问题、改进建议、持续追踪内容及方法。护理质量敏感指标和护理核心制度及安全管理指标监测由相应的委员会和质量改进小组负责，护理人员管理指标由护理副院长秘书负责监测并分析。

（二）意外事件及近似错误分析

意外事件和近似错误由发现者进行网络直报，护士长审核，护理质量管理办公室进行分类，对一般意外事件在护士长会议上进行分析；对重复发生的意外事件由相关人员组成质量改进小组进行改进；对重大意外事件立即进行根本原因分析，防止类似错误重复发生；对近似错误每半年分析一次，根据报告内容对系统、流程的潜在问题进行改进，实行前馈控制，避免发生意外事件。

（三）护理质量管理指标监控结果的处理

1. 护理质量管理委员会定期分析处理

质量指标监控结果在每季度一次的护理质量管理委员会会议上进行汇报，分析存在的问题，提出改进措施并实施。全面质量保证、患者满意度等部分质量检查结果以排行榜形式公布下发给各护理单元。

2. 护理单元质量管理委员会分析处理

护理单元对自查和上级检查发现的问题在护理单元质量管理委员会会议上进行讨论分析，提供并落实改进措施，对措施实施后的结果进行评价。

3. 持续质量改进

对多部门引起的或复杂、不易解决的问题成立质量改进小组进行持续质量改进。持续质量改进主要采用FOCUS—PDCA（发现问题、成立小组、澄清问题、原因分析、选择改进流程—计划、执行、检查、处理）模式和医院失效模式进行效应分析。项目结束后在每季度一次的护理质量管理委员会会议上用PPT（演示文档）形式汇报，对质量改进项目进行评价并进行奖励。

> **知识拓展**
>
> 护理服务质量的提高是体系运行的根本目的,加强对护理不合格率的控制是使体系平稳运行的重要方面。同时,对每位护理人员来说,体系的运行与传统的做法不同,会遇到不少阻力,进而影响护理质量。所以在体系运行过程中要对各项作业加强控制,善于发现问题,及时予以处理。

(余 瑾)

任务四 护理质量控制

任务目标

1. 掌握护理质量控制的概念和原则。
2. 掌握护理质量控制的方法。
3. 熟悉护理质量控制的过程并能进行相关设计。

一、护理质量控制的概念

控制工作是管理的重要职能之一,它是确保组织目标实现、及时纠正护理工作偏差、预防偏差发生的手段之一。

护理质量控制是有目的的管理行为。有效控制取决于两方面的因素:有明确的目的,也就是必须有明确的护理质量标准;有实现目的的相应手段,如人力、物力、财力、信息及组织机构。这两点是实现质量目标的前提和基础。

护理质量控制工作贯穿护理质量管理的全过程。
(1) 控制是质量计划实施的保证,质量计划是控制的标准和依据。
(2) 质量目标决定控制的内容,控制工作为实现目标服务。
(3) 护理工作评价的有效性与控制工作为实现目标服务。

> **知识拓展**
>
> 近年来，护士从事基础护理工作的实际时间很少，主要依靠家属及护工的现象越来越严重。但当医院要进行质量评审检查和院内交叉自查时，重表轻实，流于形式，搞突击应付检查，补写记录和编写计划，使护理计划、问题、措施、小结及健康教育等内容缺乏务实性，评审结果不能客观真实地反映护理服务质量和实际效果，存在"检查比不检查时好，白天比晚上好"的现象，患者没有真正从评审检查中获益。

二、护理质量控制的原则

护理质量控制的原则包括以患者为中心，以质量为核心，基础质量、环节、终末质量三个环节并举，自我控制与全面督导并重。

执行中，实行院长领导下的护理部—护士长—全体护士的三级质量管理监控，落实护理质量的持续改进工作，全面落实质控前移，加强专项质控，落实纠纷缺陷管理，实施安全预警管理。

三、护理质量控制的方法

（一）基础护理管理

1. 基础护理管理的内容

（1）一般护理技术管理，包括患者出院和入院处置、各种床单位的准备、患者的清洁与卫生护理、患者的生命体征测量、各种注射的穿刺技术、无菌技术、给药法、护理文件书写等管理。

（2）常用抢救技术管理，主要包括给氧、吸痰、洗胃、止血包扎法、骨折固定、心电监护、心内注射、胸外心脏按压、人工呼吸机的使用等管理。

2. 基础护理管理的主要措施

（1）加强教育，提高认识。

由于基础护理技术在护理工作中应用最多、最广泛，个别护理人员对此不够重视，自我要求不高，因此，应加强对护理人员的教育，使其不断提高对基础护理技术重要性的认识。

（2）规范基础护理工作。

1）制定基础护理操作规程：在制定操作规程时应遵循以下原则。

· 根据每项技术操作的目的、要求、性质和应该取得的效果来制定。

- 技术操作必须符合人体生理解剖特点，避免增加患者的痛苦。
- 严格遵守无菌原则。
- 必须有利于保证患者的安全。
- 必须有利于节省人力、物力、时间，使患者舒适，符合科学性原则。
- 文字应简单明了，便于护士掌握并在临床上推广。

2）加强培训、考核：通过训练和考核使护士熟练掌握每项技术的操作规程，实现操作规范化，提高效率和质量。

3）加强检查、监督：建立健全质量监控制度并认真组织落实，发现问题及时采取纠正措施，提高基础护理效果。

（二）专科护理管理

1. 专科护理的特点

专科护理是指临床各专科特有的基础护理知识和技术，具有以下特点。

（1）专业性强：专科护理技术使用范围窄，专业性强，往往仅限于本专科，有的甚至只限于某一种疾病。

（2）操作复杂：专科护理多配有仪器设备，技术复杂，操作难度大，要求高，护理人员除掌握专科基础知识和技术外，还要懂得仪器的基本原理和操作程序。

（3）高新技术多：随着科学技术的发展，大量高、新、尖的技术被用于临床诊断、治疗和护理，这就要求护理人员不断学习和掌握新的专科知识，这是专科护理技术的一个重要特点。

2. 专科护理的内容

（1）疾病护理，包括各种专科疾病护理，如心肌梗死、脑血管疾病、糖尿病等，以及各种手术患者的护理技术。

（2）专科一般诊疗技术，包括各种功能试验、专项治疗护理技术，如机械通气气道护理技术、泪道冲洗技术等。

3. 专科护理的管理原则

（1）科学性和先进性：制定的疾病护理常规应既具有科学性，又能反映当代临床护理的先进技术。

（2）适应性和可行性：制定疾病护理常规既要切合实际、实用可行，又要满足技术发展的要求，具有一定的适应性。

（3）以患者为中心：疾病护理常规的制定应以患者为中心。

（4）专科诊疗技术管理：重点抓好技术培训和技术规程建设。

1）专科护理技术培训：是专科护理管理的重点，护理部应切合实际制订专科护理技术培训计划，并保证计划的落实，提高专科护理技术水平。

2）制定各项专科诊疗技术规程：专科护理技术的专业性强，护理技术规程可由各科室根据专科特点组织技术骨干制定。

（三）新技术、新业务管理

（1）新技术、新业务的论证。对拟引进的新技术和拟开展的新业务，引进和开展前应进行系统的论证，详细了解原理、使用范围、效果等，以保证其先进性。

（2）建立审批制度。护理新技术的引进和新业务的开展必须建立一整套严格的审批制度，以利于培训学习和推广应用。

（3）选择应用对象。选择应用的对象应具备引进新技术和开展新业务的基本条件。

（4）建立资料档案。引进新技术和开展新业务的资料应及时进行整理并分类存档。

（5）总结经验不断改进。在引进新技术和开展新业务的过程中，要不断总结经验，反复实践，在实践中创新。

（四）护理信息管理

1. 信息的概念和特点

（1）信息的定义：信息泛指情报、消息、指令、数据、信号等有关周围环境的知识，通常用声音、图像、文字、数据等方式传递。信息是由事物的差异和传递构成的。

（2）护理信息的特点。

1）来源广泛：护理信息来源广泛，这些信息往往互相交错、互相影响。

2）内容繁杂：来自护理系统外部和内部的信息各不相同，内容繁多。

3）随机性大：日常护理工作中常有突发事件，有时无规律可言，需要护理人员具备敏锐的观察、判断和分析能力。

4）质量要求高：许多护理信息直接关系到患者的健康和生命，对及时、准确、完整性、可靠性要求都很高，容不得一丝马虎。

2. 护理信息管理的内容

（1）护理信息的收集：护理信息的收集是护理信息管理的基础。护理信息可以从院内采集，如护理工作的各种报表、其他辅助科室的统计数字等。

（2）护理信息的处理：在收集护理信息的基础上，通过对信息的处理来实现对信息的管理，通过对原始信息进行加工、整理、分析等，做到去粗取精、去伪存真，从而有利于信息的传递、储存和利用。

3. 护理信息管理的措施

（1）护理部应组织学习护理信息管理的有关知识，加强对护理信息管理重要性的认识，自觉地参与护理信息管理。

(2)护理部应健全垂直护理信息管理体系,做到分级管理,实行护士—护士长—科护士长—护理部主任负责制。

(3)加强护理人员的专业知识、新业务、新技术的学习,提高护理人员对信息的收集、分析、判断和紧急处理的能力。

(4)各级护理管理人员应及时传递、反馈信息,经常检查和督促信息管理工作。

(五)预防护理缺陷的管理

1. 概念及评定标准

(1)医疗事故。

1)医疗事故概念:医疗事故是指医疗机构及其医务人员在医疗活动中违反医疗卫生管理法律、行政法规、部门规章和诊疗护理规范、常规,过失造成患者人身损害的事故。

2)医疗事故分级:一级医疗事故为造成患者死亡、重度残疾的;二级医疗事故为造成患者中度残疾、器官组织损伤导致严重功能障碍的;三级医疗事故为造成患者轻度残疾、器官组织损伤导致一般功能障碍的;四级医疗事故为造成患者明显人身损害的其他后果的。

具体分级标准见卫生部(现卫健委)颁布的《医疗事故分级标准(试行)》。

(2)护理缺陷:护理缺陷一般是指在护理活动中发生技术、服务、管理等方面的不完善或过失的情况。它是影响医疗、护理质量的重要因素。

2. 常见的护理缺陷

(1)违反护理规范、常规。

(2)执行医嘱不当。

(3)工作不认真,缺乏责任感。

(4)护理管理不善造成的缺陷。

3. 管理要点及防范措施

(1)对护理人员加强责任心教育,防止发生缺陷。

(2)发挥护理指挥系统的管理职能作用,建立分层质控和管理程序。

(3)严格贯彻操作规程和各项查对制度。

(4)提高护理人员的业务能力和技术水平,注意护理人员个人素质的培养。

(5)抓好易发生缺陷的薄弱环节和关键环节。

(6)保证临床护理教学质量,防止实习生发生护理缺陷。

(7)完善护理记录,加强病案保管。

(8)建立护理缺陷登记报告制度,发生护理缺陷后,要积极采取补救措施,以减少或消除护理缺陷所造成的不良后果。

(9)发生护理缺陷的各种有关记录、检验报告及造成事故的药品、器械等均应妥善保管，不得擅自涂改、销毁，准备鉴定。

（10）护理缺陷出现后要正确、及时处理，认真严肃，实事求是，重在总结教训、接受教育。

四、护理质量控制的过程

（一）建立完善的护理质控管理体系，发挥经济杠杆作用

医院成立由护理部、质控和院感办组成的护理质量管理与控制检查组，拟订并实施护理质量考核方案，充分发挥奖金的经济杠杆作用，促进护理质量管理的展开。采取每个月定期与不定期结合方式深入科室检查工作质量1~2次，主要从病区管理、急救物品、分级护理、护理文书、消毒隔离、护理操作和患者满意度等方面进行检查，重点是加强缺陷控制，加强重点科室、重点环节、重点时段、重点患者及重点护士的护理安全管理，将质控检查结果按护理质量考核方案计算，绘制全院护理质量绩效考核汇总表予以公示告知，并与个人劳务收入及年度考核挂钩，实行"月评比、季小结、年总结"，奖优罚劣，让护士人人关心质量和参与管理。

（二）更新质量管理理念，加强护理安全管理

1. 护士要加强法律知识学习，提高安全、风险和自我保护意识

调查表明，护士对民事诉讼和医疗诉讼的平均知晓率仅为39.75%。护士没有充分认识到护理工作的每一个环节都存在法律问题，在工作过程中往往只从患者的角度考虑问题，而忽视了潜在的法律问题，对一些可能引发护理纠纷的问题认识不足。因此，护士学法、知法、守法、依法行事，提高安全、风险和自我保护意识迫在眉睫。可行的做法是：加强新护士的岗前法律知识学习和培训、在职护士的法律知识继续教育和实例分析，以及邀请法律专家到院开展讲座。

> **知识拓展**
>
> 随着护理模式的转变和新《医疗事故处理条例》的出台与实施，患者的维权意识不断提高，护理工作的难度和压力越来越大，再加上护理人员不足、护士长期处于超负荷工作状态等，护士职业倦怠情况的发生率有所增加。

2. 严格执行规章制度，认真做好"三查八对一注意"核查工作

护士是医疗队伍中的一个特殊群体，其职能发挥的强弱对整个医疗服务质量起着举足

轻重的作用。"三查八对一注意"（三查：在操作前、操作中、操作后进行三次检查。八对：对患者的床号、姓名、药名、剂量、浓度、时间、用法和药品有效期进行严格核对。一注意：在执行操作后注意患者的反应，确保患者安全。）是护士进行任何治疗操作前必不可少的重要环节，护士严格执行每项治疗操作，就是将安全提升到最优先地位的一种行为。

3. 夯实基础护理，规范服务行为，严把"三关"

做好基础护理是护理服务质量高的重要保证。护士在给患者提供服务时，应树立"以患者为中心"意识，做到文明礼貌、举止文雅、言语亲切，多与患者沟通交流，在做每项治疗操作前，要给患者讲明治疗目的、药物作用，以及可能出现的问题等。当患者提出疑问时，应用通俗易懂的语言，并结合患者的实情予以说明。对某些患者的过激言语和行为，应心平气和地解释、安慰，多体谅患者，取得患者的支持与配合，提高患者的信任度和满意率，从而达到护理安全的目的。要严把"三关"，即把好新护士（合同护士）、实习护士入科关，把好医护配合关和交接关，以降低护理风险。

4. 合理排班，熟悉各种应急预案与处理程序，做好预防措施及对策

护士长应合理排班，注意新老护士搭配及能力强弱互补，有利于骨干护士与各层次护士能力的发挥，以提高护理工作效率。定期组织护士进行专业知识学习，加强护理技能操作培训和各种应急预案与处理程序的演练，加强安全教育，严格质控标准，对存在的问题及时分析、纠正和总结，最大限度地降低护理风险，从而不断提高服务质量。

（三）进一步完善质控管理，持续改进护理质量

1. 完善护理质控管理环节

按计划（P）、执行（D）、检查（C）、处理（A）的管理程序进行质控活动，通过及时质控、评价、反馈，发扬好的方面，找出不足之处，提出改进措施，再转移到下一个PDCA循环中，以达到持续改进护理质量和力争护理质量"零缺陷"的目的。

2. 深入科室现场督导，发现问题及时纠正

医院选择临床经验丰富且认真负责的高年资护士组成护理质量督导组，其成员经常深入科室现场督导，以提高护士对护理质控重要性的认识，也让护士明白，保证护理质量既是为了保证患者安全，也是为了保护自己。

3. 鼓励护士积极参与护理质量管理

让护士理解自身服务的价值和其工作的重要性及意义，可激发其工作积极性、主动性和创造性，自觉地寻求更完美的工作方式，以不断提高护理工作质量，从而达到全员关心质量、人人参与管理的目的。

（姜薇薇）

任务五　护理质量评价

任务目标

1. 了解护理质量评价和评价指标。
2. 掌握护理质量评价指标体系的构成。
3. 掌握护理质量评价方法。

一、护理质量评价和评价指标的概念

（一）护理质量评价

1. 要素质量评价

要素质量评价的着眼点建立在护理服务的组织结构和计划评价上，即执行护理服务的背景方面，包括组织结构、物质设施、资源和仪器设备及护理人员的素质，具体表现如下。

（1）环境：患者所处环境的质量是否安全、清洁、舒适，以及温度、湿度、清洁度等情况。

（2）护理人员工作安排：如是否选择了合理的护理方式、人员质量（资历）是否合乎标准等。

（3）器械设备是否处于正常的工作状态：包括药品、物资基数及保持情况，要根据客观标准数量进行检查计量。

（4）病房结构、患者情况、图表是否完整等。

要素质量基本内容的几个方面均应列入质量评价的范围。

知识拓展

护理质量评价是保证高护理质量的关键，也是护理质量管理的重要步骤，通过评定可以了解和掌握护理工作质量、工作效率和人员情况，为以后的管理提供信息和依据。

2. 环节质量评价

环节质量评价即护理过程评价。这类标准可以评价护士护理行为活动的过程是否达到质量要求，可按护理工作的功能和护理程序评价，具体包括七个方面，即：①正确执行医嘱方面；②病情观察及治疗结果反应观测方面；③对患者的管理；④对参与护理工作的其他医技部门和人员的管理；⑤护理报告和记录的情况；⑥应用和贯彻护理程序的步骤和技巧；⑦心理护理、健康教育、身体和感情健康的促进方面。

3. 终末质量评价

终末质量评价是评价护理服务的最终结果，评价护理服务结果对患者的影响，即患者得到的护理的效果。根据现代医学模式要求，终末质量应从生理、心理、社会等方面加以考虑，但这方面的质量评价比较困难，因为影响因素较多，有些结果不一定反映护理工作的效果，如住院天数等。

（二）护理质量评价指标

1. 工作效率指标

这类指标基本上是工作量的指标，是表明负荷程度的，大体包括：护士人数、护士平均床位工作量、开展床位数、收治患者数、平均床位工作日、重症护理日均数及重症护理率、一级护理（特护）工作指数、抢救指数、护理工作处置量、教学培训人次数、科研革新数、论文撰写发表数、卫生宣教、好人好事、表扬批评人次数等。

2. 工作质量指标

这类指标还未形成完整的标准体系，大都偏重于临床护理工作质量，如护士培训率、考试及格率、病房管理合格率、护理事故及严重差错控制率、陪住率等。

对护理质量做指标评审时，除应注意评审机遇要相等外，同时要注意分析被审对象的工作负担、人力结构、物资设备条件是否合理。尤其是人力结构，因为工作质量与人员的定额必须相适应，这是坚持实事求是质量管理的重要方面；同时要对与质量管理有关的质量指标进行统计计算。

二、护理质量评价指标的设置原则

护理质量评价指标的设立是一项复杂的系统工程，要紧紧围绕护理质量评价的目的来设置。一项质量评价指标就是一项原则、程序、标准、评价尺度或其他能保证提供高水平护理的测量手段，是反映护理工作质量特性的科学概念和具体素质的统一体。因此，每一项指标的设置都应建立在科学、充分的论证和调研，以及对收集的数据进行准确统计分析的基础上。指标的设置除了遵循科学性原则外,还应遵循以下原则。

(1) 实用性和可操作性,即确定的指标应能切实反映护理质量的核心,能合理解释护理质量现象,同时应考虑到质量管理的成本因素。指标的概念和原理要便于理解,指标的计算公式、运算过程也要简单实用。

(2) 代表性和独立性,即选择能反映目标完成程度的指标,如患者满意度较好地反映了服务水平、技术水平和管理水平,具有一定的代表性。指标还应具有独立的信息,互相不能替代。

(3) 确定性和灵敏性,即指标必须客观、确定、容易判断,不受检查人员的主观因素影响。某些需要现场检查判定结果的指标,如基础护理合格率、病区管理合格率、护理文书合格率,由于评价结果容易受检查人员主观因素的影响,故确定性较差,必须通过合理的设计调查和正确的统计学处理,以提高其确定性。对于需要通过向患者发放调查问卷才能取得数据的指标,如患者满意度,只有经过严格设计的调查方式和统计方法取得的数值才具有说服力。指标还应有一定的波动范围,以区别质量的变化。如抢救物品完好率多为100%,其灵敏度较差,达不到比较评价的作用。

评价指标的筛选可采用:①专家咨询法;②基本统计量法;③聚类分析法;④主成分分析法;⑤变异系数法。

三、护理质量评价指标体系的构成

按管理层次,护理质量评价指标体系可分为医院间评价指标体系和医院内评价指标体系。美国学者 Avedis Donabedian 于1968年首次提出质量评价的3个层次,即卫生服务系统的基本框架是结构质量、过程质量和结果质量的动态构成。护理质量评价指标体系包括要素质量、环节质量和终末质量。

(一) 要素质量

要素质量是指提供护理工作的基础条件质量,是构成护理服务的基本要素,内容包括:人员配备,如编制人数、职称、学历构成等;技术质量、仪器设备质量、药品质量、器材配备、环境质量(设施、空间、环境管理);排班、值班传呼等时限质量;规章制度等基础管理质量。

1. 机构和人员

建立健全与等级医院功能、任务和规模相适应的护理管理体系。可设置2~3级质控组织,即护理部专职质量监控组、科护士长级质量监控组、护士长级质量监控小组,定期进行质量控制与改进活动。护理人员编配合理,在数量和质量上符合卫健委规定标准,如护理人员占全院卫生技术人员百分比、医护比、床护比、医院和病区主管护师以上人员构成比、大专以上学历人员构成比、具有职业资格护士构成比等。

2. 环境、物资和设备

此项反映医院设施、医疗护理活动空间、环境卫生检查、护理装备水平及物资设备等的合格程度。如各护理单元是否安全、整洁、舒适、便捷，床单位设备是否齐全，护士站离重患者单元的距离远近等，以及常规物品器械消毒灭菌合格率、每年引进护理新仪器设备总值或占全院构成比、护理物资设备完好率、急救物品完好率等。

3. 知识及技术

知识及技术反映护理业务功能与水平、开展的技术服务项目及执行护理技术的合格程度，如护理人员"三基"水平达标率、护理人员年考核合格率、护理人员年培训率、开展整体护理病房构成比、年发表论文数、年科研成果或革新项目数等。

4. 管理制度

管理制度包括护理工作有计划并按计划落实，规章制度健全并严格贯彻执行，护理资料齐全并尽量实现计算机管理，如年计划目标达标率。

（二）环节质量

环节质量管理注重在护理工作的过程中实施控制，将偏差控制在萌芽状态，属前馈控制。目前国内医院进行护理环节质量评价最常用的指标主要包括以下两类：患者护理质量指标、护理环境和人员管理指标。部分医院还增加了一些反映护理观察和诊疗处置及时程度的指标，如护理处置及时率、巡视病房及时率、输液患者呼叫率等。

（三）终末质量

终末质量评价是对患者最终的护理效果的评价，属于传统的事后评价或反馈控制。这些指标的主要特点是从患者角度进行评价。常用指标包括：年度压疮发生数、年度护理事故发生次数、年度严重护理差错发生率、年度护理差错发生率、抢救成功率、出院患者对护理工作满意度、患者投诉数、护患纠纷发生次数等。有研究者认为，护理效果的评价应从对患者产生的结果和对医院的影响两方面进行分析，前者包括临床护理效果、患者满意率和健康教育效果，后者包括对医院质量、医院形象和医院经济效益等方面的影响。为了全面反映护理服务的质量要求，一般采用要素质量、环节质量和终末质量相结合的评价，三者的关系应是：着眼于要素质量，以统筹质量控制的全局；具体抓环节质量，以有效实施护理措施；以终末质量评价进行反馈控制。

> **知识拓展**
>
> 护理质量标准体系及包含的指标要求是会随着医院管理和护理专业水平的发展不断修订和完善的，是不断变化的。根据医院分级管理标准，不同等级医院的护理质量标准及指标略有差异。

四、护理质量评价方法

（一）建立质量管理机构

质量管理和评价要有组织保证，落实到人。我国的医院一般是在护理部下设立质量督导科（组）或质量管理委员会。质量督导科（组）是常设机构，配备1~3名高年资护理人员；质量管理委员会是临时机构，一般由护理部主任（副主任）领导，各科室护士长参加，分项（如护理理论、临床护理、文件书写等）或分片（如门诊、手术室等）检查评价，多采用定期自查、互查互评或上级检查方式进行。院外评价经常由上级卫生行政部门进行，并联合各医院评价组织对医院工作进行评价，其中护理评审组负责评审护理工作质量。

（二）加强信息管理

信息是质量管理的重要基础，是计划和决策的依据。护理质量管理要靠信息的正确与全面，因此要注意信息的获取和应用，对各种信息流进行集中、比较、筛选、分析，从中找出干扰质量的主要的和一般的、共性的和特性的因素，再从整体出发，结合客观条件做出指令，然后进行反馈管理。医院管理水平的提高和医疗质量的持续改进必须应用多元质量管理工具进行追踪与分析，主要包括追踪方法学、质管圈、根本原因分析、失效模式分析和标杆管理等。以PDCA循环及全面质量管理为基石，在评价前期、评价期和评价后期分期突显各自的侧重点，且三期之间环环紧扣，以引导和实现医院的科学管理和医疗质量的持续改进。

（三）采用数理统计指标进行评价

应建立反映护理工作数量、质量的统计指标体系，使质量评价更具有科学性。但是，运用统计方法，要注意统计资料的真实性、完整性和准确性，注意统计数据的可比性和显著性。按照统计学的原则，正确对统计资料进行逻辑处理。

由于评价结果易受检查人员主观因素的影响，因此通过合理设计和正确的统计处理可提高确定性。评价指标的筛选可选用专家咨询法、基本统计量法、聚类分类法（将评价指标分类，选出具有代表性的指标，以减少评价信息的交叉重复）、主成分分析法（将多个相关评价指标合成转化为数个相互独立的主成分,并保留大部分信息)、变异系数法,筛除迟钝和过于敏感的指标。近年来,护理研究者对评价指标的筛选、指标权重确定的方法做了进一步探讨和研究。于秀荣和孙琳运用对比排序法确定了专科护理质量评价指标的权重;杨翔宇运用专家咨询法对医院感染评价指标进行筛选并确定了指标权重;王建荣等运用层次分析法设立了医院护理过程质量综合评价指标的权重值;侯小妮采用界值法完成了综合医院护理质量评价体系指标的筛选。目前主要的质量评价方法还包括秩和比法、指数法、TOPSIS(双基点)法、模糊综合评判法、密切值法和相对差距和法等。

(四)几种常用的评价形式

常用的评价形式有同级之间评价、对上级工作的评价、对下级的评价、服务对象评价(满意度)、随机抽样评价。

(五)评价的时间

1. 定期检查评价

综合性全面定期检查评价:可按季度或半年、一年进行一次,由护理部统一组织,全面进行检查评价,但要注意也要掌握重点单位、重点问题。专题对口检查评价:根据每个时期的薄弱环节,组织对某个专题项目进行检查评价,时间随任务内容而定,由质量管理人员按质量标准定期检查。

2. 不定期检查评价

不定期检查评价主要是各级护理管理人员、质量管理人员深入实际随时按质量管理标准要求进行检评。

五、护理质量评价中的误差分析

评价误差是指评价结果与实际工作质量之间存在的差距。评价工作过程中许多主观、客观因素,如评估程序不规范、评价方法不得当、评价标准掌握不严格、凭主观感觉或第一印象、融入情感因素等均可造成误差。误差的形成会不同程度地影响评价结果的客观、公平、公正和工作人员的积极性。为了防止或尽可能减少评价中的误差,提高评价信度与效度,护理管理者应重视对评价人员的挑选与培训,本着科学、严谨、实事求是的态度实施评价工作。护理管理者总结分析了评价工作中常见的误差与效应。

(一)宽厚误差

宽厚误差在管理实践中最为常见,就是将工作质量基本上定为合格。其主要原因是评价标准定得偏低，其次是评价者为了减少护理人员的压力而对标准掌握得过松。

（二）苛严误差

这种误差与宽厚误差相反，是将护理工作质量都评为不合格，其原因是质量标准定得过高。

（三）近期误差

近期误差是评价者对被评估的近期工作质量印象深刻，而忽视了前期的工作质量也在评价期内，以近期的记忆替代了被评估的整个过程中的工作质量。

（四）偏见误差

偏见误差是评价者在评估过程中融入了个人情感因素而造成对工作质量评价偏高或偏低。此外，平均主义、论资排辈、嫉能妒才等传统观念也会影响评价结果。

（五）光圈效应

光圈效应是评价者对被评估人的某种特征有特别印象而影响到对该人的整体认识，以偏概全。这是一种十分微妙的社会心理现象，往往会不知不觉地影响评价者的判断方向。

（六）触角效应

触角效应是指对工作实绩评价过低的现象。如一个全年表现超越平均水准的护理单位或人员，可能因一时与评价者的意见相左而得到较低的评价；一个表现优越的员工，可能因为没有按照主管的理想去表现而得到较低的评价。

（七）暗示效应

暗示是一种特殊的心理现象，是人们通过语言行为或某种事物提示别人，使其接受或照办而引起的迅速心理反应。评价者在领导或权威人士的暗示下，很容易接受他们的看法而改变自己原来的观点，就可能造成评价误差的暗示效应。

（八）后继效应

当对多个评价者依次进行评价，或者对绩效的各个方面先后进行评价时，先前评价结果对随后评价的影响称为后继效应。如在评比中，评委总是将第一位参评者的成绩作为参照，在给其他参评者评分时既不会评分太高，也不会评分太低，这就是后继效应的表现。

（九）自我中心效应

自我中心效应是指评价者以自我感受代替绩效标准进行评价，有两种类型：一种是对比型，表现为评价者拿被评估者与自己相比较；另一种是相似型，表现为评价者寻找评价对象与自己相似的地方进行评价。

案例评析

实践内容

某部队医院由于精简整编，军人护士逐年减少，聘任护士大量增加，随之而来的问题可能是聘任护士影响护理质量的提高，不能适应医院快速发展的需要。护理部对此非常重视，加大了管理力度，采取三级质控，适时进行质量监控，分析原因，改进工作，收到了较好的效果。但如何才能在现有基础上使护理质量稳中有升，得到持续改进，满足患者需求？

评析

该部队医院在质量管理控制过程中应注意相关关键环节，建立良好的质量控制体系，获得较好的质量控制效果。在管理过程中，应注意建立完善的护理质控管理体系，发挥经济杠杆作用；更新质量管理理念，加强护理安全管理；进一步完善质控管理，持续改进护理质量。完善护理质控管理环节，要注意深入科室现场督导，发现问题及时纠正，同时鼓励护士积极参与护理质量管理。

实践模拟

假如你是某护理部的护士长，你会怎样构建质量管理体系？你认为在质量管理过程中应注意哪些关键环节？

（余文思敏）

思考与练习

一、名词解释

1. 质量　2. 质量管理　3. 质量体系　4. 质量控制

二、选择题

1. 质量观的演变历程依次为（　　）。
   A. "适用性质量"阶段—"符合性质量"阶段—"满意性质量"阶段—"卓越性质量"阶段
   B. "符合性质量"阶段—"适用性质量"阶段—"满意性质量"阶段—"卓越性质量"阶段
   C. "符合性质量"阶段—"适用性质量"阶段—"卓越性质量"阶段—"满意性质量"阶段
   D. "适用性质量"阶段—"符合性质量"阶段—"卓越性质量"阶段—"满意性质量"阶段

2. "卓越性质量"的衡量依据有（　　）。
   A. 体现顾客价值，追求顾客满意和忠诚　　B. 降低资源成本，减少差错和缺陷
   C. 降低和抵御风险　　D. 以上都是

3. 以下属于质量策划的是（　　）。
   A. 服务策划　　B. 管理和作业策划
   C. 编制质量计划和做出质量改进规定　　D. 以上都是

4. 质量的含义一般包含（　　）。
   A. 规定质量　　B. 要求质量　　C. 魅力质量　　D. 以上都是

5. PDCA循环第一阶段第四步制定相应的管理措施应回答内容为（　　）。
   A. 为什么要这么做（Why）
   B. 做什么（What）
   C. 谁来做（Who）
   D. 什么时间做（When）和在什么地方做（Where）

6. PDCA循环的特点是（　　）。
   A. 完整性　　B. 大环套小环，小环保大环
   C. 不断循环，不断提高　　D. 统一性
   E. 连续性

7. 以下属于护理质量评价对象的是（　　）。
   A. 护理项目　　B. 患者满意度
   C. 护理人员满意度　　D. 医院护理质量管理体系
   E. 社会效应

8. 护理基础质量管理的基本要素包括（　　）。

A. 仪器设备　　　　　　B. 时间

C. 人员　　　　　　　　D. 医疗护理技术

E. 药品物资

9. 护理质量常用的评价形式有（　　）。

A. 医院外部评价　　　　B. 上级评价

C. 同级评价　　　　　　D. 自我评价

E. 服务对象评价

项目七 医疗护理风险与安全管理

随着我国市场经济及医疗技术的快速发展、人民生活水平的提高、人们生命价值观和健康观的转变，就医患者的法制意识和自我保护意识不断增强，医疗护理风险事件、患者不安全因素在不断增加，医院医疗护理服务过程中的安全隐患和盲点及医患、护患关系，已经引起了社会的普遍关注。

近几年来，医患、护患关系恶化的问题，已成为全国各地的一个普遍现象。只有从前瞻性管理上控制医疗护理不安全因素的出现，才能有效地预防医疗护理风险，防患于未然，降低医疗护理风险，为患者提供安全、有序的优质医疗护理。

案例导入

2012年，26岁的杜某怀上了双胞胎。11月4日，她住进了中日友好医院，此时的孕期只有33周。11月9日下午2时，两个男孩剖宫产出生。由于早产，两个孩子出生后体重偏轻，被放入暖箱进行监护。老大吃奶较慢，医护人员在其鼻孔里插了一根鼻饲管，通过鼻饲管来输送营养。孩子放在暖箱，手脚没有捆扎。医院方面表示捆绑是不科学的，但孩子的家人认为，鼻子中插着鼻饲管，不捆绑是很危险的。

11月11日晚上，医生突然通知杜某，说孩子病危，怀疑是脑出血、大脑缺氧。孩子抢救过来了，但长到6个月后，杜某发现，老二活泼好动，而老大则连坐都不会，甚至不会爬，还经常抽搐。

2013年6月，杜某带老大到中日友好医院检查，经查是脑发育不良可能性比较大。后经确诊，孩子脑发育不良，脑白质少，属于重度脑瘫。医生分析原因说，初生儿只要窒息过几秒钟，就足以造成这样的后果。

2015年2月12日，北京市医疗事故鉴定委员会出具了鉴定书，认为患儿脑异常改变不能用先天脑发育不良解释，而与患儿缺血缺氧有关。中日友好医院对患儿出生后出现抽搐未给予高度重视及监测，未做相应临床检查，未做详细的鉴别诊断，临床可疑颅内出血后仅对症治疗，亦未向家属做明确的病情交代，与患儿目前出现的重症脑瘫、智力低下有一定的关系，委员会认定属于三级医疗技术事故。

2015年6月5日，杜某夫妇将中日友好医院告上法庭。他们认为，医院对孩子护理不妥、监护不周，特别是未给暖箱中的孩子进行捆扎，当时造成孩子窒息以至病危。在抢救过程中，主治医生又违反操作规程，给孩子带来严重后果，并对患者家属隐瞒事实真相，因此，要求中日友好医院赔偿400万元。

第一次庭审中，医院提出，孩子所患颅内出血、脑瘫是由于其自身原因所致，并申请重新鉴定。北京市法庭科学技术鉴定研究所重新鉴定后，法院再次开庭。

根据法庭委托，北京市法庭科学技术鉴定研究所于2016年7月10日做出了法医学鉴定意见书，指出王××（患儿）症状以内在因素为主，但医生对新生儿处置不当，导致对其抽搐、呼吸暂停等缺氧症状的控制不良，并致使新生儿在关键治疗期缺氧症状长时间持续存在，是造成其脑损害程度进一步加重的原因。此外，出院后的院外治疗情况有可能成为其脑损害加重的因素之一。然而，这样的一份鉴定结论，双方似乎都不满意。

思考与讨论：

（1）在这起医疗纠纷中存在哪些与医疗护理工作有关的法律问题？

（2）如何避免和正确处理医疗纠纷？

任务一　医疗护理风险管理

任务目标

1. 掌握医疗风险的概念及现状。
2. 了解医疗护理风险管理目标。
3. 掌握医疗护理风险管理程序及医疗护理风险管理的主要内容。
4. 熟悉常见医疗护理风险的相关因素。

5. 掌握医疗护理风险管理的重要性。

一、医疗风险概述

(一) 医疗风险的概念

医疗风险广义上是指存在于整个诊疗过程中的可能会导致损失和伤残事件的不确定性和可能发生的一切不安全事件，如医疗事故、医疗差错、医疗意外及并发症等。另一种观点认为，医疗风险是指在诊疗护理中发生的非故意、非预期、非计划的医疗意外而造成的患者机体损伤，它与诊疗护理中的医者过失而造成的医疗事故（医疗差错）是不一样的，这是一种狭义的医疗风险概念。但从实际发生的、客观存在的对患者的损害结果来看，医疗风险应当包括医疗事故、医疗差错等一切可能对患者造成损害的医疗事件。

医院的各个工作部门、各个工作环节都存在潜在的医疗风险，如院方由于对自身利益的切身保护，有意或无意回避患者的正当要求而引发的风险；患者及其家属对院方期望过高，当主观愿望与现实产生差距时，采取过激行为引发的风险；部分患者及其家属缺少道德与诚信，无理取闹造成的风险；药品出现不良反应引发的风险等。对医疗风险，患者担心，医生担心，医院担心，药品和医疗器械生产厂家也担心。在医疗实践中正确认识和管理医疗风险，提高医疗护理质量，解除医院和医务工作人员的后顾之忧，已经成为亟待解决的问题。

(二) 常见医疗风险的现状

1. 医院医疗管理方面

（1）风险管理欠规范。首先，医疗流程上有漏洞：各类疾病收治、治疗标准、程序不健全，一些新开展的技术项目或侵入性操作无规范的统一标准。其次，制度上有缺陷：医疗活动保障制度、医疗风险预警报告制度等不完善。另外，质量管理机制不健全：院、科两级医疗质量管理组织不健全，出现医疗问题后隐瞒不报，从而造成信息阻断，切断了系统安全链，无法了解客观事实，无法着手研究分析，更不能提出相应的改进措施。还有就是医疗机构的社会责任与经营压力导致各科室过分重视效益，无序竞争，只强调本科室的发展，不重视风险增长的危险。

（2）管理知识、法律和法规知识缺乏。大部分临床管理人员没有接受系统的管理知识培训，部分医护人员对卫生法律、法规掌握得不好，依法管理、依法执业的意识不强，是导致医疗纠纷发生的重要因素。

2. 医务人员方面

（1）医务人员理论水平和技术不过硬，医患沟通欠技巧。部分医务人员法律意识淡漠，工作缺乏慎独精神，对核心制度执行不力。医疗文书记录普遍存在重治疗用药、轻病情观察描述的现象。

（2）部分医务人员有临床违规行为，比如病史不详，检查不全；病情危重，术前失备；推诿拒治，错失治疗良机；探查不细，漏诊延误；术后欠观察，病情恶化；无菌操作不严，存在医源性感染的潜在风险等。

（3）嘈杂的工作环境、高强度的工作、高度集中的精神状态导致部分工作人员身心疲惫、注意力分散、记忆力紊乱甚至遗忘，由此引发医务人员的临床失误，使他们在制订和执行具体的诊疗计划时发生错误。

3. 就医群体方面

（1）患者及其家属期望值过高，医疗技术的进步不可能与他们的期望值同步，资讯发达也使患者对医疗过程的参与意识及知情同意的要求不断加强。

（2）患者及其家属对医疗过程中存在风险的事实认识不足甚至完全忽略，很多患者错误地认为只要来到医院就等于把自己由于疾病产生的危险转嫁到了医院或医生身上，一些媒体的不当报道又把医患关系推到了信任危机的边缘。

（3）部分患者及其家属缺少道德与诚信，在利益驱动下，为获取不正当利益或免付医疗费用而无理取闹。

4. 社会因素

（1）社会的发展和各类法律、法规的颁布和实施，使得人们的维权意识增强，患方的诉讼难度和诉讼成本降低，这些变化客观上强化了某些风险因素。医疗事故范围扩大，由补偿性质变为赔偿性质，与其配套实施的举证倒置，以及患者知情权、病历复制权等也加大了医疗行业的风险。

（2）在不当利益的诱惑下，一些社会投机分子兴风作浪，导致医闹日益产业化。

二、医疗护理风险管理的目标

医疗护理风险管理是指医疗护理活动中，对现有和潜在的风险进行识别、分析、评估和处理，有计划和有组织地减少和消除风险的发生，降低风险事件造成的不利影响和经济损失。

风险管理的目的是通过风险的预防、控制与规避，降低风险成本，实现企业价值和商业利润的最大化。伴随着"三医"改革的进行，医疗服务行业仍然具有一定的社会福利性质，其根本任务是保障广大人民的健康，始终应以社会效益为第一位，尤其是非营利性医院。所以，医疗风险管理的首要目的是尽可能地减少医疗服务过程中的各类危险因素，确保诊疗服务的安全性和治疗的有效性。其次，为了医院自身的生存和发展，医疗风险管理必须尽可能地降低风险事件的发生对医院造成的经济损失，减少医院经营管理中的风险成本。

同时，医疗风险管理还应该充分考虑到不必要的医疗纠纷对医院造成的间接损失，通过积极改善服务态度、不断提高医疗质量、加强风险防范来减少纠纷的发生。医疗风险管理不应该，也不能够和医疗质量管理割裂开，在国外二者多是同步实施，美国医疗机构评审联合委员会（JCAHO）在1995年的医院评审标准中，强调风险管理活动是医疗质量改进工作的一部分。

三、医疗风险管理的程序

（一）医疗风险的识别

医疗风险识别是对潜在的和客观存在的各种医疗风险进行系统的、连续的、动态的识别和归类，并分析产生医疗风险的原因。医疗风险识别是医疗风险管理基本程序的第一步，也是管理工作的基础，其主要任务是分析、识别医疗服务过程中可能出现的风险事件。其识别内容包括：医疗机构内部环境、法律环境、社会环境。内部环境由医务人员专业技术水平、职业道德水平、医疗设施和管理制度等构成。医疗风险来源、损害程度也受法律环境的影响。比如2002年9月1日施行的《医疗事故处理条例》明确规定了医疗事故的概念，医疗事故的范围比以前扩大了，医疗事故由补偿性质转变为赔偿性质，举证倒置、患者知情权、病历复制权等客观上增加了医疗风险管理的难度。社会环境包括人们对医疗风险的认识程度、对医疗服务结果的期望值、法律意识、维权意识、行为方式和舆论导向等。医疗风险识别的主要风险类别包括医疗责任风险和经济损失风险。医疗风险的常用识别技术有工作流程图法和调查法。前者对整个机构运行的综合流程图，以及高风险部分的详细流程图进行分析，分析各环节可能发生的风险事件；后者通过制作调查问卷调查风险事件和事件关键人员，把握可能发生的风险信息。

（二）医疗风险的评估

医疗风险的评估就是测定医疗风险发生的概率及其损失程度，是在医疗风险识别的基础上进行的。通过风险识别获取相关的风险因素、风险程度、风险性质等数据，运用概率论及数理统计等方法对风险进行描述、进行估计，为风险管理提供决策依据。有关医疗风险评估指标体系构建的研究目前尚未见详尽、完善的报道，这也是今后研究的方向。有学者在做医院补偿机制研究中，对手术项目的医疗风险大小采用专家咨询，对各项手术风险进行环比，求出不同手术项目风险的环比倍数并进行数学处理后估计手术风险，为今后此方面的研究提供了思路。

知识拓展

护士匆忙撞倒老人，法院判决医院赔偿住院。
患者深夜坠楼身亡，医院未尽责被判赔偿4万元。
住院老人溜回家后猝死，法院判医院赔2万元。
老人自拔呼吸套管死亡，家人向医院索赔31万元。
病床栏断患者摔昏获赔4万元。
患者如厕摔死被定医疗事故，阜外医院需赔5万元。
姓名差一字护士打错针，家属提出5万赔偿。

（三）医疗风险的处理

医疗风险的处理是风险管理的核心内容，是针对经过风险识别、风险评估后的风险问题采取措施。常用的医疗风险处理策略如下。

（1）风险教育：提高相关人员对医疗风险的认知水平，增强责任感和防范意识，用已发生的风险事件作为教材更是常用的手段。

（2）风险预防：采取相应的措施预防风险事件的发生，包括完善管理制度，提高医务人员的诊疗水平、风险意识，加强设备维护等。

（3）风险回避：减少甚至停止开展具有极高风险的医疗服务项目，不开展不具备诊疗条件的项目。

（4）风险转移：转移并不是让风险发生的概率降低，而是改变不同主体对风险的分担状况。对于医疗责任风险必要时可以通过执行外院专家会诊、上级医疗机构专家组会诊、转诊到外院等会诊制度转移或分担责任、减少风险。对于经济损失风险可以通过购买医疗责任保险、附加医疗意外保险、一定区域范围内多家医疗机构及个人等筹建医疗风险基金或准备金等方法进行转移。

（5）风险自留：是指医院自己承担医疗风险所造成的部分或全部损失，这是目前我国大部分医院采用的风险管理方法。当风险发生频率不高，预计赔偿额度在医院支付能力之内，且无法用风险回避、风险转移等手段应对时可采用风险自留的方法。风险发生的频率增高、赔偿数额增大时，单纯自留风险往往会给医院带来巨大的经济损失。所以，医疗风险的处理策略往往需要根据风险的类别、可能导致损害的程度、医院抵御风险的能力等综合应用、不断调整，这样才能防范、减少、控制风险，将风险造成的损失降到最低。

（四）医疗风险管理的效果评价

医疗风险管理的效果评价是指对风险处理手段的适用性和效益性进行分析、检查、修正和评估，为医疗风险管理的下一循环周期提供依据。看风险处理方案是否最佳、风险管理效益是否良好，主要看其能否以最小的成本取得最大的安全保障。

四、医疗风险管理的主要内容

医疗风险管理的内容极为复杂多样，不同规模、不同服务对象、不同地域的医院，不同专业的科室，其风险管理的侧重点不同。医疗风险管理主要包括以下五个方面的内容。

（一）医疗护理工作

医疗护理工作风险管理的主要内容有：制定院、科两级专业技术责任制度；实施临床程序守则，以减少不同单位临床做法上的差异；实施急症分流制度，使患者尽快得到救治；制定药物使用安全手册，提高医务人员对药物事故的警觉性；减轻一线医务人员工作量，加强对临床部门的业务支援；统一医疗记录表格，制定医疗记录管理标准及手册；设立感染控制小组，统一感染监测和呈报制度等。

（二）医疗组织管理机构

明确医疗组织管理人员职责，实行奖惩制度。进行风险管理教育，制定涉及法律责任的医疗风险管理措施。对医务人员进行专业技能、相关人员沟通能力、信息数据保护和信息安全维护等方面的培训。国外亦有学者认为对医疗组织系统进行全面审查能够减少医疗风险，而其中对人员的教育和培训是关键。

（三）环境、装备风险

环境、装备风险管理内容包括医院安保系统的安装、调试、正常运行，保安人员培训，防火、防电、防煤气中毒等安全教育和培训，医院废弃物处理制度，患者搬动、运送、陪护制度的健全，医疗装备、设施的管理和维护等。

（四）患者及公众的意见和投诉

患者及公众意见和投诉管理的内容有：设立药物咨询电话热线；制定投诉和反馈机

制，有效监督服务质量；进行有关患者的权利和义务教育；通报公众投诉摘要和患者建议。

（五）医疗风险管理的相关制度

1. 专业教育与培训制度

医疗行业是高技术、高风险的特殊服务行业，医务人员是医疗活动的直接实施者，也是医疗水平、质量的集中体现者，对从业人员执行严格的资格准入、后续教育培训制度是必需的。执行此项制度不仅是医疗风险管理的需要，更是医疗质量、医院管理的要求。

2. 临床督导和审核制度

对医务人员的专业知识和临床技能进行定期考核，对初、中级医务人员提供专业指导，贯彻会诊制度和术前讨论、疑难病例讨论等制度，能够对医疗风险管理起到积极的作用。

3. 风险事件申报制度

一旦鉴定或认定为医疗事故，医务人员、科室或者医院必须向患者或其委托人报告事故情况，履行法定告知义务，同时也要向医院管理机构、上级机构等申报事故情况。从风险管理的角度考虑，执行申报制度不仅是履行程序，更重要的是为了对风险事件进行调查分析，进行风险识别、评价、评估，获得信息数据，更好地采取风险处理措施，从而达到风险控制的目的。然而，我国对过失（尤其是未造成患者人身损害的过失）、医疗意外和严重并发症等风险事件的申报重视不够。国外有学者认为，普遍存在的对过失的谴责和恐惧使医疗风险管理达不到预期目的。相反，营造过失申报的非惩罚性、非谴责性环境、氛围，能够增加近似错误的报告数量，从而获得有价值的信息，更好地保障患者的安全。

4. 以患者为中心的服务制度

自1983年美国首次把"以患者为中心的护理"的概念付诸实践以来，这一模式已在全球得到广泛推广。1996年以后我国广大医院陆续开展了此项服务制度。香港医院管理局为医务人员设计了与患者沟通的培训课程，以推广此项制度。从风险管理角度来看，医疗活动一切以患者为中心，医患之间一开始就进行良好的沟通，有利于医患之间的相互信任，增加了患者的依从性，从而可以更好地配合诊疗。有学者认为建立信任基础，提供给患者及其家属详细的资讯，可避免引起诉讼。又有学者认为良好的医患沟通是预防长期治疗患者的诉讼行为的主要因素之一。可见本着以患者为中心的理念，形成良好的医患沟通机制，对于医疗风险管理很有帮助。

5. 医疗风险保险制度

国外许多发达国家都开展了医疗风险保险业务，一般由医疗机构或医师协会向保险公司购买医疗风险保险，一旦发生了风险，经法庭判决经济赔偿后，由保险公司出面负责赔付。1999年以后，我国已有数家保险公司开设了医疗责任保险，部分公司还开设了附带医疗意外保险，还有患方投保的母婴安康、手术平安保险等险种。这些保险能分担一部分医疗风险。但我国目前的医疗责任险只是担负医疗过失引起的医疗事故赔偿，实际上医疗纠纷当中大部分是非医疗事故或尚未被鉴定，这部分经济损失得不到保险公司的赔付，成为自留风险或被其他分担模式所负担。

五、医疗风险的防范与化解

（一）医疗风险的防范

一是加强管理，全面落实各项医疗规章制度。在医疗活动中，狠抓各级各类人员岗位责任制、各项规章制度和技术操作常规的落实，做到主动防范、及时发现和解决问题。二是认真落实危重患者的抢救工作。危重患者的抢救必须有高年资主治医师以上人员现场参加和指导，严格履行床边交接班制度；低年资医师发现病情变化时应及时向上级医师汇报，需要多学科协助抢救时须报告医务处，以便统筹安排、协助抢救。三是做好和患者及其家属与单位的沟通工作。对治疗效果不佳，特别是那些可能"人财两空"的患方，要及时做好患者家属、单位工作。由较具有医疗权威的医务人员做病情解释，特别是医疗风险大、花费高、重症、疑难和高龄患者，手术前均要将有关情况甚至有关细节——交代清楚，以征得其理解与配合。四是加强业务训练，提高医疗水平，严格书写和管理医疗文件，强化医疗质量管理。五是建立防范医疗风险的长效机制，加强职业道德教育，切实提高医疗质量，改善服务态度，完善内部制约机制，将服务态度引起的纠纷与奖惩挂钩，医疗事故引起的纠纷与奖惩及晋职、晋级挂钩，并追究相关科室负责人的责任。

> **知识拓展**
>
> 护理风险防范和管理是护理安全管理的内容之一。搞好护理工作需要不断强化护理人员防范护理风险的意识，提高应对能力，健全护理风险管理机制。要善于识别护理工作中现存和潜在的风险，查找工作中的薄弱环节，积极采取管理对策和防范措施，降低护理风险，有效地推进科学化、系统化、制度化的护理质量管理工作，在为患者提供更加安全、有效、优质的护理的同时，保障护理人员的安全。

（二）医疗风险的处理

一是快速介入。医疗风险发生时迅速介入，可以有效地减少医疗风险造成的损失。医务处等医疗风险处理部门应该在第一时间介入，把患者和医院的损失降到最小。二是集合或分散。群体性医疗事件可以通过多家医院相互协作分担医疗风险，严重的医疗问题可以通过多家医院的联合会诊和治疗减少医疗风险。

（三）医疗风险的财务处理方法

医疗风险的财务处理方法是风险自留。目前较为有效的风险自留方式是在医院内建立医疗事故赔偿准备金，由医院、科室和医生共同筹资，分担医疗风险，促进医院主动进行风险预防和控制。

（四）医疗风险转移

一是非保险转移。医院通过合同将一定的损失追溯于相应的对象，如无过错使用被感染的血液制品可以转追溯至血站等。这是一种合约化风险转移手段，它并没有降低风险发生的概率，风险本身依然存在，只不过是通过合约将损失转移给相关责任主体了。二是保险转移。这是指医院或医生以缴纳一定保险费为代价换取保险公司为其医疗风险承担责任，其实质是将医院个体的医疗风险转移给全行业共同承担，促进医院主动进行风险预防和控制。

六、常见医疗风险相关因素

"风险无处不在"已成为医疗界的共识。那么，是什么因素构成了医疗行业的高风险性呢？

（一）社会因素

（1）随着我国加入世界贸易组织（WTO），医药卫生体制不断变革，医疗机构开始与国际接轨，外资企业或医院可以到中国办院，加上民营医院的涌现，医疗行业的竞争日益明显。

（2）《最高人民法院关于审理人身损害赔偿案件适用法律若干问题的解释》和《医疗事故处理条例》的实施，使患者的自我保护意识得以极大提高，一种全新的医患关系取代了传统的医患模式。

（3）公众医学知识的相对缺乏，对医疗工作高风险和局限性的不理解，加上部分媒体片面地把医患矛盾理解为商业流通中的消费行为关系，强调患方的弱势群体地位，放大了部分医生的收红包拿回扣现象，媒体试图扮演锄强扶弱角色以唤起大众的共鸣，对医患冲突直接起着推波助澜的作用。

（4）国家舆论工具的监督，使老百姓可以上网监督医院，各大医院常见疾病的平均住院费用和住院日在新闻媒体的张榜公示，为百姓选医院、选医生提供了方便，也导致了公众不知内情的片面误解。

（5）在外部环境中，医院存在的风险有自然灾害、意外事件、新形势下医疗保险制度不断改革及医疗法规的相继颁布、医疗服务已纳入消费领域、医疗服务概念的转化，这些都对医院提出了新的要求。

（6）药品价格的频繁下降使药价的虚高和医药领域的不正之风得以显现，民众对"看病难、看病贵"的根源问题不够了解，但对医疗行业却是深恶痛绝。另外，药品费用和检查费用的降低，以及医疗服务费用的极低水准，都使医院获利空间缩小，以药补医已经走入绝路，而国家补贴又没有得到实质性的落实，医院的收入出现滑坡的风险。

（二）医院管理因素

（1）医院日常管理只重视效率和效益，缺乏风险意识，职工更缺乏居安思危的风险意识。

（2）医院在经营过程中只强调发展，盲目追求规模和效益，好大喜功，追求医院集团的构建，而没有注重和考虑盲目扩张的风险。

（3）医院组织结构不全，不设立风险管理部门，每个环节也未形成相应的反风险计划和措施，更无建立风险预案的决策与计划。

（4）风险来临时，医院反应缓慢，应急措施不当，协调能力较差，风险处理速度缓慢，缺乏风险理念和法律意识，一味追求平安，经常以"私了"与自愿赔偿息事宁人，助长了"医闹"的歪风邪气。

（三）职业因素

（1）医疗服务的对象是患者，面对的是大众的健康与生命。所以，医生这一职业具有风险水平高、风险复杂、风险不确定及风险后果严重等特点，这就意味着医护人员有着比其他行业人员更多、更大的责任风险。知识技能掌握水平的差异等因素会导致风险程度与频度的区别，但人人都难以回避这样的高风险。

（2）医务人员在医疗技术创新过程中可带来新的风险，而且，在特殊的工作环境中，医护人员还面对疾病、病毒、细菌、化学药物等无法避免的自身受到伤害或感染的风险。医务人员中化学物质中毒、放射性损伤的例子不胜枚举。

（3）由于医疗工作具有复杂性、医护人员对医学知识和技术掌握程度有差异、医护人员工作过度疲劳或紧张等因素客观存在，在医疗过程中医护人员要杜绝差错过失几乎不可能。

（4）患者的行为因素也是导致风险的原因之一。如患者有冒险行为或不健康的生活方式，或在诊治过程中采取不合作态度，医疗过程的风险将会增加。

（5）社会心理及其他因素，如患者对治疗的期望值高、医患之间不能充分沟通引起患者误解、疾病出现不可逆转的结果而患者家属一时不能接受现实等，均可引发医疗纠纷，使医务人员面临人身安全风险。

（四）患者因素

（1）医院管理的失误使医院的一些行为偏离正轨，患者的正常要求不能得以满足或合法权益受到侵害，由此可引发风险。

（2）部分患者及其家属缺少道德与诚信，在利益驱动下，为获取不正当利益或免付医疗费用而无理取闹；患者对医疗过程参与意识加强、社会文化水平整体上升、资讯发达使患者更方便地了解到与疾病相关的信息。这些都是促发医疗风险的重要原因。

（3）随着生活水平的提高，人们越来越关注自身和家人的健康状况，对疾病的预防和早期诊治都更加重视，由此对疾病的治疗效果期望值更高，而医疗技术的进步不可能与患者及其家属的期望值同步。

（4）医患之间缺乏沟通，对有关疾病的信息交流不够，导致出现意外后患方不理解，认定医务人员失误。

七、护理人员在风险管理中的角色

（一）第一线的报告者

因为临床护理实行的工作制度是护士能 24 小时陪伴在患者身旁，定期巡视病房，所以通常在患者病情发生变化的时候护士往往是最早、最快的问题发现者，特别是在护理危重患者时，护士更是第一线的哨兵，她们随时注意着患者病情的变化，直接掌握着疾病的每一步进展与转归，为医生做出下一步治疗方案提供最为准确及时的信息。例如，在对脑血管疾病患者生命体征的观察中，一旦病情骤变，如瞳孔不等、脑疝症状出现时，多为护士首先发现，然后即时向医生提供具体准确的信息，使医生能不失时机地做出抢救决策。而在心脏病患者突然发生心脏停搏时，护士更需立即辅以人工呼吸、胸外心脏按压、建立静脉通道等最为迫切的第一步抢救，为后续的抢救赢得宝贵的时间，并且在医生实施抢救的时候护士必须迅速敏捷地配合，保证各种药品、器材的供应。救治危重患者，医生需要沉稳冷静，而护士却要迅速敏捷，医生和护士协同配合。

（二）降低风险的实施者

护理人员是护理工作的主要实施者，因此护理人员也是降低风险的实施者。如在实际护理工作中，静脉输液是临床常用的一种治疗方法，而护士是执行静脉输液这一过程的主要实施者。加强护士静脉输液的风险管理，可以避免护理风险事件的发生，减少风险事件给患者造成的伤害及给医院带来的经济损失。

（三）风险管理的在职教育者

对各级护理人员进行在职教育，是提高护理人员思想素质、业务素质，以及医院整体护理水平的重要环节。风险管理教育的主要对象也是各级护理人员，只有做好了对护理人员的在职教育，才能做好风险管理工作。

（四）风险管理成效的评价者

护理风险管理效果评价是对风险管理手段的效益性和适用性进行分析、检查、评估和修正，为下一个周期提供更好的决策。判断风险管理效益的高低，主要看其能否以最小的成本取得最大的安全保障，效益比值等于因采取某项风险处理方案而减少的风险损失除以因采取某项风险处理方案所支付的各种费用。若效益比值<1，则该项风险处理方案不可取；若效益比值>1，则该项风险处理方案可取。护理风险管理效果评价就是信息反馈，如护理文书合格率是否提高、护士的法律意识和防范风险意识是否增强等，为今后的管理提供依据。采用的方法有调查问卷法、护理文书抽检、不定期组织理论考试等。采集的数据全部录入计算机进行分析和总结，使护理风险管理更有效率。

八、医疗护理风险管理的重要性

推行护理风险管理，对提高护理人员的风险预测意识、增强其风险鉴别能力、减少服务过程中的各类危险因素、最大限度地减少护理风险事件的发生起了重要作用，最终目的是保障患者安全，把护理差错及纠纷降到最低限度，提升护理品质。

（一）体现积极预防的护理管理原则

护理风险管理可使护士从"怕出错"转变为积极思考"哪里可能出错"，管理者对差错的处置行为改变为对风险的控制行为，将危险管理提高到安全管理的角度，注重质量管理，使各种潜在的风险得到控制，防微杜渐，营造一种安全氛围。因此，积极而超前的风险管理比消极的事后处理更全面、更科学。

（二）健全防范护理风险的主要制度

医疗护理具有专业技术性强和个体差异性大及疾病复杂等特点，客观上造成了在实际临床活动中，各项管理制度还不尽完善。因此，加强医疗风险管理的重点在于发现体制上的缺陷和漏洞，制定和施行确保医疗质量和医疗安全的标准和规范，而不在于谴责个人或追究当事人的过失和责任。香港医院管理局现行防范医疗风险的主要制度有：持续专业教育及培训制度、临床督导制度、临床审核及质量保证制度、事故申报制度、临床制度和工作的监察及指引、以患者为中心的服务制度及公众意见汇集制度等。

（三）体现以患者为中心的服务宗旨

实施护理风险管理的首要目的是减少护理差错的发生，减轻患者不必要的损失，确保护理服务的安全性和治疗的有效性。医院树立以患者为中心的服务理念，全方位为患者服务，就应将患者的生命和财产安全放在第一位，体现人的生命价值和人格地位。

（四）促进护理质量持续改进

护理风险管理是护理质量改进工作的一部分，风险管理计划应与护理质量保证计划同步实施。积极改善服务态度和加强风险防范教育，重视对护理各环节中不安全事件的管理，就能最大限度地降低护理差错的发生率，减少医院的经济损失及不必要的纠纷对医院造成的间接损失，不断提高护理的内在质量。

（余　瑾）

任务二　医疗护理安全管理

任务目标

1. 熟悉护理质量缺陷的相关概念及构成原因。
2. 掌握医疗纠纷的定义、构成及预防。

3.掌握医疗事故的分类、构成及预防。

一、护理质量缺陷

（一）护理质量缺陷的概念

护理质量是衡量医院服务质量的重要标准之一，直接影响着医院的临床医疗质量、社会效益和经济效益等。护理质量缺陷是在护理工作中，由于各种原因导致给患者造成损害，表现为患者对护理不满意、医疗纠纷与医疗事故。控制和解决护理质量缺陷、确保护理质量的持续改进、提高患者的满意度，是医院护理工作的主要目标。

（二）护理质量缺陷的分类

护理质量缺陷表现为：护理纠纷、差错、事故。

1. 护理纠纷

患者或其家属对护理过程、内容、结果、收费、服务态度等不满而发生争执，或对同一护理事件护患双方对其原因及结果、处理方式或轻重程度产生分歧或发生争议，称为护理纠纷。护理纠纷不一定是护理差错。

2. 护理差错

护理差错分为一般差错与严重差错。

（1）一般差错所涉及内容如下。

1）违反各项护理工作的操作规程，质量未达到标准要求，增加患者痛苦，但尚未造成不良后果。

2）各种护理记录不准确，未影响诊断治疗者。

3）不认真执行查对制度，打错针、发错药，未发生任何反应（一般性药物），无不良后果。

4）标本留取不及时或留取方法不正确，但尚未影响诊断治疗。

5）监护失误、静脉注射外渗外漏，面积未达到 3 cm×3 cm。

6）各种检查前的准备未达要求，但尚未影响诊断。

7）病危患者无护理计划。

8）执行医嘱不及时，但未影响治疗。

9）无菌技术操作不熟练，造成患者轻度感染。

（2）严重差错所涉及内容如下。

1）执行查对制度不认真，打错针、发错药，给患者增加痛苦。

2）护理措施未落实，发生非难免性二度压疮。

3）实施热敷时造成二度烫伤，面积不超过体表0.2%。

4）执行医嘱不及时，影响治疗但未造成严重不良后果。

5）监护失误，引流不畅，未及时发现影响治疗。

6）监护失误，静脉注射外渗外漏，面积达 3 cm×3 cm 以上，局部坏死。

7）术前未做准备或术前准备不合格而推迟手术，尚未造成严重后果。

8）违反无菌技术操作，造成患者严重感染。

9）各种记录有遗漏或不准确影响诊断治疗。

10）遗失检查标本影响诊断治疗。

11）护理不当发生坠床、窒息、昏倒造成不良后果。

12）交接班不认真而延误诊治、护理，造成不良后果。

3. 护理事故

护理事故是指在诊疗护理工作中，因医护人员诊疗护理过失，直接造成患者死亡、残疾、组织器官损伤，导致功能障碍的严重质量缺陷。

根据《医疗事故处理条例》，护理事故分为四级：

一级事故，造成患者死亡、重度残疾的。

二级事故，造成患者中度残疾、器官组织损伤导致严重功能障碍的。

三级事故，造成患者轻度残疾、器官组织损伤导致一般功能障碍的。

四级事故，造成患者明显人身损害的其他后果的。

知识拓展

护理不良事件是指在护理过程中发生的、不在计划中的、未预计到的或通常不希望发生的事件，包括患者在住院期间发生跌倒、用药错误、走失、误吸或窒息、烫伤及其他与患者安全相关的非正常护理意外事件。

不良事件类型分为：

（1）患者在住院期间发生跌倒、用药错误、走失、误吸或窒息、烫伤，以及其他与患者安全相关的护理意外。

（2）诊断或治疗失误导致患者出现严重并发症、非正常死亡、严重功能障碍、住院时间延长或住院费用增加等医疗事件。

（3）严重药物不良反应或输血不良反应。

(4) 医疗器械或医疗设备给患者或医务人员带来的损害。

(5) 因陪护人员的原因给患者带来的损害。

(6) 严重院内感染。

(7) 门急诊、保卫、信息等其他相关不良事件。

(三) 护理质量缺陷产生的原因

1. 服务意识淡薄，观念滞后

基层医院信息闭塞，护理人员还没有适应改革的新形势，工作缺乏主动和积极性，服务态度欠佳，缺乏以患者为中心的服务意识。以前护患关系是需要及帮助的关系，而现在时代的发展要求医护人员提供全方位的服务，而且要服务好，如果医护人员不能适应这种比较大的反差，就容易造成患者及其家属的不理解而引发纠纷，体现在对患者服务不周到，呼叫回应不及时，年轻护士静脉穿刺技术不过关，沟通不到位，以及对患者提出的问题和困难不能热心、细心、耐心地进行解答和帮助等。

2. 护理人员责任心缺乏，技术水平不过硬

由于医院服务对象复杂，呈多元化，这就要求医院护理人员要具备急诊科和外科护士的"急"、内科护士的"细"、儿科护士的"暖"，而医院护理人员的整体素质参差不齐，各科的专业技术不够过硬，加之护理工作烦琐，工作量大，护理人员在工作中容易精力不集中，疏忽大意，有时执行医嘱没有做全"三查七对"，工作中"机械"劳动，对患者的病情估计不足，经验欠佳，导致护理质量缺陷的产生。

3. 护患间的沟通不够

患者在住院治疗过程中，护理人员与患者的接触最多，在与患者的交往中，如果护理人员不注意自己的言行，态度冷淡，对患者提出的问题解答不准确，出现问题不主动与患者交流，如术前准备工作不细致、未嘱禁食而使手术推迟、儿科静脉穿刺不成功、各种费用未能及时耐心解释、健康教育不到位、让产妇术后当天不能接受母婴分离的事实，都容易出现护理质量缺陷而引起纠纷。

4. 患者对护理服务的期望值过高

患者及家属都是怀着焦虑期盼的心情来就医的，都希望治好病，但由于医院医疗水平具有局限性，尤其是产科，由于分娩过程的特殊性，产妇情况变化快，难以预测，待产过程中一旦出现胎心异常、胎位不正、羊水栓塞等，产妇及其家属就很难接受。

5. 患者维权意识增强

随着医疗科技的进步、信息网络资讯的普及，以及患者对知识了解程度的提高，患者

的维权意识不断增强，若护理人员对相关法规缺乏了解，也会造成护理质量缺陷。

（四）护理质量缺陷的预防和处理

1. 预防

护理质量缺陷的控制关键在预防，预防为主的思想是整个质量管理的核心。要运用风险管理措施有效减少护理缺陷的发生，做好环节安全的管理，重视事前控制，做好流程改造和系统改进。抓住隐患苗头，重点分析，改进工作，对容易出现差错的人、环境、环节、时间、部门要做持续的改进，要重视研究、分析没有构成差错事故的一些隐患和疏忽等危险因素。

加强教育，提高各级护理人员的护理质量安全意识，用法治教育、案例分析增强护理人员的法律意识和法制观念。不断进行培训，提高护理人员的专业技能和业务水平。建立健全不同层次的护理质量控制系统，建立健全护理安全管理制度、突发事件应急预案及各类安全管理制度是有效防范护理质量缺陷发生的重要措施。

建立健全护理不良事件上报制度和流程，提倡真实反映临床中存在和发现的各种不良事件和隐患，如皮肤压力伤、跌倒、管理滑脱、坠床等。鼓励不良事件上报，积极发现可能存在的各种隐患，提出可行的改良措施，起到预防为主的有效作用。

2. 处理

对发生护理差错事故的当事人，可根据发生问题情节的严重程度给予口头批评、通报批评、书面检讨，情节严重者给予处分、经济处罚、辞退等处理。

严格执行和落实差错事故上报处理制度，不隐报、瞒报，要认真对待发生的问题，积极改进。正确评价护理差错的发生情况，不宜简单地以差错多少评价一个护理单元的工作优劣，要做多原因分析，要从个人原因找问题，也要从护理组织管理指导和领导等多方面寻求原因，吸取经验教训。发生护理差错后，当事人应立即报告护士长及科室相关领导，护士长应在24小时内填写报表上报护理部。护理单元应在一定时间内组织护理人员认真讨论和分析发生差错的原因，提出处理和改进措施。护理部应根据科室上报材料，深入临床进行核实调查，做出原因分析，帮助临床找出改进的方法和措施，改进工作。科室及护理部应进行差错登记，定期对一定阶段的差错统计分析。

坚持全面质量管理的思想，运用品质圈活动，对工作环境、影响质量的因素运用PDCA循环的护理管理的基本方法，持续改进护理质量和安全。

认真履行差错事故上报制度，发生护理事故后，当事人应立即报告科室护士长及科室领导，科室护士长应立即向护理部报告，护理部应随即报告给医务处或者医院相关负责人。发生严重差错或者事故的各种有关记录、检验报告及造成事故的可疑药品、器械等，不得擅自涂改、销毁，要派专人妥善保管有关的各种原始资料和物品，必要时封存病历。

立即进行调查核实和处理，并上报上级卫生管理部门。

二、医疗纠纷

（一）概念

医疗纠纷是指发生在医疗卫生、预防保健、医学美容等具有合法资质的医疗企事业法人或机构中，一方（或多方）当事人认为另一方（或多方）当事人在提供医疗服务或履行法定义务和约定义务时存在过失，造成实际损害后果，应当承担违约责任或侵权责任，但双方（或多方）当事人对所争议事实认识不同、相互争执、各执己见的情形。

（二）造成原因

医疗纠纷通常是由医疗过失和过错引起的。医疗过失是医务人员在诊断护理过程中所存在的失误。医疗过错是指医务人员在诊疗护理等医疗活动中的过错。这些过错往往导致患者不满意或对患者造成伤害，从而引起医疗纠纷。

除了由于医疗过错和过失引起的医疗纠纷外，有时医方在医疗活动中并没有任何疏忽和失误，仅仅是由于患者单方面的不满意，也会引起纠纷。这类纠纷可以是因患者缺乏基本的医学知识，对正确的医疗处理、疾病的自然转归和难以避免的并发症以及医疗中的意外事故不理解而引起的，也可以是由于患者毫无道理的责难而引起的。亦有人称其为医疗侵权纠纷，即医疗服务的提供者与接受者之间对医疗行为及其后果是否侵权及侵权责任存在争议。

> **知识拓展**
>
> 医疗纠纷事件中的常见误区。
> （1）医疗纠纷等同于医疗事故。
> 医疗事故是指在诊疗护理工作中，因医务人员诊疗护理过失，直接造成患者死亡、残疾、组织器官损伤导致功能障碍的。医疗纠纷通常是指医患双方对诊疗护理结果及其原因的认定有分歧，当事人提出追究责任或经济赔偿，必须经过行政或法律的调解、裁决才可了结的事件。
> （2）患者进医院等于进"保险箱"。
> 因新技术、新设备和新疗法导致的医疗纠纷也逐渐出现，人们在享受现代文明的同时，也增加了受损害的风险。最高明的医生也不能包治百病，患者进医院不等于进了"保险箱"。
> （3）经济补偿等于经济赔偿。

> 在众多的医疗纠纷中，有的已构成医疗事故，按照国务院《医疗事故处理条例》和各地制定的实施细则的规定，对鉴定为医疗事故的给予一次性经济补偿，而非经济赔偿。

（三）特点

（1）数量逐年增多：医疗投诉多，要求医疗技术鉴定者增多，要求伤残鉴定者增多，同时新闻媒体的参与也增多。

（2）院方败诉增多：新的《医疗事故处理条例》所采用的"举证责任倒置"，使医院出现举证不能的情况增多。

（3）赔偿数额增大：医疗纠纷的最终结果往往是患方向医院提出经济赔偿的要求，只要有对医院不利的情况，尤其是出现举证不能的情况时患者及其家属就大肆喧闹，要求赔偿，数额越多越好。

（4）处理困难增大：多数医疗事故与医疗纠纷发生原因复杂，相关法律法规尚不健全，而且社会各界一般认为患者是弱势群体，应当加以特殊保护，因此处理起来非常困难。

（5）社会影响增大：有些医疗事故与医疗纠纷的患者因要求高额赔偿得不到满足而反复向卫生行政部门、司法部门及相关媒体投诉，加之有些媒体缺乏医学知识，不明事实真相，盲目炒作，给医院的声誉造成极大损害。

（四）常见处理程序

1. 调解

首先，发生医疗纠纷双方先进行调解，调解的方式有三种，可以选择其中一种方式或者一种调解不成功再用其他方式进行调解。调解方式如下。

（1）医患沟通：医疗机构及医务人员有尊重患方知情权的义务，应当就患者病情及诊断治疗经过做出专业性的说明解释，加强与患方的沟通，消除误会，化解矛盾。

（2）调解：医患双方通过沟通，遵循合法、合理、自愿的原则，互谅互让，达成一致和解意见的，应当签订协议书，由医患双方签字盖章。

（3）第三方调解。

2. 司法鉴定

如果纠纷不能成功调解，那么可以进行司法鉴定，根据司法鉴定结果走法律程序进行处理。司法鉴定一般在30个工作日内完成。

3. 法律诉讼

司法鉴定之后可以进行法律诉讼，法院判决之后，任何一方当事人对一审法院判决不服的，可以自收到判决书之日起15日内，向原受理法院的上级法院提出上诉。上诉期间原一审判决不生效。按照《中华人民共和国民事诉讼法》的规定，上诉期满未上诉或两审终审后，判决即发生法律效力。

（五）预防与处理

如何防范医疗事故与医疗纠纷的发生，是国家卫生界和各医疗卫生行业最为关注的问题，各级医疗机构和专家学者对此也进行了研究与尝试，主要有以下几方面。

1. 加强医德医风建设，树立良好形象

对医务人员进行医德医风教育，使其拥有良好的职业道德，是预防医疗纠纷至关重要的一环。多个部门齐抓共管，标本兼治，大力表彰先进典型，严厉查处违纪行为，努力做到一切为了患者、一切服务患者、一切方便患者，以实际行动不断提高医疗质量，减少医疗事故及纠纷的发生。

2. 提高医务人员的医疗技术

医务人员应与时俱进提高医疗技能，加强三基训练，学习先进医疗技术。

3. 加强病历管理

病历是医疗过程各个环节的原始记录，病历中反映的问题往往就是医疗环节中存在的问题，它在医疗纠纷处理中发挥着至关重要的作用（尤其是举证倒置实施以来）。病历是确定医方是否有过错的重要依据，如果没有病历，法院会认为医方举证不能，从而认定医方承担完全责任。我国目前的《医疗机构病历管理规定》规定门（急）诊病历档案的保存时间自患者最后一次就诊之日起不少于15年，住院病历保存时间自患者最后一次住院出院之日起不少于30年。医疗机构必须重视病历管理，必须真正做到：①加强病历法治教育，提高责任意识；②强化各项制度管理，落实各项医疗文书（住院志、病程记录和辅助检查报告）的书写，特别是电子病历的书写更要严谨；③严格病历管理制度，严禁随意出借、涂改和丢失。

4. 建立健全各项规章制度，规范各种操作规程

当前医院都制定并完善了切实可行的措施，建立健全各项规章制度：各级各类医护人员的责任、工作制度和诊疗损伤常规等，如三级医师查房制度、首诊负责制度、术前术后讨论制度、疑难危重和死亡患者讨论制度、病历书写制度、交接班制度、医疗设备管理制度、处方管理制度、"三查七对"制度、医院感染管理制度、会诊制度、术前与患者或其家属谈话制度等。对于医疗规范应严格执行。

5. 改进服务作风，提高医疗质量

医院要想方设法来强化医务人员及时服务、应答服务、谨慎服务、非特异性服务以及廉洁服务的观念，加强对医务人员的医德教育和业务素质教育，树立全心全意为

人民服务的思想，一切以患者为中心，改善服务态度，进一步提高医务人员工作的效率性、严密性、科学性、全面性和纯洁性，切实提高医疗技术水平，减少医疗纠纷的发生。

> **知识拓展**
>
> "十个一点"：医疗技术再高明一点、服务态度再热情一点、询问病情再详细一点、检查身体再全面一点、辅助检查再完整一点、病程记录再准确一点、告知家属再具体一点、治疗护理再合理一点、发现病情变化再及时一点、抢救再迅速一点。要是真正能够做到这"十个一点"，就可以显著提高医疗质量，这对减少医疗事故、降低医疗纠纷风险度是十分有益的。

6. 实施知情同意，防范医疗争议

医院在医疗活动的不同阶段，自始至终都要根据患者的实际情况，通过告知使其明确医疗服务合同的目的、疾病发展的转归过程和医疗服务的损害特性，明确医疗服务合同履行的风险；治疗时多提出几套治疗方案，将每一方案的优缺点讲清楚，提出可供选择及建议选择的诊疗手段，让患者参与制定和选择；告知其服务的标准、价格和可能的服务期限，以及通过积极的救治措施仍可能发生不能预料或者不能防范的意外。

7. 建立良好的医患关系

当前医患关系紧张，冲突不断，很重要的一个原因是部分医护人员服务意识差、服务不到位。为此，各大医院都采取了切实可行的措施来加强医护人员的服务意识，强化医务人员的服务观念，改善医务人员的服务态度。医院主要从以下4点要求医务人员：①强化及时服务观念，提高服务工作效率；②保持"谨慎"服务态度，提高服务工作的科学性；③强化"应答"服务观念，提高服务工作的严密性；④尊重和维护患者权益，尊重患者的知情权。

三、医疗事故

（一）定义和分类

1. 定义

《医疗事故处理条例》对于医疗事故的定义：本条例所称医疗事故，是指医疗机构及其医务人员在医疗活动中，违反医疗卫生管理法律、行政法规、部门规章和诊疗护理规范、常规，过失造成患者人身损害的事故。这里对于什么是医疗事故、造成医疗事故的主体是谁都做了明确的规定。根据该条例规定，符合以下四个标准的构成医疗事故。

（1）主体是医疗机构和医务人员。

这里的"医疗机构"，是指按照国务院1994年2月发布的《医疗机构管理条例》取得"医疗机构执业资格许可证"的机构。这里所说的"医务人员"，是指依法取得执业资格的医疗卫生专业技术人员，他们必须在医疗机构执业。医疗事故只发生在医疗机构及其医疗人员的医疗活动中。

（2）医疗事故是指医疗机构和医务人员因违反医疗卫生管理法律、行政法规、部门规章和诊疗护理规范、常规而发生的事故。

（3）医疗事故是医疗机构及其医务人员的过失行为。

这里把医疗事故的主观方面定义为医疗机构及其医务人员的"过失"。这里的"过失"是指对于可能给患者造成的损害应当预见而没有预见或者虽然预见了但轻信能够避免的。这就把医疗机构和医务人员的故意行为排除在医疗事故之外。如果患者的损伤是由医疗机构和医务人员的故意行为造成的，那么，这不属于医疗事故，患者应该从其他法律方面追索赔偿，并可以追究医疗机构和医务人员的刑事责任。

（4）医疗机构及其医务人员的过失行为给患者造成了人身损害。

《医疗事故处理条例》规定，只要是过失行为给患者造成了人身损害，就构成了医疗事故，扩大了医疗事故的认定范围。

根据《医疗事故处理条例》的规定，只有符合了上述四个方面，才能够构成医疗事故，同时，该条例又对不构成医疗事故的几种情况做了明确的规定。《医疗事故处理条例》第33条规定有下列情形之一的，不属于医疗事故：

1）在紧急情况下为抢救垂危患者生命而采取紧急医学措施造成不良后果的。
2）在医疗活动中由于患者病情异常或者患者体质特殊而发生医疗意外的。
3）在现有医学科学技术条件下，发生无法预料或者不能防范的不良后果的。
4）无过错输血感染造成不良后果的。
5）因患方原因延误诊疗导致不良后果的。
6）因不可抗力造成不良后果的。

2. 分类

（1）分级。

根据对患者造成的人身损害程度，医疗事故分为四级。

一级医疗事故：造成患者死亡、重度残疾的，如植物人状态。

二级医疗事故：造成患者中度残疾、器官组织损伤导致严重功能障碍的，如双眼球摘除或双眼经客观检查证实无光感。

三级医疗事故：造成患者轻度残疾、器官组织损伤导致一般功能障碍的，如发声及言语困难。

四级医疗事故：造成患者明显人身损害的其他后果的，如拔除健康恒牙；局部注射造成组织坏死，成人大于体表面积2%，儿童大于体表面积5%。

（2）对医疗事故进行分级具有以下作用。

1）医疗事故的分级直接涉及对患者的赔偿。

《医疗事故处理条例》第49条规定："医疗事故赔偿，应当考虑下列因素，确定具体赔偿数额：医疗事故等级；医疗过失行为在医疗事故损害后果中的责任程度；医疗事故损害后果与患者原有疾病状况之间的关系。不属于医疗事故的，医疗机构不承担赔偿责任。"

2）医疗事故的分级还涉及卫生行政部门对医疗事故的行政处理和监督。

《医疗事故处理条例》第38条第2款规定："有下列情形之一的，县级人民政府卫生行政部门应当自接到医疗机构的报告或者当事人提出医疗事故争议处理申请之日起7日内移送上一级人民政府卫生行政部门处理：患者死亡；可能为二级以上的医疗事故；国务院卫生行政部门和省、自治区、直辖市人民政府卫生行政部门规定的其他情形。"

3）医疗事故的分级涉及卫生行政部门对发生医疗事故的医疗机构和有关医务人员的行政处罚。

《医疗事故处理条例》第55条规定："医疗机构发生医疗事故的，由卫生行政部门根据医疗事故等级和情节，给予警告；情节严重的，责令限期停业整顿直至由原发证部门吊销执业许可证，对负有责任的医务人员依照刑法关于医疗事故罪的规定，依法追究刑事责任；尚不够刑事处罚的，依法给予行政处分或者纪律处分。对发生医疗事故的有关医务人员，除依照前款处罚外，卫生行政部门可以责令暂停6个月以上1年以下执业活动；情节严重的，吊销其执业证书。"因此，划分医疗事故等级也是正确处理医疗事故的主要依据之一。

（二）医疗事故赔偿

1. 定义

医疗事故赔偿是指医疗机构及其医务人员在医疗活动中违反医疗卫生管理法律、行政法规、部门规章和诊疗护理规范、常规，过失造成患者人身损害后经医疗事故鉴定委员会鉴定构成医疗事故由医疗机构对患者进行的赔偿。

2. 构成条件

（1）医疗机构或其工作人员在主观上必须有过失。

从民法理论上，过失包括疏忽大意和过于自信。行为人对自己的行为的结果应当预见或者能够预见而没有预见，为疏忽大意；行为人对自己行为的结果虽然预见了却轻信可以避免，为过于自信。疏忽大意和过于自信都是过失，都是行为人对应负的注意义务的违反。因此，民法上的过失是指行为人对受害人应负注意义务的疏忽大意和过于自信。在这里，过失就是指医疗机构及其医务人员对患者应负注意义务的疏忽大意或过于自信。

（2）医疗机构或其工作人员有违法违规行为。

所谓违法违规行为，是指违反医疗卫生管理法律、行政法规、部门规章和诊疗规范、常规的行为。在这里，法律泛指宪法、法律法规和其他规范性的法律文件；诊疗规范、常规不仅包括法律法规和规章中规定的规范，也包括医疗单位内部制定的具体操作规程。如果医疗机构及其医务人员的行为没有违反法律、规章制度、操作规程、技术要求等，即使造成了事实上的损害结果，也无须承担医疗事故损害赔偿责任。

（3）必须有人身损害的事实发生，且该人身损害应当达到《医疗事故处理条例》确定的损害程度。

这里所说的损害事实，是指医方因违反其注意义务的行为给患者造成的人身损害的后果。根据《医疗事故处理条例》规定，并不是诊疗过程中造成的所有人身损害后果都属于损害事实，而是必须符合以下损害后果的才属于医疗事故：①造成患者死亡、重度残疾的；②造成患者中度残疾、器官组织损伤导致严重功能障碍的；③造成患者轻度残疾、器官组织损伤导致一般功能障碍的；④造成患者明显人身损害的其他后果的。同时第4条将其他损害后果限定在"明显"的程度上，也就是说，除死亡、残疾、功能障碍外的其他人身损害，必须达到明显程度才构成医疗事故，若损害不明显则不构成医疗事故。

（4）医疗机构及其医务人员的过失行为与人身损害后果必须有因果关系。

因果关系原本是一个哲学概念。引起某一现象的现象称为原因，而被某种现象所引起的现象称为结果。客观现象之间这种引起和被引起的关系，就是事物的因果关系。《中华人民共和国侵权责任法》中的因果关系，是指违法行为作为原因、损害事实作为结果，在它们之间存在前者引起后者、后者被前者所引起的客观联系。这里所说的因果关系是指法律上的因果关系，是医疗机构及其医务人员的违规过失行为与患者人身损害结果之间的因果关系。也就是说，医疗机构及其医务人员的违法违规行为是导致患者人身损害后果发生的原因。这种因果关系之所以成为确定法律责任的必要条件之一，是因为过失行为并不一定会引起人身损害后果的发生，同时人身损害在很多时候也不是由医疗机构及其医务人员的过失行为一种原因引起，既有一因一果，也有多因一果的情况，因此，对因果关系的正确判断对正确确定医疗事故赔偿责任是十分重要的。

（三）医疗事故预防

医疗事故的发生是人们所不希望看到的，导致医疗事故发生的因素很多，从医务人员的从业素质到专业技能，再到相关规定的监督和实施，各个环节都有可能存在问题。以下从导致医疗事故的几个重点方面解析如何防范医疗事故的发生。

1. 提高医院的行政管理水平

医院的管理水平提高后,将可从整体上防范医疗纠纷的发生。领导对医疗纠纷风险的重视程度将直接关系到一个医院是否有能力预防医疗纠纷、妥善解决医疗纠纷。我们认为,提高医院的行政管理水平主要包括以下几项工作。

(1) 重视全院工作的协调一致。

医疗纠纷常常发生在医院的一些薄弱环节上,这些薄弱环节常常是一些工作死角。因此,医院领导必须强调全院一盘棋的思想,全院职工从上到下都要积极行动,消灭工作死角,做好补位工作。

(2) 领导学习有关的卫生法律。

领导干部要学习有关的卫生法律知识,尤其是新出台的卫生法规,新制定和修改的一些医疗制度和规定,管理人员必须及时熟悉和掌握,及时调整本医院的工作管理制度,及时向涉及人员贯彻。医院的一切工作必须围绕法律规定来展开,按照法律的要求来规范工作。比如,有关输血单的保存问题、病历的保存问题等等,都有专门的法律法规作了专门规定。现在医院对这个问题不够重视,发生医疗纠纷后常常"举证不能",最终导致败诉。

(3) 规范各级医师、各个工作岗位的职责。

在全院工作一盘棋的思想指导下,明确规定各级医师的工作范围、工作内容、工作要求是非常必要的。医师在工作时间应该做什么、怎么做,医师在手术前应该怎样向家属交代手术风险、交代哪些内容,主任、主治医师在术前怎样与患者家属沟通,这些都必须具体化,并落实到每个人的身上。只有职责清楚了,才不会有工作脱节,才不会有工作死角。

2. 提高医师的业务素质

(1) 树立全心全意为患者服务的思想。

医院与患者的关系应该是服务者与被服务者的关系,而且二者互相依赖、互相依存,但不应该互相对立。医师应该树立全心全意为人民服务的思想,把患者的病情、患者的需要放在首位,一切为了患者,一切服从于治疗。只有把医患双方的地位定位清楚之后,医师在接待患者、治疗疾病时才不会与患者发生矛盾和冲突。

(2) 医师的医疗诊断技术水平。

医师医疗技术水平的高低直接关系到医疗纠纷的发生与否。事实上,绝大多数医疗纠纷、临床并发症都与医师的技术水平和临床经验密切相关。医师的技术水平提高后,许多并发症可以避免,许多危急病情可以平安得治,许多少见病、罕见并发症也都能够得到处理。在过去的一些医疗事故鉴定中,医师一方总是强调技术水平,因而要求鉴定委员会认定不属于医疗事故。而作为一个三甲医院的主治医师或者主任医师,如果也用技术水平来为自己的过失开脱,恐怕是很难让人信服的。因此,医院必须树立良好的学风,树立比技术、比学术的风气。在用人制度上,必须把医师的业务素质放在首位来考察。只有医师的业务水平从总体上提高后,医疗纠纷才可能减少。

(3) 医师书写病历记录病情变化的意识和能力。

一切医疗活动和与医疗有关的行为均必须有书面记录,这是一个惯例,在诉讼中也便于法庭查证。医师在处理患者的病情上有一定的自主权,有根据病情做出医学决定的权利,只要这种决定对患者有利、符合医疗常规就可以,无须患者同意。但是,怎样证明医师的决定是恰当、及时的?如何证明医师已经做出有利于病情好转的处置?必须记录。所有记录的文字资料都可能成为医疗事故鉴定、法医医疗问题鉴定和法庭调查取证的主要依据,因此,临床医师必须高度重视自己的病历,注意病历的书写,注意将自己的思想和医疗行为记录在病历上。这是医师和医院保护自己的有效手段。另外,所有记录的内容必须正确,不得有疏漏,更不得有违反医疗常规的记录。笔误在法庭上是得不到承认的。

(4) 医师的言语表达能力。

有的医疗纠纷来源于医护人员的不当言行。我们提倡医护人员与患者及其家属接触,充分交代病情,与患者及其家属沟通思想,让患者及其家属理解医师的治疗措施和治疗中可能出现的不良并发症,使患者配合治疗。同时我们必须要求我们的医护人员在与患者接触的过程中注意说话的方式、方法,注意说话的内容,注意什么该讲、什么不该讲及怎么讲,等等。医护人员必须要从有利于治疗、有利于患者康复的角度做工作,对于患者及其家属的提问,应该耐心、通俗地解答、解释。不要对患者的病情、治疗手段做保证性许诺,不要对其他医师的治疗方案做评价。如果发现其他医师的治疗方案和处置措施有问题,不要在患者面前说,应该及时找上级医师反映,及时更正处理。医师之间的意见分歧也不应该在患者中流露,以免影响患者的情绪和医院的整体形象。

(5) 加强法律意识,学习一般的法律知识。

医师学一点法律知识是必要的,加强法律意识,有利于更好地做好医疗工作,更好地执行上级医师的指示,更好地保护医师本人和医院的权益,有针对性地做好患者的思想工作,将医疗纠纷在萌芽时就予以化解。

3. 建立健全医院的各项规章制度

(1) 病情交代和解释制度。

患者的病情应该及时向患者或其家属交代,让患者一方及时了解患者病情的严重程度和医院对病情的估计,以及已经采取或将要采取的治疗措施、检查措施。所谓患者的知情权,交代病情应该是知情权中最重要的组成部分。在做好病情交代的同时,还应该将有关交代的情况和患者一方的反应、态度和要求及时记录在病历上，及时向上级医师汇报，重大问题可以写成书面报告递交上级医师或医院。通过病情交代，可以及时发现问题，及时掌握患者一方的要求和思想动态，有利于治疗。同时，通过病情交代，也可以取得患者及其家属对医院医疗行为的理解，体现医院对患者病情的重视。

（2）病历书写和复查制度。

病历的书写项目和书写内容，以及书写要求都必须有明确、具体的规定，使得患者的病情在病历上有充分反映，医师开展的任何治疗或者与治疗有关的工作在病历上也要有记载。同时，上级医师和医院的医务管理人员应该定期抽查，发现问题及时就诊。对于已经发生的重大漏记事件，应该作为典型批评处理，同时追究所在科室领导及其上级医师的责任，给以必要的经济处罚。

（3）医患沟通制度。

医患关系绝不是对立的关系，而应该是融洽、友好的朋友关系，医护人员必须把患者及其家属当作朋友来对待，加强医患沟通。

（4）奖惩制度。

1）工作疏漏者罚，及时补位者奖。

2）激化医患关系、产生医疗纠纷者罚，化解医疗纠纷者奖。

3）全心全意为患者治疗服务、成功治疗重危患者者奖。

4）树立岗位榜样。

5）重奖在理论界、学术界和科研中取得重大成就和荣誉的医护人员。

（余　瑾）

任务三　护理人员职业性损伤及防范

任务目标

1. 熟悉护理人员职业性损伤的概念。
2. 掌握护理职业性损伤的危险因素及其危害。

3. 掌握护理职业性损伤的防范措施。

一、护理人员职业性损伤的概念

护理人员职业性损伤是指护理人员因职业危害招致的损伤及与工作相关的疾病。由于医院环境和服务对象的特殊性，护理人员常处于多种职业危害环境中。自1981年世界上首次报道了医务人员因职业原因感染艾滋病病毒以来，医务人员的职业暴露及防护开始受到关注，国际上展开了大量的研究，美国职业安全防护走在世界前沿。20世纪80年代中期，应各卫生团体的要求，美国职业健康与安全管理局先后制定了普及性防护、抗肿瘤药使用法规等。20世纪90年代初期，继美国之后，日本、加拿大、西班牙等国采用了血液暴露防治通报网络系统。美国众议员Pete Stark提出了题为"医护人员针刺预防法（1999）"的修订议案。2001年，美国国会通过了《针刺安全和防护法案》，把医务人员的职业安全问题上升到法律的高度。目前，我国这方面的研究处于起始阶段，与发达国家相比还存在一定差距。

> **知识拓展**
>
> 现代医院存在着许多威胁医护人员健康的危险因素，护士的职业卫生情况已成为当今不容忽视的问题。特别是在全民保健意识不断增强的今天，医护人员作为社会民众健康的保卫者，更应重视自身的健康及加强在医院这种特殊环境、特殊职业中所受伤害的防护。面临着未来10～15年内我国可能出现的第三次职业病高发期，以及医学模式、护理模式的转变和护理人员健康意识的逐渐增强，对护理人员职业性伤害与防护的研究已引起人们的日益关注和重视。

职业危害是近年来颇受医护人员关注的问题，护士因工作性质、工作环境的特殊性，与患者接触最多，常暴露于各种现存的或潜在的危险因素中，容易造成突发的或慢性的职业危害，成为职业暴露的高危人群。加强护士的自我防护不仅可以避免遭受疾病侵袭，同时也可避免交叉感染的发生。因此，要充分认识职业性损伤的危险因素，积极有效地进行自我防护。

二、护理职业性损伤的危险因素

（一）生物性因素

护士工作的环境处于人类共同的自然环境、社会环境之中，又具有医务场所的特殊性，而大量存在的生物因素是自然环境的组成部分。

1. 病毒

病毒是最常见的生物性危险因素，临床上以乙肝、丙肝、艾滋病毒为主。美国疾病控制与预防中心监测报道：每年至少发生100万次意外针刺伤，引起20余种血源性疾病的传播，每年因血源性传播疾病造成医务人员死亡人数达几百人。由于护理职业行为的特殊性，临床护士经常接触患者血液、体液及各种分泌物，被污染的概率相当高。国内大量研究证实：护士是血源性病原体职业暴露发生的最高职业群体，护士锐器伤的发生率为79.36%~92.3%，被乙肝污染的针或锐器伤后的相应感染率为6%~30%。

2. 细菌

护理工作中常见的致病菌葡萄球菌、链球菌、肺炎球菌、大肠杆菌等广泛存在于各种分泌物、排泄物及患者用过的器具和衣物中，通过呼吸道、血液、皮肤等途径传染给护士。

（二）化学性因素

护士在日常工作中，可以通过各种途径接触到各种化学消毒剂而使自身受到不同程度的污染，如甲醛、过氧乙酸、含氯消毒剂等。美国国家职业安全卫生研究所资料显示：医院至少使用159种对皮肤或眼有刺激的物品、135种具有潜在危害的化学物品。

急诊科对环境和物品的消毒有极为严格的要求。空气及贵重物品的消毒灭菌常需要使用臭氧、甲醛、戊二醛等高效消毒灭菌剂。甲醛是挥发性较强的消毒剂，其挥发的气体对人体的呼吸道、皮肤、眼睛等都有一定的影响。长期接触低剂量甲醛，浓度为$1.0mg/m^3$即可刺激眼结膜、呼吸道黏膜而产生流泪、流涕，引起结膜炎、咽喉炎、哮喘、支气管炎和变态反应性疾病，动物实验发现其具有致癌作用。2%碱性戊二醛可引起皮炎、过敏、结膜炎等。目前临床常用的含氯消毒剂是一种高效、广谱消毒剂，在高浓度含氯消毒剂环境中，工作人员出现流泪、异物感、恶心、咳嗽等，应考虑氯气中毒。

（三）物理性因素

我国对临床护士的疾病调查发现：下腰背疼痛、静脉曲张和手术室经常保持前屈位引起的颈椎病很普遍。随着诊疗技术的发展，护士在无任何防护措施的情况下，接触CT、

X线、激光、红外线等逐渐增多。护士常需要定期消毒病室,不可避免要接触紫外线,可能会造成皮肤红斑、紫外线眼炎等不良反应。医院内一般病室均能保持安静,避免噪声,但有些辅助科室,由于工作需要,机器启动及工作声音较大,护士长期处于这样的工作环境中,势必会受到损伤,引起听力、神经系统等的损害。抗生素引起的慢性过敏者更屡见不鲜,有报道显示:护士每天与各种药物反复接触,导致其过敏发生率明显高于普通人群,尤以过敏性休克为甚。

知识拓展

> 意大利一项调查显示:医护人员由于负重引起脊柱损伤,腰骶部疼痛的发生率为8.4%。临床护士在工作中,体力劳动多,强度大,特别是骨科、急诊科、创伤科等需要搬运患者,容易扭伤腰背,造成自身损害。

常见的物理性损伤主要有针刺伤、电离辐射损伤及非电离辐射三个方面。

1. 针刺伤

针刺伤及其他锐器伤是一种直达皮肤深部的足以使受害者出血的意外伤害。自1981年有学者首次报道污染针头的针刺伤对医务人员的危害以来,针刺伤与锐器伤已成为目前临床医务人员主要的职业伤害。有研究报道医务人员职业感染血源性传播疾病的危险性是普通人群的2~19倍,并且80%归因于针刺伤。有调查发现,2008年有80.6%~88.9%的护理人员均受到不同频率的针刺伤,年人均被刺伤率2.8~3.5次。目前已证实有20多种病原体可经针刺伤接种传播,其中最常见、危害最大的是乙肝病毒(HBV)、丙肝病毒(HCV)、艾滋病病毒(HIV)。美国疾病控制与预防中心对针刺伤后感染的前瞻性研究进行分析后得出,1次被HIV或HCV污染的针刺伤引起的HIV、HCV感染的可能性分别为0.3%~0.5%、4%~10%,而易感人群发生1次HBV污染的针刺伤后感染的概率为6%~30%。

2. 电离辐射损伤

急诊科的辐射多来源于床旁X线机和心电监护仪,对护士身心易造成损害。大剂量的照射将引起大范围的细胞死亡。在小剂量的照射下,人体或部分被照器官能存活下来,但是最终导致癌症发病率大大增加。对于人体,大剂量的辐射能引起急性放射病,如大面积出血、细菌感染、贫血、内分泌失调等;也可引起慢性放射性损伤,如皮肤损伤、造血障碍、白细胞减少、生育能力受损等。另外,辐射还可以致癌和引起胎儿的死亡与畸形。

3. 非电离辐射

非电离辐射最常见的有紫外线、红外线、激光、微波等。如过量的紫外线引起光化学反应，可使人体机能发生一系列变化，尤其是对人体的皮肤、眼睛，以及免疫系统等造成危害。

（四）心理社会因素

在工作领域中存在着很多负面因素，会直接影响到护士的心理和工作行为，严重时会导致职业倦怠。由于各种因素使某些患者及其家属对护士的工作存在偏见，导致护士与患者之间矛盾激化。在处理护患关系这一环节中，护士往往保持着谨慎的态度，会带有紧张情绪。据调查发现：护士的心理健康水平比一般人群差，其中30~40岁是心理障碍发生最多的时期。

知识拓展

> 随着现代医学及医疗技术的迅速发展和人们对医院感染认识水平的不断提高，各种手术在临床上广泛开展，还有近年来突发医疗纠纷的增多，给医院的医护人员带来了严峻的挑战。护士在日常工作中要经常与患者接触，执行多种护理操作，整理各类被污染的医疗用品，如此的工作性质使其受细菌、病毒感染的机会大大地增加了。如果护理人员在诊疗、护理等操作中不注意个人防护，很容易造成职业性损伤，成为医院的易感高发人群，这不仅严重威胁护理人员的身心健康，直接影响护理工作质量，还可能通过医疗护理过程将疾病传染给患者。

三、护理职业性损伤的防范

（一）提高自我防范意识

护理部及科室应组织学习，制定合理的防护措施，将各种针头使用后收纳在锐器盒内。一旦发生针刺伤后应积极处理，用健侧手从近心端向远心端挤压受伤部位，排出部分血液，减少受污染的程度，用流动水洗手，用碘酒局部消毒，并进行各种检查，如乙肝两对半、HIV、HCV等，做好传染性疾病预防工作。接触患者血液、体液时，尽量戴乳胶手套或一次性手套，若接触怀疑或已证实被污染的血液、体液，应严格遵守消毒隔离制度，穿隔离衣，戴口罩、帽子，必要时戴防护眼罩，套一次性鞋套。在日常工作中要爱惜自己，勤剪指甲，勤洗手，懂得保护自己皮肤的完整性，在接触患者前后要认真洗手。

（二）严格按常规执行操作制度

提高自我防范意识，护理部及科室应组织学习，制定合理的防护措施。配制化疗药物时（孕期及哺乳期停止接触这类药物），按照消毒隔离制度着装整齐，配药工作开始后，不能接触其他物品。开启化疗药的药瓶时，注意针剂药液将开口偏向对侧，并用酒精纱布裹住掰安瓿。稀释粉针剂，沿瓶壁缓慢注入，以免粉剂扩散到空气中。操作过程中如不慎使皮肤直接接触了化疗药，就立即以自来水冲洗15分钟以上，然后以2.6%硫代硫酸钠局部清洗。如果化学消毒剂不慎侵及眼睛，应立即用清水冲洗眼睛15分钟；侵及皮肤，则立即脱去衣服，用清水冲洗30分钟以上。总之，在进行各项操作时，应严格遵守常规操作规程，尽量减少意外事故的发生或将损害程度降到最低。

（三）预防职业疲劳综合征

护理人员在日常生活中应注意生活起居，劳逸结合，以保持良好的健康状态，并加强营养，加强体质锻炼，增强肌肉、韧带等组织的韧性和抗疲劳能力。利用业余时间加强腰背肌功能锻炼，如五点支撑法、三点支撑法，增强腰背肌的力量，有利于缓解腰骶部疼痛及减少腰肌劳损的发生，使自己以最好的健康状态投入工作中。生理、心理性疲劳的自我调节：①平时应保证充足的休息与睡眠；②合理制定排班，利于体力的调整恢复；③注意膳食的营养与均衡，多食鱼类、豆制品、新鲜蔬菜及水果；④感觉心情郁闷时，应及时排解，最有效的是交谈，向那些也承受着相同或相近精神折磨的朋友倾诉；⑤完成每一项工作，可以选择各种方式奖励自己，以达到自我放松的目的。

（四）增强法律意识，完善自身素质

在日常治疗及护理工作中，应认真、严格、科学地执行医嘱，但不可盲目执行。在抢救过程中，医生下达口头医嘱，护理人员应复述一遍，确认无误方可执行，并要记录在案。在非特殊的情况下护士可以拒绝执行医生的口头医嘱。现代护理模式要求护士用文明、礼貌的语言与患者及其家属沟通，要体现人性化服务、微笑服务，并学会控制自己的情绪，不带个人情绪上班，否则容易引起患者的误解。利用业余时间了解与本职工作有关的法律知识，树立法制观念。护士要不断接受在职训练和继续教育，以提高自身的学术修养。

案例评析

实践内容

精神病患者黄某于2001年进入上海市某精神卫生中心接受治疗，去年1月27日上午8时30分左右，家属接到该院电话，告知患者黄某在医院突然死亡。根据检验记录上死者

的脚上没有任何针孔的记载，家属判断院方没有对死者进行过静脉输液，并认为病历上的抢救病史是伪造的。为此，家属将该医院起诉至法院。根据当时医生与家属交涉时的录音来看，护士夜间是在睡觉，未按制度巡房。法院审理后认为，医院护理人员未按制度巡房，但与患者的死亡无法律上的因果关系。最后，法院判决医院补偿家属1万元。

评析

该精神卫生中心的护理人员由于在护理过程中未认真执行分级护理制度，未及时巡视患者，导致患者死亡，属于护理纠纷事件。为了预防此类事件的再次发生，该医院应在之后的护理过程中注意建立分级护理制度，并提高应对能力。

实践模拟

周某，女，50岁，患甲状腺瘤，进行了手术，术后第5天无人看护在医院内摔倒，并发脑出血死亡，医院承担10%责任。

你认为该如何评价这次护理事件？

（余　瑾）

思考与练习

一、名词解释

1. 医疗事故　2. 医疗风险　3. 医疗安全　4. 护理纠纷

二、选择题

1. 常见医疗风险的现状不包括（　　）。
   A. 风险管理欠规范　　　　　　B. 缺乏医患沟通
   C. 患者及其家属期望值过高　　D. 医务人员理论水平和技术过硬
2. 医疗风险管理的程序不包括（　　）。
   A. 医疗风险的识别　　　　　　B. 医疗风险的评估
   C. 医疗风险的规避　　　　　　D. 医疗风险的处理
3. 易感人群发生1次HBV污染的针刺伤后感染的概率为（　　）。
   A. 6%～30%　　B. 6%～25%　　C. 5%～20%　　D. 5%～30%
4. 护理职业性操作的危险因素不包括（　　）。

A. 生物性因素　　B. 化学性因素　　C. 物理性因素　　D. 合理的防护措施

5. 护理职业性操作的防范措施不包括（　　）。

A. 提高自我防范意识　　　　　　B. 严格按常规执行操作制度

C. 暴露于辐射物品中　　　　　　D. 预防职业疲劳综合征

6. 下列属于执业安全问题的是（　　）。

A. 侵权行为　　B. 失职行为　　C. 错记血压　　D. 遭受人身伤害

7. 护士查对不严格给患者发错药属于（　　）。

A. 侵权行为　　B. 失职行为　　C. 犯罪　　D. 渎职

8. 护士在工作时对患者恶意相待，侵犯了患者的（　　）。

A. 隐私权　　B. 自由权　　C. 人身财产　　D. 生命健康权

9. 护士长积极组织护理人员对坠床的患者进行处置，属于风险管理的（　　）。

A. 风险评估　　B. 风险前控制　　C. 风险中控制　　D. 风险后控制

10. 在医疗过失行为责任程度判断中，医疗事故损害后果主要由医疗过失行为造成，其他因素起次要作用，该医疗过失行为责任属于（　　）。

A. 完全责任　　B. 主要责任　　C. 次要责任　　D. 轻微责任

项目八 护理经营管理

护理各项经费占了医院经营费用的很大部分，有资料表明，护理费用相当于医院运营费用的1/3。因此，护理部门对成本的控制、对预算的操控，将对整个医院的经济利益产生深刻的影响。

案例导入

某医院不仅重视临床科室的成本管理，对管理科室的成本管理也下了一番功夫。由于管理科室的特殊性，该院对这类科室的可控成本进行监控，将可控的车辆使用费、电话费、办公费三项行政费用作为预算管理与绩效考核中的财务指标，每个月下达预算指标，月末考核，将考核结果与科室绩效挂钩。

思考与讨论：
（1）以上成本控制的措施是否合理？
（2）医院进行护理经营管理的措施有哪些？

任务一 护理成本

任务目标

1. 了解护理成本及成本控制的相关概念。
2. 掌握护理成本核算的内容、方法。
3. 熟悉护理成本的核算现状和发展趋势。

一、护理成本概述

护理成本是指在提供护理服务的过程中所消耗的护理资源，即提供护理服务过程中物化劳动和活劳动消耗的货币价值，或者是指给患者提供诊疗、监护、防治、基础护理技术及服务过程中的物化劳动和活劳动消耗。

物化劳动是指物质资料的消耗，活劳动是指脑力劳动和体力劳动的消耗，货币价值是指产出劳动成果用货币表示其价值。随着卫生经济的发展，护理成本管理越来越受到医院领导、护理管理者的广泛重视。

降低护理成本的途径：

（1）人力成本方面，做到科学编配、合理排班。

（2）物力成本方面，建立请领、定期清点、使用登记、交接制度，实行零库存，严格控制直接服务所用药品、医用材料、各种低值易耗品的丢失、过期、损坏等浪费现象发生。

（3）实行零缺陷管理。

知识拓展

没有利润是令人痛苦的，然而没有现金与支付能力则是致命的！
企业的成本水平如果处在全国平均水平，就是在死亡线上。

二、护理成本核算

（一）护理成本核算的含义

护理服务是医疗卫生保健中不可缺少的组成部分，与医疗服务之间的关系密不可分，即服务功能一致，均是为了增进人类健康；卫生资源消耗内容基本一致，都包括物化劳动和活劳动消耗；所处的区域一致，均处于同一经营实体（医院）或卫生服务市场。但由于服务方式不尽相同，医疗服务和护理服务又相对独立、平行并存、不是从属关系，因此，有必要按各自的服务收入与服务支出确定服务成果，通过成本核算使护理成本从医疗成本中分离出来，形成护理成本核算体系，加强护理组织、技术、质量、信息、物资管理，提高护理服务的社会效益和经济效益。建立起适合我国国情的医院护理成本核算体系，使护理成本核算科学化、规范化和标准化，也为护理进入市场提供了保证。

护理成本核算是医院成本管理的重要组成部分。护理经济学的产生和发展，促进了人们对护理成本管理认识上的变化，人们的成本意识、节约意识、经济意识和质量意识大为提高。

目前，护理成本核算内容已从较为单一向综合发展。护理成本核算范围已从医院护理延伸至社区，包括医院护理成本核算、社区护理站成本核算和护理院成本核算，主要分析了妇女儿童成本、疾病护理成本、中风和创伤性脑损伤成本，评估测量了创伤护理成本及儿童家庭健康服务成本，等等。对每项护理都要核算人力成本、药材成本、设备费用、作业费用、行政管理费用、教学研究费用等方面。护理成本核算方法正逐渐完善。

（二）护理成本核算的原则

护理成本核算的目标是努力提供实际成本信息，为控制护理成本打好数据基础。要提高护理成本信息的质量，发挥成本核算的作用，必须遵循以下五大基本原则。

1. 按实际成本计价的原则

护理成本核算必须正确反映实际发生的经济资源耗费，应当按实际发生额核算成本，不得以估价成本、计划成本、不合理的分摊成本来代替实际成本。

2. 分期核算原则

护理成本核算应与医院的整个会计分期保持一致，分别核算各期成本，以确认成本发生的时间和分配时间，一般按月进行，同一项成本，计算期内核算的支出、收入和起止日期必须一致。

3. 责权发生制原则

这一原则是按受益原则正确进行护理成本计算的基础。凡是应由本期成本负担的支出，不论是否在本期支付，均应计入本期成本。本期支付应由本期和以后各期负担的费用，应当按标准分配计入本期和以后各期。凡是不应由本期成本负担的费用，即使是在本期支付，也不应计入本期成本。

4. 一致性原则

护理成本核算时各种成本费用的计价方法、固定资产折旧方法、成本核算的对象、成本计算项目、间接费用的分摊方法等，前后会计期间必须保持一致，不得随意更改，这样才能具有可比性。

5. 重要性原则

重要性原则指在护理成本核算过程中应基于管理的要求区分主次，对于那些对成本有重大影响的内容和项目，应重点处理，力求精确；对无重大影响的成本，可简化处理，以提高效率。

（三）护理成本核算的相关措施

成本核算是价值规律的要求，是医院经营管理的重要内容，但是，我国临床护理管理人员对成本的管理一般还停留在管钱、管物上，往往忽视人力、信息及其他护理成本，缺乏科学的管理方法。降低医疗护理成本，减少患者的经济负担，提高护理经济效益，增强护理人力资源竞争力，安全、有效、合理地进行护理成本核算尤为重要。

1. 重视成本核算管理，提高护理人员经济意识

我国护理成本核算刚刚起步，临床上护理经济的研究只限于护理人力成本、等级护理、单一基础护理项目收费，这些核算建立在简单的收支结算基础上，一般只包括护理人力、护理材料等直接成本，对护理管理、护理教育等间接成本涉及较少。预防护理、观察护理的经济价值均未得到体现，导致忽视护理价值的现象普遍存在。长期以来护理教育重视道德教育、护理质量，医院护理人员对护理经济知识知之甚少，知识结构不足。护理管理者应通过培训等继续教育提高护理人员的成本核算意识，充分发挥护理人员的潜能，结合工作中成本管理的漏洞、缺陷，制定出相应的措施，控制浪费和耗损过度，实现高效、低耗，增强护理管理的效力与水平。

2. 制定护理管理体制，深化护理管理职能

在医院经营过程中，成立医院成本核算领导小组，是搞好医院成本核算的关键，而护理人员在成本核算中起着举足轻重的作用，可由护理部参加成本核算领导小组，对医院护理成本进行统计核算和监督考评，每个月提供有关护理核算的依据。各科护士长对各自的工作职责和经济行为负责，协助科主任进行管理，分配奖惩，主要负责科室药品、材料、物价等的管理，并做好经营、分析、结算。

3. 提高护理成本管理效益，做好基层管理

（1）合理编制护理预算，降低人力成本：主要包括各级护理人员的工资、奖金及补贴，应将有限的资源适当地分配给预期中的或计划中的各项服务活动。

（2）进行效益分析，降低物力成本：减少物品浪费和非正常损耗，做好医用护理器材的管理、护理设备的维护保养、水电气的管理和申购新添器材的论证预算，判断投入成本与利益是否大于基金的投资成本。物力成本包括材料成本、设备成本、药品成本等，并应规范物资统供统管程序，做到物资限额储存、零库存管理。

（3）善于创新，主动开发护理市场：通过不同学习渠道（如短期进修培训、自学等）不断获取新知识，掌握专科护理发展动向，积极寻求机会引入专科护理技术和设备，提高护理质量，起到双赢作用。

（4）利用电脑对欠费进行监控，加强安全意识：开展护理合理预算，节约成本，促进对患者的合理收费及防止逃费、漏费，同时防止纠纷的发生，减少意外赔偿费的支出。

三、护理成本核算方法

（一）国外常见成本核算方法

1. 床日成本核算法

床日成本核算法是最原始、最不完善的测算方法，是指用科室的显性成本与隐性成本之和与每日每床之间的比值来计算成本，护理成本与住院日数直接相关，实际上是取了在科室住院患者的平均成本。这种方法的优点是容易理解、便于计算；但缺点是比较片面，即对患者病情、配合程度、护理等级等方面的不同造成的护理成本的差异有所忽视。

2. 相对严重度核算法

这种计算护理服务成本的方法是根据患者的病情严重程度，结合护理资源的消耗、利用情况进行的。Hall、Linda、Doran等主张用评分标准评估后（并发症与该病种多并发症无关9分，高度复杂性4分，存在严重风险3分，并发症与慢性病风险因素相关2分，无并发症1分）给患者分类，以此为依据来计划需要何种护理专业人员、需要多少时间等为患者服务，并计算成本。

3. 诊断相关性分组核算法

汤普森·费特教授用美国医疗保险预付款制度的分类编码标准建立了一种确定医院各种病例类型的方法，确定不同的诊断相关组，根据患者的不同年龄、性别、疾病程度、是否手术、住院天数等因素把患者划定在某个诊断相关组，然后再确定对医院的补偿额度。这种方法与床日成本核算法相比具有同组代表性，可靠性有明显提高，但此种方法不能照

顾患者的不同需求，也无法准确预测未来患者的疾病转归。

4. 患者分类核算法

这种方法以护理点数和护理时数来衡量患者的护理需求程度，是一种反向计算护理成本的核算方法。此种方法根据患者病情程度确定护理成本和收费标准，能更准确地评估患者实际得到的护理照料和各项消耗，不足之处是需要更多的时间和精力去逐一地进行患者的个体评估。

5. 护理程序核算法

护理程序核算法包括护理程序当中的三个步骤，即诊断、实施、评价。诊断是对患者病情进行评估后综合进行的护理诊断，实施是根据护理诊断制定相应的护理措施，评价则是针对实施了护理过程后出现的转归情况进行的分析。以上三个指标均被编写成标准的编码术语，并在电子健康记录表上收录。

（二）国内常见成本核算方法

1. 项目核算法

项目核算法是以单个护理操作项目为计算对象，将付出与收入核算成费用来计算成本的方法，与护理收费密切相关。此法将人力、材料、设备折旧等成本因素归集为显性成本，将管理、教学、研究等成本因素归集为隐性成本。

2. 病种成本核算法

病种成本核算法以不同的疾病种类为单位核算对象，进行付出与收入的量化，计算以病种为单位的护理成本。

3. 基础护理操作项目成本核算法

基础护理操作项目成本核算法是项目核算法的一个分支，是将单个基础护理操作项目的付出与收入核算成费用来计算成本的方法。

4. 分级护理成本核算法

此项成本核算法依据患者的分级护理进行核算，从特级护理向三级护理变化，护理成本也将逐渐缩减。

5. 作业成本核算法

作业成本核算法把作业项目作为成本核算的最基本对象，将作业产生的所有成本归类计算，然后将作业所消耗的资源统计汇总，最终形成护理总成本。作业成本核算法分为传统作业成本法和时间驱动作业成本法。

四、成本控制

(一) 成本控制的含义

成本控制是组织根据一定时期内预先建立的成本管理目标，由成本控制主体在其职权范围内，在生产耗费发生以前和成本控制过程中，对各种影响成本的因素和条件采取一系列预防和调节措施，以保证成本管理目标实现的管理行为。

成本控制的过程是运用系统工程的原理对组织在生产经营过程中发生的各种耗费进行计算、调节和监督的过程，也是一个发现薄弱环节、挖掘内部潜力、寻找一切可能降低成本的途径的过程。科学地组织实施成本控制，可以促进组织改善经营管理，转变经营机制，全面提高组织素质，使组织在市场竞争的环境下生存、发展和壮大。

成本控制是指降低成本支出的绝对额，故又称为绝对成本控制；成本控制还包括统筹安排成本、数量和收入的相互关系，以求收入的增长超过成本的增长，实现成本的相对节约，因此又称为相对成本控制。

成本控制是成本管理的一部分，致力于满足成本要求。满足成本要求主要是指满足顾客、最高管理者、相关方和法律法规等对组织的成本要求。成本控制的对象是成本发生的过程，包括：设计过程、采购过程、生产和服务提供过程、销售过程、物流过程、售后服务过程、管理过程、后勤保障过程等所发生的成本控制。成本控制的结果应能使被控制的成本达到规定的要求。为使成本控制达到规定的、预期的成本要求，必须采取适宜和有效的措施，包括：作业、成本工程及成本管理技术和方法。

开展成本控制活动的目的就是防止资源浪费，使成本降到尽可能低的水平，并保持这一成本水平。

成本控制反对"秋后算账"和"死后验尸"的做法，提倡预先控制和过程控制。因此，成本控制必须遵循预先控制和过程控制的原则，并在成本发生之前或在发生的过程中去考虑和研究为什么要发生这项成本、应不应该发生、应该发生多少、应该由谁来发生、应该在什么地方发生、是否必要，决定后应对过程活动进行监视、测量、分析和改进。

成本控制应是全面控制，包括全员参与和全过程控制。成本控制和成本保证的某些活动是相互关联的。

(二) 成本控制的步骤

(1) 确定控制标准，即确定评定工作绩效的尺度。管理者应以计划为基础，制定出控制工作所需要的标准。

(2) 衡量工作成效，即通过管理信息系统采集实际工作中的数据及与已制定的控制标准相对应的要素，了解和掌握工作的实际情况。在这一过程中，要特别注意获取信息的质量问题，保证信息的准确性、及时性、可靠性、适用性。

（3）分析衡量的结果，即将实际工作结果与标准进行对照，找出偏差并分析其发生的原因，为进一步采取管理行动做好准备。这是控制中最需理智分析的环节，是否要进一步采取管理行动就取决于此。若分析结果表明没有偏差或只存在"健康"的正偏差，那么控制人员就不必再进行下一步行动，控制也就到此为止了。

（4）采取管理行动，纠正偏差。纠正偏差的方法不外乎两种：要么改进工作绩效，要么修订标准。

知识拓展

在企业发展战略中，成本控制处于极其重要的地位。如果同类产品的性能、质量相差无几，决定产品在市场竞争中的地位的主要因素则是价格，而决定产品价格高低的主要因素则是成本，因为只有降低了成本，才有可能降低产品的价格。成本控制必须首先是全过程的控制，不应仅控制产品的生产成本，而应控制产品寿命周期成本的全部内容。实践证明，只有当产品的寿命周期成本得到有效控制，成本才会显著降低；而从全社会角度来看，只有如此才能真正达到节约社会资源的目的。此外，企业在进行成本控制的同时还必须兼顾产品的不断创新，特别是要保证和提高产品的质量，绝不能片面地为了降低成本而忽视产品的品种和质量，更不能为了片面追求眼前利益，采取偷工减料、冒牌顶替或粗制滥造等歪门邪道来降低成本，否则，其结果不但坑害了消费者，最终也会使企业丧失信誉，甚至破产倒闭。

（三）成本控制的方法

1. 从成本中占比高的方面着手

控制成本自然是要控制产品的全部成本，从成本产生的全过程、全方位来控制成本，设计、采购、制造、营销与管理各个环节都要置于组织成本的控制范围之内。但如果组织控制成本不分轻重，全方位、不加区分地都花大力气进行成本控制，取得的效果不一定就好。成本分为材料费、人工费和管理费等几个方面，组织产品不同，各项费用在产品成本中所占比例的高低也可能存在差异。但就一般而言，材料费用在产品成本中所占比例较高，一般占到60%~80%的份额；人工费用占份额相对材料少些，一般占5%~10%；其他成本占比10%~15%。组织成本控制首要的是控制成本的主要方面，从占成本比例高的材料、人工等方面着手，只要牢牢地控制住成本占有比例较高的几个部分，组织的成本计划一般就不会被突破，成本控制的目标也就比较容易实现。

2. 从创新方面着手

每一个组织都会采用各种方法来控制成本，消耗定额、限额领料、指标分解、成本倒挤等，方法层出不穷，但出彩的并不多。为什么呢？组织控制成本，除保持成本不上升外，可能更多的是希望成本每年都有一定幅度的降低，但成本降低总有一个限度，到了某一个限度后，如果不是创新技术、增加工艺或改进设备等，成本很难再降低，管理上稍一松懈还有可能反弹。成本降低到一定阶段后，组织只有从创新着手来降低成本：从技术创新上来降低原料用量或寻找新的、价格便宜的材料替代原有的老的、价格较高的材料；从工艺创新上来提高材料利用率，降低材料的损耗量，提高成品率或一级品率；从工作流程和管理方式创新上来提高劳动生产率、设备利用率，以降低单位产品的人工成本与固定成本比例；从营销方式创新上来增加销量、降低单位产品营销成本。组织只有通过不断创新，用有效的激励方式来激励创新，从创新方面着手，才是不断降低成本的根本出路。

3. 从关键点着手

形成产品成本的各个环节、各个点在成本中的作用可能不同，有些环节、点对成本的形成起关键作用，有些环节、点对成本的形成起作用较小，组织成本控制应从关键点着手，抓住成本关键点，往往能起到事半功倍的效果。例如：一些组织从事技术含量不高、原料品种多的家用电器制造业，开发新的技术或新材料对大多数组织来说都存在难度，此时采购原料的价格可能成为该组织成本的控制关键点；资金密集型的快速消费品，减少存货、加速资金周转可能成为该组织的成本控制关键点；原料消耗较固定但成品率波动性较大的行业，提高成品率、减少废品和次品是成本控制的关键点；升级换代快的产品，产品设计可能成为成本控制的关键点；材料成本低但营销费用高的烟、酒、化妆品等，营销费用可能成为成本控制的关键点。总之，由于组织产品性质的不同、组织技术实力的差异，组织成本控制的关键点各不相同，组织应找出适合自身特点的成本控制关键点，从关键点着手进行成本控制，才能把力用到实处，达到事半功倍的效果。

4. 从可控费用着手

我们将产品成本分为可控成本和不可控成本，当然这里所谓的不可控只是相对的，没有绝对的不可控成本。不可控成本一般是指因组织决策而形成的成本，包括管理人员工资、折旧费和部分组织管理费用，因为这些费用在组织建立或决策实施后已形成，在一般条件下，它较少发生变化，再花大力气去控制这些较固定的成本就没有多大意义了。只有那些在生产经营过程中可以人为进行调控的，如材料用量、物料消耗量、材料进价、办公费、差旅费、运输费、资金占用费等可控费用，我们花力气去控制才有意义。从可控费用着手进行成本控制，才是组织的成本控制之道。

5. 从激励约束机制方面着手

成本控制不是靠组织的几个领导、几个重点人物就能做好的，需要所有与成本相关人员的参与。如何发挥每个成本相关者在成本控制中的作用是组织成本控制必须解决的问题之一，我们当然希望每个成本相关者都能自觉地控制好自己所管辖范围内的产品品质、材料消耗，但这只不过是一种理想、一种愿望。要相信制度的力量，组织成本控制不能建立在人人自觉的美好愿望之上，应当建立成本控制制度，建立与之相关的激励与约束机制，用激励与约束的方式来调动员工控制成本的主观能动性，将节约成本与控制者的切身利益联系起来，利用奖惩的办法将组织被动成本控制转换为全员的主动成本控制。

五、护理成本核算现状和发展趋势

（一）国外情况

率先着手进行护理成本概念及护理成本构成研究工作的是20世纪50年代的美国。之后，美国开始对不同患者的护理成本核算进行分类测量，并确定出核算项目和基本方法。20世纪80年代起，美、德、日等国开始就价值补偿和价值增值两个维度从成本价格、护理供需、效益分析、保险等方面对配置合理的护理资源进行大量研究，积累了大量的经验。20世纪90年代初，护理经济学研究的发展速度加快，范围广，内容多，注重在不同工作量测算系统下进行成本比较研究和成本效益研究，并纳入医疗机构体系的经济学评价指标，以指导决策和选择，如对重症老年护理单元的成本分析、对患者健康教育的成本分析等；在不同的护理方式下，按照不同种类的患者康复成本来计算，如脑卒中、创伤性脑损伤等护理成本分析等。

21世纪以来，随着护理成本研究的角度越来越广泛和新颖，其与临床护理工作的结合也越来越紧密，如Patel等对中风患者的护理成本与不同健康水平的护理者之间的关系进行了阐述；Grivelli等在家庭护理成本方面进行了大量资料的收集和比对等；Lipman等在家庭护理成本方面也进行了研究，并集中在了新生儿家庭群体。目前，国外已建立起一套涵盖成本的构建与分摊、成本价格与价值确认、成本与收益等诸多方面研究的护理成本核算模式。护理成本核算范围也已经由医院逐渐拓展到社区、护理院和家庭护理等。美、英、日、荷兰等国家已使用护理干预分类系统（NIC系统），并实现程式化管理，内容涵盖7大类别（如社会性、行为性、心理性、情绪性等）、30个具体项目（如健康评估、自我控制、营养摄入、行为干预、健康教育等）、486项护理干预，涉及疾病预防、控制、治疗和健康促进等诸多层面。

（二）国内情况

我国护理成本核算的研究比国外晚了约30年。开始时研究方法比较单一，缺乏系统性研究，主要是研究住院床位、门诊挂号、检查、手术等项目的成本核算，后来也向床日成本法和患者分类核算法等方面进行了初探，但都没有形成较有体系的研究。之后，国内一些专家开始了系统的护理成本核算的研究，护理成本核算的研究体系也逐渐形成。

（王　萍）

任务二　护理预算管理

任务目标

1. 熟悉护理预算的相关概念。
2. 掌握护理预算的种类及内容。
3. 掌握护理预算的目的和程序。
4. 熟悉绩效预算的内容。

一、护理预算相关概念

预算作为一项财政指导方针使医疗机构实现为患者提供高质量服务的目标。就像护士学习各种疾病的护理常规一样，对于护士来说，拥有预算工作方针的知识，进行有效的预算管理，确保其所在的部门财政状况稳定并能够有序地工作也是很重要的。

处于管理、监督职位的护士，有责任对所分管区域的经营进行管理，并应具有财经能力、运行科室的能力。既追求经济效益又追求质量的当今医疗服务体系，甚至要求普通护士能理解基本预算知识。

护理预算是医疗机构为某一特定时间段制定的预算，预计收入和支出，然后做出全年预算，每个月监测落实情况。例如，医院做出一个年度计划来维持人力和物质供应，以此来保证医院的正常运转。

医院预算是对计划年度内医院财务收支规模、结构和资金渠道所做的预计，是计划年度内医院各项事业发展计划和工作任务在财务收支上的具体反映，是医院财务活动的基本依据，使医院财政资源准确分配，确保各单元能够进行日常运作并实现战略目标。

财政预算详细说明在一个财政期限内预计的支出和收入，更重要的是，需要对预算进行持续关注，确保满足机构的财政需要。预算是动态地计划资源分配，并影响着病房护士长每天、每周或每个月的决定。

预算具有四个基本功能，能使医疗机构实现战略目标，并使医疗机构在经济范围内允许持续运作。预算的四个功能是：①计划；②调整和沟通；③监测进度；④评估业绩。下面就预算的四个功能进行描述。

（一）计划

计划是预算最重要的功能。在计划阶段，首先预定某阶段的目标，确认资源（员工、物品供应、设备等）并实现目标。下一步是根据计划的目标设定预算，以此来预测收入和支出。预算架构允许回答各种对预算产生影响的问题，例如：下一年度什么样的工资水准既能奖赏护士、留住护士，又能保持与区域其他医疗机构抗衡的竞争力？其他区域医疗机构引进新的服务对我们医疗机构的影响是什么？预算通常是一个年度，基于对本年度服务项目的预测设置。例如：医院将预计下一年患者住院总数来确认付给护士薪酬的支出。

> **知识拓展**
>
> 当预算将企业各种不同的需求做了最佳调和后，能否尽力达成预算，才是检验管理能力更重要的指标。
>
> ——德鲁克

过去，护士很少参与财政计划，也不为医疗机构制定财政预算。传统上是无护士背景，也很不理解护士价值、信仰、护理需求的管理人员为与护士相关的事项做预算决定和资源分配，而今，参加预算过程、确认资源分配是护士长的一个基本工作职责，同时也强烈推荐普通护士参加预算计划。护士长和普通护士一同参与预算计划既能节约资源，又能兼顾科室的功能，最终实现整体财政预算的目标。

（二）调整和沟通

尽管调整和沟通一般不与预算相联系，但调整和沟通是预算的一个重要功能。预算制定过程中，医疗机构内的各种小组必须一起商讨某一个单元实现目标所需要的资源。因此，护士应把预算流程作为一个最有效的与有权限解决问题的领导沟通资源分配想法的机会。

（三）监测进度

监测进度是预算的重要功能之一，也是护士长们每天投入精力较多的工作。通过对实际进展与预计或预算的比较，监测执行情况是机构有效地测量预算的有效工具。不断进行的监督有利于及时实施正确的措施，如果预算准确的话就不需要对预算进行调整。

（四）评估业绩

预算结果可以作为对护士长工作的一种评估方式，也可以作为医院员工奖金构成的依据。根据预算结果评估护士长的业绩也得到了越来越广泛的应用，这是因为当今的商业领域越来越看重责任和顺从。对于护士长的评估更加强调评估护士超时工作的费用、易耗品消耗量，因为二者都是科室预算的重要组成部分。以预算结果为基础进行业绩评估，能够提高护士长的积极性，从而有效地控制预算和确定工资，也为护士长们提供优先的事业选择。

二、预算的种类

护士长有责任管理的三种预算形式是：业务、人力、基本建设预算。

（一）业务预算

业务预算是指某一个业务单元的收入和支出，如生产线、单位、科室及全面的组织机构的收入和支出。业务预算为每日消耗分配资金，比如薪水、易耗品、维修和维护，以及护理患者所需要的物品。无论怎么说，生产线或单位、科室、整个机构都有各自的业务预算，对应相应层次的预算都分别有收入和支出的类别。业务预算的支出是指那些维持科室每日运行所必需的支出，如薪水、照顾患者相关的物品和其他间接费用，如单元的基础设施和管理费用。收入是指医疗机构接受的来自医疗保险公司返还的、政府补贴的资金或患者需要现金支付的医疗服务资金。

（二）人力预算

人力预算是业务预算的一个分支，影响人力预算的因素包括薪酬支付比例、加班费、福利（如带薪假期和员工医疗保险）、员工成长和培训、员工周转等。对于医疗机构来说，人力成本实际上总是医疗机构业务预算支出的最大部分，一般为总支出的55%～65%。人力预算也可以作为生产率度量，即某一输入、资源（工作的护理小时）所产生的工作量（例如每患者每天护理的时数）。

生产率度量是护士长衡量护士工作的时数和护理患者个数的比较工具。低产出（患者个数少，护理时数多）意味着支出高工资而为患者服务所得到的收益低；高产出（患者个数多，护理时数少）意味着少量的护士护理了较多的患者，支出相对较少的工资而为患者服务所得到的收益高，但是这些相对较少的护士不能为患者提供优质和安全的护理。大多数医院为确保提供安全工作量的护理，在每个护士护理患者个数经济有效方面有一个制约机制。为了达到护士与患者比例的平衡，在制定预算时，必须提供合理的人力，确保质量和安全。

人力预算管理所遇到的一个主要困难是准确地预计将来所需要的护士人力，因为预算要基于现有的服务数量（如患者总数），当患者总数比预估的增加或者减少，护士实际人力就会出现偏差。另一个与预算或者人力耗费相关的关键点是病情严重程度与护士比例的平衡。

人力预算的一个重要方面是理解过去12个月的护理时数和总住院日的趋势，通常的规则是，医疗机构希望护士长控制护理时数及相对的实际薪酬支付。每周薪水、福利支出和其他相关的支出通常由管理层控制。可以用业务方面的员工数量、工作时数的测量来满足诊治患者总数的需要，一般在夜间12点统计，这是在科室层面最好的控制和预算。

（三）基本建设预算

基本建设预算是分配用于基建项目和采购主要设备（如心电监测仪、除颤仪、计算机硬件）的资金。基本建设预算由业务预算分离而来，因为基本建设预算通常需要分多年支付（分年摊算成本）。固定资产是资本预算的主要部分，其成本超过医疗机构所确定的定为固定资产的最低金额。

> **知识拓展**
>
> 已故的凯迪拉克领导人德雷斯达特是企业中最有智慧的管理者之一，他曾经说过："每个笨蛋都懂得遵守预算，但是我这辈子见过的企业管理者中，只有极少数能拟出值得遵守的预算。"

"资本"术语通常是指用于长期投资的资金，即购买大型医疗设备、计算机系统或新建建筑。基本建设预算是一项昂贵的购买支出，购买的物品可被医疗机构使用多年。基本建设预算项目通常被称为固定资产、长期投资、资本投资或资本收购。这些固定资产按照业务预算的使用年限计算，因为基本建设预算通常被认为是投资，在预算过程中应该更加谨慎地审查。

规划资本预算能力是检验护士长的长期规划技巧的一个因素。护士长必须有前瞻性的眼光，预先在1年或多年前就能敏锐地预测需要引入本部门的设备，并向上一级部门报告，从而引起管理部门的注意。应当在做医疗机构的整个资本预算，即财政预案的同时考虑各单元或部门需要的基本建设资金。护士长在帮助规划基本预算方面起着至关重要的作用，既能确认购买的优先性，又能保证满足各单元和患者的需要。此外，基层护理人员在成功的基本建设预算过程中也起着重要的作用，因为一线工作人员必须把需要购买的设备告知管理层，使管理层考虑购买。保证患者安全的基本建设预算还应该强调其应急性。

基本建设预算有两种基本预算方法：增量预算法和零基准预算法。两者都有其独特的优势和劣势，并且在大多数情况下两者都是完全合理的方法。

1. 增量预算法

增量方法是最常用的预算方法，主要是因为它相对简单，适用于大多数情况。增量方法是一种简单向上、根据目前或将来业务收入和支出的增加或减少而进行调整的发展趋势方法。例如，护理预算将根据前期预算周期内的实际成本，少量地、有计划地增加薪水和成本的供应。可能的话，增量预算可包括减少所有的费用。

（1）增量预算的优势。增量方法具有独特的优点和缺点。其主要优点是简单，比较容易管理当前的收入或开支，并假设少量通胀或成长因子。另一个优点是各合作医疗机构之间临床实践项目具有兼容性。在大多数情况下，预算金额在各大卫生保健集团层面进行，其次才是其下属的医疗机构层面。最后，增量的方法是非常有效且切实可行的，将其应用到良好的运行部门时，可助其实现目标。一般来说，部门总是不希望在一个预算周期内发生巨大的预算变化，变化只应发生在可预测的外部因素（如通货膨胀）中。

（2）增量预算的缺点。增量方法的主要缺点源于简单，即没有考虑到部门财务状况的显著变化。无论正确与否，它只是使当前运行的设想持续进行。当部门运行不良或需要重大的改变来支持组织的目标时，就可能导致问题。最后，增量的方法并不能强调已包含到预算过程中的过去的错误。某些统计关系或预算总量错误是常见的，增量的方法只是简单地建立在那些错误之上，而不是改正这些错误。

2. 零基准预算法

零基准预算的使用远少于增量预算。该方法建立的预算基于无量和没有资源分配的假设，换句话说，预算的建立如准备首次预算一样。每一预算的循环始于对原有预算的评估和提高收入与支出，确认为某一单元服务的必要的核心资源，从各种与总量联系的变动的基础变量来决定各单元的资源分配。建立预算时，护士长应该观察到单个护士可能照顾一个患者，或照顾两个或三个患者，甚至更多（根据收治患者数变化）。因此，护理工资的成本变量是基于收治的患者总量的。

零基准预算过程与无变量的部门工作方式稍微不同，如护理管理和人力资源部门都是非收入部门（即该类部门不能提供收费的医疗服务）。无收入部门的费用不会基于患者数量而改变。这类部门不根据患者就诊量，而是根据运行该部门所需要的一系列的核心支出来制定预算。这些部门的支出是分配到有收入的部门的。

（1）零基准预算的优点。零基准预算的本质是对增量方法的反映。有两个重要的优点与这个方法有关联。第一个优点是该方法不建立在先前的或错误的设想之上。它要求建立每一个预算从零开始，把重点放在当前或未来的领域，其所建立的预算应尽量减少已经被融入的过时的信息。第二个优点是复杂的预算过程产生了一些有益的结果。该过程趋向鼓励从事临床和财政的职员在制定预算过程中紧密合作，因为其各自都不具备完成预算的所有知识和信息，因此，各专业团队在预算过程中相互吸取长处，这样能增加预算成功的机会。此外，预算人员的相互作用能鼓励创造性思维，因为临床和财务双方都在不断挑战对方。最后，必要的对零基准预算的分析层次能建立检验各单元比增量预算更加准确的信息。

（2）零基准预算的缺点。零基准预算方法的缺点是大多数单位不愿意加入该预算过程，因为该预算方法非常耗时，是资源密集型的方法。为某一个医疗卫生保健机构建立一个年度预算，需要财务部门和实施部门或各单元之间的共同合作，将至少花费2~3个月的时间。此外，该方法需要一个可以被各参与者使用的有效的参照标准，换句话说，财政人员需要了解临床术语和流程，而临床人员需要了解财务原则。最后，零基准预算对于某种特定的环境而言可能显得太复杂。无重大变化的运行良好的医疗机构也许觉得该方法资源太过密集，认为只能产生一些边缘效应。

三、护理预算的目的和程序

（一）护理预算的目的

审查医疗机构的战略计划，为医疗机构本身、部门或某些单元确定目标，制定护理预算的目的就是来实现这些目标。

以预算决定作为预算假设的基础，以预算设想解决影响机构的未来运作因素并解决已有的问题。预算假设应该由一个管理团队制定，人员来自不同的部门和专业领域，并确保将影响预算的所有问题考虑在内。例如：物质供应的价格可能增加或减少的百分比是多少？什么样的薪水范围可以确保机构能够招聘到和留住优秀员工？未来一年员工健康保险计划的成本是多少？竞争对手提供的新的服务项目是什么？下一年患者总数将增加还是减少?

收集过去的财务信息并结合预算设想信息，设定未来经营的合理期望值。预测部门将在预算周期提供服务，项目期望收益基于各单元提供的服务。

确定人工预算费用首先基于预测各单元提供的服务和需要提供服务的全职员工的数量、每个全职员工的工作时数。每个全职员工每年净工作时间为2080小时（每周40小时）。在某些医疗机构，护士每周工作3天，每天工作12小时，每周36小时或每年1872小时，这种3天长班工作制的平均人力等同于0.9个全职员工。人力之外其他预算都是直接支出。

（二）护理预算的程序

1. 收集各项信息

在编制预算之前应全面收集各方面的经营信息，以之来保证所编制预算的科学性和连续性。需要收集的信息既有来自内部的信息，也有来自外部的信息。

2. 提出初步目标

决策层在分析上年完成预算的基础上根据所掌握的内、外部信息，结合未来战略、资源、投资、环境变化对未来发生的影响，给定一个预算年度的初步性预算指标。初步性预算指标一般较笼统，通过一定的方式（如综合性会议）下达各部门据此提出部门计划等，经过几次反复最后才能达成共识，编制出预算。

编制预算一般需要经过几次反复，最终才能上下达成一致，得出最后的预算考核指标。在预算初步指标测算出来后，决策层内部需通过会议等解释预算的计算过程，结合战略共同商定保底指标（保底指标一般不向下公布），在任何情况下企业都得把这个"底"保住。

3. 目标层层分解

初期目标综合性比较强，需要转化为各部门的具体预算指标，必须对这些综合指标进行层层分解。应建立一个系统性的指标分解、统计、上报体系，按照"下级如实汇报，上级对下级负责"的原则，逐级把整个指标分解下去。

4. 汇总、分析

编制预算是一项较复杂的工作，不可能将决策层的初期指标简单分解就能完成任务，指标分解到基层后，执行层出于对自身利益的考量和对所完成任务的详细了解，肯定会提出有利于自己的利益的一些条件，对下达的指标提出修正意见。基于信息的不对称性，预算编制过程中应要求下级在提出条件的同时列出理由，而不是将几个简单的数据推来推去，互相扯皮。

5. 敲定预算

在预算最后定稿之时应当有一个形式将预算确定下来。预算往往是与绩效奖惩挂钩的，预算敲定后，绩效挂钩方案也应确定并穿插于预算文件之中，还要将最终结果通过各个部门的例会形式一级一级宣传贯彻下去，使完成预算的每一个人明确自己的责任与目标。

四、绩效预算

（一）发展历史

绩效预算理念萌芽于1907年纽约市政研究局提供的"改进管理控制计划"的报告中，该报告强调"通过对已批准项目的管理，提高资源使用效率"。绩效预算理念最早用于实践则开始于20世纪30年代。田纳西河流域管理局和美国农业部采纳了绩效预算，在一定程度上提高了部门运作效率。到了20世纪40年代，美国的"重组政府"运动方兴未艾，借此契机，第1届胡佛委员会在1949年的报告中完整地定义了绩效预算，从而定下了绩效预算改革的基调，此后，政府预算的"绩效、效率"观念开始深入人心。

遗憾的是，绩效预算推行的成效并不尽如人意，政府行政绩效大幅提高的情形并未出现。因此，从20世纪60年代中期开始，绩效预算销声匿迹，代之而起的是计划—项目—预算（计划项目预算制）、零基准预算等。然而，随后的这些预算改革也都没有取得成功。

20世纪90年代，在继承以往预算改革的一些有价值成分并进行新的探索的基础上，以美国、澳大利亚和新西兰为代表的OECD（经济合作与发展组织）国家纷纷推行了以绩效为基础的"新绩效预算"。其核心是主张政府预算必须与政府的中长期战略计划相结合，强调以政府职能的整体目标为导向，用绩效目标作为约束手段，以绩效责任换取管理自由，在强调高层机构对支出总量进行控制的同时，将自由使用预算资金的权利赋予了中、低层管理者，在预算制度中实现了政策（目标和结果）与管理（产出和激励）的有机融合。从OECD成员国推行新绩效预算的实践来看，新绩效预算在有效地促进政府改革，其在有效地制止财政资金浪费、实现财政收支平衡等方面的效果也是相当明显的。

绩效预算改革虽然历经反复，甚至遭遇过失败，但实践证明，绩效预算所倡导的"效率、绩效"理念符合预算制度改革发展的趋势和方向，对世界范围内的预算改革都具有普遍的借鉴意义。

（二）特点及含义

绩效预算的特点就是按计划决定预算，按预算计算成本，按成本分析效益，然后根据效益来衡量其业绩。可见，绩效预算是一种以成本—效益分析为基础确定支出标准的预算组织形式，它对于监督和控制预算支出、提高支出效益、防止浪费有积极作用。

绩效预算对西方各国的预算制度也产生了较大的影响。一些国家纷纷仿效绩效预算，试行以计划为中心、以成本—效益比较为考核标准的预算制度，如英国的"功能成本""产出预算"和"计划分析与检查"、法国的"预算选择合理化"、瑞典的"功能预算"等。实行绩效预算制度，对某些部门支出进行成本效益评估时，难以用数字表明其预期的经济效益，导致所谓的"绩效"无从考核。例如，国防支出的"绩效"，教育的"真实绩效"就很难进行评估，致使该制度在各国并未普遍推广和应用。

绩效预算是预算方法的创新。绩效预算是指由政府部门在明确需要履行的职能和需要消耗的资源的基础上确定绩效目标，编制绩效预算，并用量化的指标来衡量其在实施过程中取得的业绩和完成工作的情况。绩效预算是20世纪50年代伴随着关注公共支出及其结果而出现的一个概念，其核心是通过制定公共支出的绩效目标编制绩效预算，建立绩效预算评价体系，逐步实现对财政资金从注重资金投入向注重支出效果转变。

（三）实施步骤

在绩效预算的实施步骤上，可以考虑分三步走。

1. 对部分项目支出实行"项目绩效预算"试点改革

在全面推行绩效预算之前，可以先从部分具体项目支出的效益考核开始，并通过项目支出绩效评价来优化部门预算。为此，财政部门必须制定项目绩效预算编制办法，建立项目支出绩效考评制度及其框架体系，建立项目库，并实行滚动管理。各部门根据项目绩效预算编制办法和项目库编制年度项目预算。政府委托财政与审计部门对政府各部门的支出项目进行绩效考评。由政府根据绩效考评结果做出奖惩，对于年度项目绩效较好的部门给予奖励，对于年度项目绩效不好的部门根据情况削减直到取消该项目的预算。

> **知识拓展**
>
> 要区别管理是否有效，最好的指标莫过于管理者在平衡各种目标上所显现的绩效。这项工作也没有公式可循，每一家企业都必须达到自己的平衡，而且可能在不同的时期必须达到不同的均衡状态。
>
> ——德鲁克

2. 在所有部门全面推行项目绩效预算

实施绩效预算应全员参与，在所有部门全面推行项目绩效预算。

3. 全面推行部门绩效预算

实施部门绩效预算，就是要树立一种"绩效"理念，以"绩效目标+部门+绩效成果"

为对象，按效果和效率拨款，既强调绩效目标制度的效率，也强调绩效成果考核的效果，是一个"过程"与"结果"相结合的预算模式。

（徐　艺）

任务三　护理服务营销管理

任务目标

1. 熟悉护理服务与卫生服务的含义。
2. 掌握服务操作体系和服务营销体系的内容。
3. 了解患者对服务的期望，学会倾听患者的需求。

一、护理服务与卫生服务概述

（一）护理服务

随着国内经济体制的改革、健康需求的扩大、护理模式的转变和全球卫生保健形势的发展，我国护理服务进入市场已成为必然趋势。护理行业应当审时度势、把握机遇，以全体人群为对象、以市场需求为导向、以城镇社区为阵地、以护士素质为保证，积极开拓护理服务市场。

"优质护理服务"以患者为中心，强化基础护理，全面落实护理责任制，深化护理专业内涵，整体提升护理服务水平。"以患者为中心"是指在思想观念和医疗行为上，处处为患者着想，一切活动都要把患者放在首位；紧紧围绕患者的需求，提高服务质量，控制服务成本，制定方便措施，简化工作流程，为患者提供"优质、高效、低耗、满意、放心"的医疗服务。优质护理服务的内涵主要包括：要满足患者的基本生活需要，要保证患者的安全，要保持患者躯体的舒适，协助平衡患者的心理，取得患者家庭和社会的协调和支持，用优质的护理质量来提升患者与社会的满意度。它主要包括以下几个方面。

1. 入院护理

（1）建立良好的护患关系，护士面带微笑起立迎接新患者，给患者及其家属留下良好的第一印象。

（2）备好床单元。将患者护送至床前，妥善安置，并通知医生。完成入院体重、生命体征等信息的收集。

（3）主动进行自我介绍，完成入院告知：向患者或其家属介绍管床医生和护士、病区护士长，介绍病区环境、呼叫铃的使用、作息时间及有关管理规定等，通知辅助护士送第一壶开水到床前。

（4）了解患者的主诉症状、自理能力、心理状况。

（5）如急诊入院，根据需要准备好心电监护仪、吸氧装置等。

（6）鼓励患者及其家属表达自己的需要和顾忌，建立信赖关系，减轻患者住院的陌生感或孤独感。

2. 晨间护理

（1）采用湿扫法清洁并整理床单元，必要时更换床单元、病员服及手术衣。

（2）腹部手术半卧位（护士摇床至适当高度），必要时协助患者洗漱、喂食等。

（3）检查各管道固定情况、治疗完成情况。

（4）晨间交流：询问夜间睡眠、疼痛、通气等情况，了解肠功能恢复情况及患者活动能力。

3. 晚间护理

（1）整理床单元，必要时予以更换。整理各种管道，进行健康教育。对不能自理的患者进行口腔护理、睡前排便护理。

（2）对于术后疼痛的患者，应确保周围环境安静，便于患者入睡。病室内电视机按时关闭，要求家属离院。

（3）病重、病危患者的病室保留廊灯，便于观察患者。

（4）适当关小门窗，注意温差变化。

4. 饮食护理

（1）根据医嘱给予饮食指导，告知患者饮食内容。

（2）积极主动协助患者打饭。

（3）根据病情观察患者进食后的反应。

5. 排泄护理

（1）做好失禁的护理，及时更换潮湿的衣物，保持患者皮肤清洁干燥。

（2）留置尿管的患者进行膀胱功能锻炼，每日会阴护理两次。

6. 卧位护理

（1）根据病情选择合适的卧位，指导并协助患者进行床上活动和肢体的功能锻炼。

（2）按需要给予翻身、拍背，协助排痰，必要时给予吸痰，指导有效咳嗽。

（3）加强巡视压疮高危患者，有压疮警报时，及时采取有效的预防措施。

（4）加强安全防护，防止坠床、跌倒。

7. 舒适护理

（1）患者每周剪指、趾甲1次，胃肠手术每天协助泡脚1次。

（2）生活不能自理者协助更换衣物。

（3）提供适宜的病室温度，嘱咐患者注意保暖。

（4）经常开窗通风，保持空气新鲜。

（5）保持病室安静、光线适宜，操作要尽量集中，以保证患者睡眠良好。

（6）夜间要做到三轻：走路轻、说话轻、操作轻。

8. 术前护理

（1）给予心理支持，评估手术知识，适当讲解手术配合及术后注意事项。

（2）告知患者禁食禁水时间、戒烟戒酒的必要性。

（3）如需要给予备皮。

（4）做好术前指导，如深呼吸、有效咳嗽、拍背、训练床上大小便等。

9. 术后护理

（1）准备好麻醉床，遵医嘱予以心电监护、氧气吸入。

（2）做好各种管道标识并妥善固定各管道，保证管道在位通畅。

（3）密切观察病情变化并做好记录，如有异常，及时汇报给医生。

10. 患者安全管理

（1）按等级护理要求巡视病房，有输液巡视卡并及时记录。

（2）对危重、躁动患者予以约束带、护栏等保护措施，危重患者使用腕带。

（3）患者外出检查，轻患者由护工陪检，危重患者由医务人员陪检。

（4）全程健康教育。住院期间针对疾病知识进行个性化的教育，使患者不仅获得躯体的康复，还能获得良好的生活方式，树立良好的健康意识。

11. 出院护理

（1）针对患者病情及恢复情况进行出院指导（办理出院结账手续，告知术后注意事项，给予带药指导，告知术后换药、拆线时间，发放爱心联系卡）。

（2）请患者填写满意度调查表并听取患者住院期间的意见和建议；协助办理出院手续，护送患者至院门口，做好出院登记。

(3) 对患者床单元进行终末消毒。

> **知识拓展**
>
> 燕帽顶在头上，誓言记在心底，辛酸藏在心里，微笑挂在脸上。
> 尊重患者就是尊重自己，爱护患者就是爱护医院。
> 技术上追求精益求精，服务上追求全心全意。
> 我愿用美好心灵和精湛技术呵护每一位患者，使患者的生命延续，健康重现，幸福永在。

（二）卫生服务

卫生服务是针对个人和人群进行的有益于健康的全方位的、人性化的医学管理和看护，是指卫生系统借助一定的卫生资源，向居民提供的医疗、预防、保健、康复等各种活动的总称。

1. 公共卫生服务

公共卫生服务是一种成本低、效果好的服务，但又是一种社会效益回报周期相对较长的服务，与普通意义上的医疗服务是有一定差距的。为了能够公平、高效、合理地配置公共卫生资源，必须要明确什么是公共卫生。美国城乡卫生行政人员委员会对公共卫生下了如下定义——公共卫生是通过评价、政策发展和保障措施来预防疾病、延长人的寿命和促进人的身心健康的一门科学和艺术。

改革开放以来，我国不断加强公共卫生服务体系建设，基本建成了覆盖全国城乡的疾病预防控制体系和应急医疗救治体系。在党和政府的正确领导下，确保历次大的自然灾害之后无大疫，严重威胁群众健康的重大传染病、地方病得到有效控制，消除了丝虫病，实现了无脊髓灰质炎，有效应对人感染猪链球菌等疫情。据估算，自1978年实施国家免疫规划以来，全国减少了麻疹、百日咳、白喉、脊髓灰质炎、结核、破伤风等6类疾病的患者数共3亿人次，减少相关死亡400万人。自1992年以来，全国预防了8000万人感染乙肝病毒，乙肝病毒表面抗原携带者减少了2000万人，普及乙肝疫苗接种有效地控制了乙肝的流行。2007年国家免疫规划疫苗增加到14种，预防15种传染病。艾滋病、结核病、血吸虫病等重大传染病和地方病防治取得重大进展，初步遏制了艾滋病的蔓延势头，结核病控制策略覆盖达到100%，血吸虫病疫情降至历史最低水平。慢性非传染性疾病防治工作逐步规范，精神卫生工作列入重要议事日程。创建国家卫生城市（区）和国家卫生镇（县城）活动稳步推进，农村改水改厕工作和农村环境卫生综合整治继续推进，城乡环境卫生进一步改善，控烟履约工作扎实推进。降低孕产妇死亡率和消除新生儿破伤风项目扩展至

1200个县，中西部农村孕产妇住院分娩补助政策全面实施，2009年农村孕产妇住院分娩补助的范围扩大到全国，全国孕产妇死亡率从2007年的36.6/100 000降低到2008年的34.2/100 000，婴儿死亡率从2007年的15.3‰降低到2008年的14.9‰。卫生监督体系向基层延伸，食品、饮用水、公共场所、职业、放射、学校、传染病防治、医疗服务与血液安全等卫生监督工作取得了新进展。

2. 社区卫生服务

社区卫生服务是社区建设的重要组成部分，是在政府领导、社区参与、上级卫生机构指导下，以基层卫生机构为主体、全科医师为骨干，合理使用社区资源和适宜技术，以人的健康为中心、家庭为单位、社区为范围、需求为导向，以中青年妇女、儿童、老年人、慢性病患者、残疾人、贫困居民等为服务重点，以解决社区主要卫生问题、满足基本卫生服务需求为目的，融预防、医疗、保健、康复、健康教育、计划生育技术服务功能等于一体的，有效、经济、方便、综合、连续的基层卫生服务。

(1) 总体目标。

1) 发展社区卫生服务，要以邓小平理论为指导，坚持党的基本路线和基本方针，坚持新时期卫生工作方针，深化卫生改革，满足人民卫生服务需求，与经济社会发展同步，构筑面向21世纪的、适应社会主义初级阶段国情和社会主义市场经济体制的现代化城市卫生服务体系。

2) 到2000年，基本完成社区卫生服务的试点和扩大试点工作，部分城市应基本建成社区卫生服务体系的框架；到2005年，各地基本建成社区卫生服务体系的框架，部分城市建成较为完善的社区卫生服务体系；到2010年，在全国范围内建成较为完善的社区卫生服务体系，成为卫生服务体系的重要组成部分，使城市居民能够享受到与经济社会发展水平相适应的卫生服务，提高人民的健康水平。

(2) 基本原则。

1) 坚持为人民服务的宗旨，依据社区人群的需求，正确处理社会效益和经济效益的关系，把社会效益放在首位。

2) 坚持政府领导、部门协同、社会参与、多方筹资、公有制为主导。

3) 坚持预防为主，综合服务，促进健康。

4) 坚持以区域卫生规划为指导，引进竞争机制，合理配置和充分利用现有卫生资源，努力提高卫生服务的可及性，做到低成本、广覆盖、高效益，方便群众。

5) 坚持社区卫生服务与社区发展相结合，保证社区卫生服务可持续发展。

6) 坚持实事求是、积极稳妥、循序渐进、因地制宜、分类指导，以点带面逐步完善。

(3) 设置原则。

1）大力推进城市社区建设，改善社区居民的卫生条件，提高人民群众的生活水平和生活质量，促进城市经济和社会协调发展；构筑以社区卫生服务为基础的城市卫生服务体系新格局，必须把城市卫生工作的重点放到社区，积极发展社区卫生服务，不断丰富城市社区建设内涵。

2）社区卫生服务是社区建设的重要组成部分。社区卫生服务机构的建设须纳入社区发展规划和区域卫生规划，要与城镇医药卫生体制改革、城镇职工基本医疗保险制度改革紧密结合，并充分利用中医和西医卫生资源。

3）社区卫生服务机构属非营利性医疗机构，是为社区居民提供预防、保健、健康教育、计划生育和医疗、康复等服务的综合性基层卫生服务机构。

4）设置社区卫生服务机构由地市级政府卫生行政部门审批。

5）社区卫生服务机构以社区卫生服务中心为主体。社区卫生服务中心一般以街道办事处所辖范围设置，服务人口3万～5万人。对社区卫生服务中心难以覆盖的区域，以社区卫生服务站作为补充。社区卫生服务机构设置应充分利用社区资源，避免重复建设，择优鼓励现有基层医疗机构经过结构和功能双重改造成为社区卫生服务机构。

6）社区卫生服务机构业务用房、床位、基本设备、常用药品和急救药品应根据社区卫生服务的功能、居民需求配置，卫生人力应按适宜比例配置。

7）社区卫生服务机构的建设要坚持社区参与的原则。

8）社区卫生服务机构的设立、运行应引入竞争机制。

9）社区卫生服务中心的命名原则是：区名+所在街道名+识别名（可选）+社区卫生服务中心；社区卫生服务站的命名原则是：所在街道名+所在居民小区名+社区卫生服务站。

二、服务营销体系

营销，就是要知道市场需求，抓住市场需求欲望，以最好的方案进行推广、扩充，营造需求氛围，并进行目标销售，达到广告效应、品牌效应，以树立品牌性；营销的另一个概念就是推广，提高曝光率。

作为一门学科，营销学开始于20世纪上半叶，那时主要出现在与分销（尤其是批发和零售）相关的课程中。但是当时经济学正陷于追求纯理论的学术冲动之中，人们忽略了这门和经济正常运行关系密切的新兴学科。供求曲线只是表明了均衡时的价格水平，却没能解释从生产商通过批发商一直到零售商的价格链。因此，早期的市场营销学者填补了经济学家研究的空白。不过，经济学仍然是营销学之母。

当今的营销学由于互联网经济的一时兴起，已经独立于各种经济金融理论学说，成为一门商贸大众热捧的学科，糅合了心理学、统计学。因此，营销学的组织概念的普及在一些大型企业文化当中备受推崇。

服务营销是企业在充分认识、满足消费者需求的前提下，为充分满足消费者需要在营销过程中所采取的一系列活动。服务作为一种营销组合要素，真正引起人们的重视是在20世纪80年代后期。这一时期，由于科学技术的进步和社会生产力的显著提高，产业升级和生产的专业化发展日益加速，一方面使产品的服务含量，即产品的服务密集度日益增大；另一方面，随着劳动生产率的提高，市场转向买方市场，消费者随着收入水平的提高，消费需求也逐渐发生变化，需求层次也相应提高，并向多样化方向拓展。

有关服务营销体系构成的论述，目前较有影响的是著名服务营销学家洛伍劳克的服务营销体系理论（图8-1）。他认为服务营销体系由服务操作体系和其他接触（如广告等）等构成。其中，顾客看不见的部分包括后勤支持人员、管理人员及服务理念等。服务营销体系应包括服务操作体系、其他接触及顾客看不见的部分。也就是说，顾客看不见的部分应是服务营销体系的组成部分。

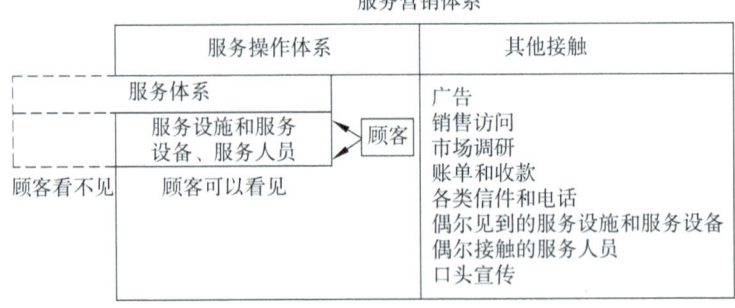

图8-1 服务营销体系构成

1. 顾客看不见的部分是内部营销的组成部分

内部营销是指成功地雇佣、训练和尽可能激励员工更好地为顾客服务的工作。它重点强调在组织内部，应通过一系列措施充分调动员工的积极性与创造性，让员工满意，以及在组织内部建设以顾客为导向的组织文化，并向员工传播。内部营销是外部营销（对公司以外的人的营销）成功的先决条件，内部营销和外部营销都是组织营销体系的组成部分。而图8-1中，顾客看不见的部分包括一些支持人员，如技术人员、管理人员、物质支持人员等。服务性组织在进行内部营销的时候，当然也要对这些人员进行激励与教育。因此，顾客看不见的部分的支持人员、管理人员等是组织内部营销的组成部分。从这个意义上说，他们也是组织营销体系的组成部分。

2. 根据现代营销观，顾客看不见的部分应是服务营销体系的组成部分

著名服务营销学家格鲁诺斯认为营销是：

（1）指导组织全部思想的一种思维态度或一种经营哲学，不仅要体现在决策中，也要体现在计划的实施中。

（2）组织不同职能部门或任何机构活动的一种方法。

知识拓展

营销学不仅适用于产品与服务，也适用于组织与人，所有的组织不管是否进行货币交易，事实上都需要搞营销。

——菲利普·科特勒

（3）一整套的工具、技巧和活动，这是组织的顾客和其他大众所看见的。

根据这一主张，营销首先最重要的是一种经营哲学或经营理念，这些理念是组织经营活动的价值取向和指导原则，比如以市场为导向、让消费者满意等。而广告、市场调研等则作为营销的工具，服从并服务于组织的经营理念。从这个意义上说，经营理念是组织营销体系的重要组成部分。

作为服务性组织经营指导的服务理念，顾客看不见的部分显然应是服务营销体系的一部分。而服务理念一般不易被顾客发现，落在图8-1中顾客看不见的区间内。综上所述，顾客看不见的部分应是服务营销体系的组成部分，即完整的服务营销体系包括服务操作体系、其他接触和图8-1中顾客看不见的部分。这一结论的意义在于以下两点。

（1）完善了服务营销理论，有助于研究人员在一个更广的范围内研究服务营销，不仅要研究广告、市场调研，还要研究顾客、服务环境、服务人员（与顾客接触的前台人员），更要研究服务理念、后勤人员与管理人员激励等问题。

（2）便于服务性组织管理人员树立系统管理思想，统筹安排，全面管理，从整体上提高组织管理水平。管理人员应树立正确的服务理念，重视后勤人员，实施内部营销，注重组织文化，多方努力，提高组织的竞争力。

三、患者对服务的期望

服务期望，是指患者心中服务应达到和可达到的水平。满足了这一期望，患者会感到满意，否则患者就会不满。

对患者期望进行有效的管理，可以通过以下几方面工作进行。

(一)正确认识护士所扮演的角色

护士在服务过程中投入多少感情就会得到多少回报,没有感情的机械服务是不可能得到患者的称赞、信任与认同的。患者最终是被爱治愈的,包括家庭的爱、亲人的爱、朋友的爱、社会的爱和医务人员的爱,对于患者来说,医务人员才是最好的药物。

护士必须掌握与患者交往和沟通的技能,这是护士必须掌握的最核心的技能,因为医疗服务的过程就是医患交往、医患沟通和医患合作的过程。21世纪的护士必须具备3个最基本的素质:耐心的倾听者、细心的观察者和敏锐的交谈者。

(二)正确认识患者的概念

患者是一个整体,要了解这个整体,必须先了解患者的完整背景和关系,如社会背景、社区背景、家庭背景、个人背景、疾患背景等,然后了解各方面的健康状况,如躯体、精神、社会和道德方面的健康状况等,最后了解整体的健康状况,如各器官、系统功能状况之间及躯体、精神、社会、道德健康状况之间的相互联系和相互作用,以及其与人的人生观念、生活目的、人生计划、生活依靠和生活的意义之间的关系。要完整地理解患者的健康,必须理解人的潜意识与意识、躯体与精神(生理与心理)、个人与自然和社会之间的相互作用机制。

四、倾听患者需求

护士的首要任务就是了解患者,知道他们对医疗和护理的需求是什么。护理人员应根据患者的需求制订护理计划,评估护理工作。

倾听属于有效沟通的必要部分,以求思想达成一致和感情通畅。狭义的倾听是指凭借听觉器官接收言语信息,进而通过思维活动达到认知、理解的全过程。广义的倾听包括文字交流等方式。其主体是听者,而倾诉的主体是诉说者。二者一唱一和有排解矛盾或者宣泄感情等优点。倾听者作为真挚的朋友或者辅导者,要虚心、耐心、诚心为诉说者排忧解难。

> **知识拓展**
>
> 从听话的效果来分析,可以把听分为"听"和"听见"两种。但是,如果从言语交际的主动程度来分析,听又可以分为"积极的听"和"消极的听"两种。消极的听,是目的模糊或者根本无目的的被动行为,这种听仅仅把自己当作一架声音接收机,没有任何个人的感觉和印象。积极的听,则是带着明显的获得信息的期望,力图通过听来理解对方的主动行为。人们日常所说的"倾听",便是一种"积极的听"。有的学者认为,在人的说、读、写、听4种行为中,人们用于"听"的时

间，分别是"说"的1.5倍、"读"的3倍和"写"的5倍，可见掌握听的要领是多么重要和具有实际意义。

（一）倾听的时机

在倾听患者的需要时，护理人员应注意掌握倾听的时机。

1. 当患者提供重要信息时需要倾听

初诊患者向医务人员提供病史介绍病情、管床医生和护士初次接触患者、复诊患者来院谈及服用初诊处方药的疗效、危重患者或其亲属代为介绍病因和危情，医务人员均必须倾听。这是掌握第一手资料的极好时机。

2. 当患者产生心理宣泄需求时需要倾听

应当认清一个事实，即并非患有心理疾病的患者才有心理宣泄的需求，正常人在特定场合和时机，也会有心理宣泄的需求，只不过是心理疾病患者的宣泄显得更有必要罢了。有时，面对心理疾病患者，倾听，静静地倾听，本身就是治疗疾病的重要手段。

3. 当患者在言谈中使用委婉言语时需要倾听

在和患者的言谈交往中，有经验的护士常常十分注意听患者的委婉言辞，从中听出言外之意。比如，有的住院患者不经意地对护士嘟囔"人家在我后面进来的，看恢复得多快呀"，护士仔细揣摩，就能意会到患者的真实意思是对治疗效果不满意，想早点康复出院。

（二）倾听技巧

根据美国加州大学的一份调查，人类对沟通时间的分配是：9%的时间用于书写，16%的时间用于阅读，30%的时间用于说话，45%的时间用于听，花在"听"上的时间占了最大比例。管理者在沟通时不要只考虑"讲"，还要研究"听"，能够设身处地地去倾听。倾听是要弄懂所听到的内容的意义，它要求对声音刺激给予注意、解释和记忆。

有效的倾听是积极主动的，而非被动的。被动倾听时，只有当说话者提供的信息清楚明了、生动有趣从而引起你的注意时，你才可能接受传递的绝大部分信息。而积极倾听则要求你的投入，使你能站在说话者的角度上理解信息。根据临床心理学及心理治疗的研究与经验，可以把倾听技巧归纳为以下具体行为。

1. 专注

专注要求倾听者精力非常集中地听说话人讲话，清楚说话人的谈话内容、背景及尚未表达的意见，包括每个细微的新信息。尝试去了解对方谈话的真正意图，以对方的立场来探讨谈话的内容。多用疑问语来澄清混淆的谈话内容，概括和综合所听到的信息。

2. 移情

移情要求把自己的情感置于说话者的位置上，换位思考，将心比心，努力理解说话者想表达的含义。移情要求聆听者具备必要的知识水平和灵活性两项因素。你需要从说话者的角度调整自己的所观所感，用面部表情或点头来激励说话者发言，尽可能不打断话题或显得不耐烦，聆听说话者的"弦外之音"和体会他们的感情，进而保证你的解释符合说话者的本意。

3. 接受

接受即客观地倾听内容而不急于判断。当我们听到不同的观点时，常常会在心里阐述自己的看法并反驳他人所言，这样就会漏掉余下的信息。积极倾听者的挑战就是接受他人所言，而把自己的判断推迟到说话者结束话题之后。当说话者结束话题后，再做出对问题的判断与结论，最后告诉说话者你的看法：言辞要缓和；不可用敷衍的态度或模棱两可的言辞表达；切忌质问对方、教训部属；克服不良的说话语气。

4. 对完整性负责

倾听者要千方百计地从沟通中获得说话者所要表达的信息。实现此目标最常用的两种技术是：安排较充分和完整的交谈时间，在倾听内容的同时倾听感情，并通过提问来确保理解的正确性。

案例评析

实践内容

某医院定期开展成本分析，某年的成本分析结果显示，某科均次成本费用在全院医疗科室中最高，进一步分析发现该科一直处于收不抵支状况，科室多次召开科室干部会议分析原因，实行了缩短住院床日、降低药占比、控制耗材使用等措施，均未减亏。为了从根本上解决该科室存在的问题，医院组织了财务、监审等部门深入科室查找原因，发现存在以下问题：

（1）亏损最严重的是门诊一项大型设备检查。新开展时这一业务是作为高新技术项目开设的绿色通道，成立了独立小组，造成材料领、用、记账等由一人经办，材料浪费严重。

（2）超期使用高新技术特殊政策，绕开采购委员会，自行确定外部供应商和结算价格。

（3）材料领用量和使用量不符。本该领用量和记账量收支一一对应的耗材"挡块模具",一年内支了4021个,收了2397个,相差1624个,收费标准180元/个(含制作费、设计费、耗材费),亏损29万余元,入不敷出。

评析

为了帮助该科室加强成本管理,鼓励其积极开展业务,提出节约能源及物耗等建议措施,增加服务项目,提高房屋利用率。

通过成本分析、考核反馈给第一阶段的事前控制,进行预算的调整与控制,从而挖掘事中的成本消耗过程,提出效率措施。三个阶段循环往复,紧密衔接,相辅相成,不可分割,形成成本控制循环过程。

实践模拟

如果你是一名医院护理部的负责人员,你认为有哪些措施和方法可以帮助你更好地进行成本控制?

(姜薇薇)

思考与练习

一、名词解释

1. 护理预算　2. 成本控制　3. 业务预算　4. 社区卫生服务

二、选择题

1. 社区卫生服务是以人的(　　)为中心的基层卫生服务。
 A. 需求　　　　　　B. 健康　　　　　　C. 家庭　　　　　　D. 经济
2. 社区卫生服务的特点是(　　)。
 A. 以专家为基础的服务　　B. 以保健为基础的服务
 C. 以医疗为基础的服务　　D. 以社区为基础的服务
3. 社区卫生服务对象是(　　)。
 A. 患者　　　　　　B. 老年人
 C. 社区内的全体人群　D. 重点保健人群
4. 乙型脑炎减毒活疫苗的免疫程序第一次接种年龄(　　)。
 A. 6月龄　　　　　B. 8月龄　　　　　C. 1周岁　　　　　D. 2周岁

5. 对老年人健康管理服务要求描述错误的是（　　）。

A. 加强宣传，告知服务内容，使更多的老年居民愿意接受服务

B. 预约55岁及以上居民到乡镇卫生院、村卫生室接受健康管理

C. 对行动不便、卧床居民可提供预约上门健康检查

D. 每次健康检查后及时将相关信息记入健康档案

6. 如果发现一个组织中小道消息很多，而正式渠道的消息很少，意味着该组织（　　）。

A. 非正式沟通渠道中信息传递很通畅，运作良好

B. 正式沟通渠道中消息传递存在问题，需要调整

C. 其中有部分人特别喜欢在背后乱发议论，传递小道消息

D. 充分运用了非正式沟通渠道的作用，促进了信息的传递

7. 倾听的技巧不包括（　　）。

A. 专注　　　　　　B. 移情　　　　　　C. 拒绝

D. 接受　　　　　　E. 对完整性负责

8. 护理人员排班应遵循的首要原则是（　　）。

A. 满足患者需要　　B. 有效利用资源

C. 降低人力成本　　D. 合理组合人力

9. 用数字表示预期效果的一种数字化计划称为（　　）。

A. 宗旨　　　　　　B. 预算　　　　　　C. 目标

D. 策略　　　　　　E. 目的

10. 医院的人力预算不包括（　　）。

A. 患者的疾病性质　B. 医院的评定标准　C. 人员流动

D. 年龄　　　　　　E. 教育程度

项目九 护理科研管理

科学研究工作的特点是具有探索性和创造性，还具有连续性和积累性。科学研究是保证并不断提高医疗护理质量和培养人才的一项重要手段。护理学是一门独立学科，必须通过科学研究工作来充实学科内容，护理科研作为促进学科发展的手段，越来越受到卫生部门的重视。1997年10月在北京召开的中华护理学会第22届第3次常务理事扩大会上提出了"让科研作为护理学科发展的导向，为人类健康服务"的口号。

在科研方面，我国的护理工作者取得了一系列成就，开发出了大量简便、实用的护理新技术和护理新产品，大大提高了护理的科技含金量。中华护理学会于1991年专门设立了"护理科技进步奖"，并决定每逢单数年的"5.12"国际护士节颁奖，奖励护理人员在护理科研工作中取得的成就。但护理科研资金、护理科研人才仍缺乏。为了促进护理科学技术的发展，必须按照学科的规律对研究工作加以组织和管理，才能充分发挥科学研究的作用。因此，护理科研的管理就更显重要，应该有目的、有组织、有计划地进行。

案例导入

某医院护理部拟从该院内、外、妇、儿病房中随机抽取出100份已完成的护理病历进行分析，以发现病历书写中的问题，为更好地完善护理病历的书写提供依据。

思考与讨论：

（1）此种科研设计的类型是什么？

（2）护理科研的任务有哪些？

任务一　护理科研的历史、特点和任务

📝 任务目标

1. 了解护理科研的历史及发展现状。
2. 掌握护理科研的特点和任务。

一、护理科研的历史

护理科研是用科学的方法反复地探索、回答和解决护理领域的问题,直接或间接地指导护理实践的过程。

(一)发达国家护理科研基金的历史

早在1948年,E. L. Brown在关于"专业护士的未来作用"的论著中,就明确指出护士忽视了护理科研和论文写作,所以护理确切需要研究已有相当长的历史。Brown强调必须对护理科研进行支持,以提高专业工作水平。1948年,美国公共卫生部开始有了护理科研的规划。

尽管护理资源处根据1944年公共卫生部条例支持护理科研和科研训练,但直到1955年也没多大起色。1955年,创立护理科研专项基金和研究员拨款方案,护理科研才得以广泛开展。

1955—1968年是护理科研的发展时期,研究题目涉及护士的作用、护理的程序和理论、护理教育等,但是多数研究是由行为科学家和系统工程师主持。尽管有护理科研的需要,但是很少有护士准备从事科研、大量的护理研究专款不是由护士获取。在此期间护理处资助181个项目,只有104项研究涉及护理服务的组织、分布和提供。美国护理学会1936年已经创立护理研究基金,1955—1968年资助28个项目,包括给予美国护理基金1万美元。此项基金创立于1955年,资助31个项目,研究护理服务的组织、分布和提供,另外20个项目资助实际工作中的护士,1项资助博士后高级研究。

护理学,就像其他学科一样,自1955年联邦基金就支持高级护士研究,提供博士水平的护理科研。1962年,为了资助高级护士的研究,创立护理科研研究生训练专款方案,以增加护理科学家的人数。1965年,在护理处的支持下,美国护士协会(ANA)开始召开全国性的科研年会，使研究者能交流护理科研的经验和成果，并且成立了ANA护理科研委员会，积极从事护理科研活动。

由此可见，自20世纪50年代以来，美国护理机构和教育机构大力提倡护理科研，并取得了十分显著的成绩。许多护士写出了专著或论文，其中不少专著已成为护理教育的教科书和参考书，使护理学的理论框架、护理体系不断完善，以此指导护理实践，使护理水平不断提高。

英国皇家护士学会也积极呼吁英国护士学会组织行动起来，把科研思想贯穿到护士教育中去。1982年英国 *Nursing Time* 杂志发表《护士须有科研头脑》一文，指出：护士有了科研头脑，就能养成思考问题的习惯，对自己所从事的工作善于提出问题，这些问题的解决将直接促进护理质量的提高。

（二）国外护理科研资助来源

始终困扰护理科研的问题是可获得的财政支持太少。医院、社会、卫生组织和教育机构，大多数都没有研究经费预算，即使有，也只能用于少数项目或重点课题的研究。因此，护理科研在发达国家是从多渠道获取经费。

1. 护理科研的私人资助

在发达国家，许多私人及其机构提供或多或少的基金来资助护理科研。在美国，可以查找基金中心出版的《基金指南》，其中提供资助人姓名（或机构名称）、地址、目的、联系人和资助强度。《基金指南》提供5454个私人基金会的信息，其中有些基金会是专门资助护理科研的，可以查找护理科研资助者索引。今天，可以利用计算机检索系统获得最新的关于基金会的信息。

2. 地方学会的资助

地方学会也可以给护理科研提供资助，相关人员使用这些经费进行一些预研究，为争取国家级课题奠定基础。此外，地方的公司基金会、药物公司、医院设备制造商也属私人资助的范畴，但通过地方学会来分配。

3. 联邦政府资助

大多数联邦基金都有通过公共卫生部直接分配的部分。20世纪70年代，由于护理处的资助，开始建立了一些护理科研中心或护理研究所，集中某个领域的研究，使护理科研向高层次发展。1955—1968年，由国家资助的226个护理研究项目，对美国护理工作的发展起着关键性的作用，也是美国20世纪80年代、90年代高水平护理的基石。

（三）我国护理科研的状况及发展

我国护理学的形成和发展，在一定程度上受到西方的影响。

中华人民共和国成立前，护理科研几乎是一片空白。1949年中华人民共和国诞生后，我国护理事业得到党中央的重视，进入迅速发展阶段。护理科研事业的开始标志是1953年创刊的《护士杂志》，1954年5月改名为《护理杂志》，从此护士有了总结经验及编写论文的园地。可惜的是，该杂志1966年停刊，直到1977年才复刊，1981年改名为《中华护理杂志》。但由于护理科研在我国还未受到应有的重视及受到护理水平的局限，杂志中经验性、描述性文章比例较大，讲座、辅导类文章也较多，护理科研还处于起步阶段。改革开放以来，护理工作蓬勃发展，护理科研也引起有关部门及护理人员的重视，标志有两个方面。

1. 护理专业杂志增加

1985年1月《中国实用护理杂志》创刊，由中国自然辩证法研究会医学与哲学杂志社主办、出版，是一份较受欢迎的实用性护理专业的综合杂志，反映了一些带共性的问题（如高热、昏迷、休克、腹痛等）和护理科研成果。1986年1月2日《护士进修杂志》创刊，由中华医学会贵州分会主办。该杂志有一些护理科研成果报道，但主要是根据高等院校护理系教学大纲组稿。1986年5月《护理学杂志》创刊，由同济医科大学附属协和医院和附属同济医院主办、出版，是一份学术性及实用性都较强的护理专业期刊。继《护理学杂志》之后又有《山西护理杂志》《天津护理》《齐鲁护理杂志》等相继创刊，为护理科研创造了良好的氛围。

2. 护理科研范围正在不断扩大

以上护理专业杂志所刊登的文章表明，我国护理科研已涉及以下课题：①基础护理理论的研究；②专科护理的研究，特别是一些新的诊疗技术护理的研究；③护理管理的研究，特别是借鉴国外先进的护理管理的研究；④护理心理的研究；⑤家庭护理的研究；⑥护理设备及手段的研究；⑦护理教育的研究；⑧其他，诸如护理技术操作等的心得体会。

这些都说明我国护理科研范围已十分广泛，从社会到临床，从医院到家庭，从教学到管理，从生理到心理，从传统技术到新技术、新方法，凡护士工作所接触到的都可成为科研课题。

二、护理科研的特点和任务

（一）护理科研的特点

1. 特点

（1）有进行科研的优势。广大护理人员日夜工作在临床第一线，用基础医学理论及护理基础知识做指导，通过实施各种技术操作，为患者进行生理、心理的护理及预防保健卫生知识的宣传，达到促进病员康复的目的。护理人员工作涉及面广，内容具体、细致，且掌握患者病情的第一手资料，有进行科研的优势和潜力。护理学作为一门独立的学科时间不长，一般来说，越是学科发展的初期，需要进行科学研究、革新改造的项目就越多。

（2）科研基础条件差。科研素质主要包括人才素质、技术设备和资金三个方面。就护理科研的基础条件来看，突出表现为人才素质不高，而人才素质不高的主要原因为：护理人员大都为中专毕业生，高等护理教育起步较晚，存在着护理教育落后于实际需要的情况；多数护理人员缺乏科研的基本知识，不知如何正确利用情报、信息，不少人对当今世界文献的交叉、重叠和周期变化缺乏了解，因此进行护理科研不知从何处着手，感到科研选题难，进行研究就更难。

（3）思想上有错误认识，主要表现在：

1）以为科研难，无从下手，高不可攀。

2）满足于完成临床护理工作，以为科研与己无关。

2. 主要管理要素分析

（1）人。人在管理活动中是最活跃的要素。护理人员是护理科研的主体，要促进护理科研工作的发展，首先要解决护理人员自身的问题。

1）提高护理人员对科研工作的重要性认识。护理学是一门独立的科学，完善护理学理论体系要靠我们自己去开拓、去实践、去发展，只有拿出实际成果来充实学科内容，才能推动护理学的发展。要实现护理工作的现代化，必须对护理理论、技术进行研究，才能使我们从繁重的体力劳动和机械劳动中解脱出来。

2）注重在职教育，提高科研素质。针对护理队伍科研素质不高的客观实际，坚持抓在职教育，在普遍提高护理人员整体素质的基础上强化科研素质，有目的、有重点地培养一支护理科研队伍。通过举办护理科研设计、论文写作、常用科研方法统计、护理科研难点解析等学习班的方式，积极进行教育引导，活跃开展护理科研的气氛。认真安排"四会"（即护理论文报告会、临床护理小经验交流会、院外学术活动情况汇报会、护理专题讲座会）等活动，不仅可使护理人员了解进行科研的必要性、可行性，基本掌握科研的内容、方法、要求及护理专业的新进展，还激发了护理人员的科研热情。

3）护理科研责任到人。开展护理科研必须脚踏实地，既要有长远目标，又要有短期计划，把科研任务纳入目标管理，在实际工作中坚持分任务、定指标，以硬指标代替软指标，责任到人。对未完成指标者，扣减科室及个人考评成绩，并影响其年终评比。由于增加了压力和紧迫感，护理人员会更加努力地钻研业务，认真总结经验，推动护理科研深入发展。

(2) 财物。现代管理离不开财物这个物质基础,护理科研基础差、水平低,更需要领导予以重视,并给予一定的倾斜政策,优先拨给科研经费。对水平低的研究积极扶持指导,在评定时适当放宽政策,使护理人员看到希望,感到科研并不是可望而不可即的事,形成踊跃参与的竞争局面。

(3) 时间。管理活动都是在一定时间和空间进行的,正确认识时间、科学支配时间是现代管理的重要内容之一。针对护理工作具有连续性、难集中的特点,合理安排科研活动时间,是保证多数护理人员参与科研活动的有效方法。每日可按固定时间进行科研活动,内容充实,形式多样,切实保证学习效果。

(4) 信息。护理科研离不开医学情报,只有掌握大量信息,才能有立意新颖、质量高、科学严谨的研究。我国护理期刊各具特色,《中华护理杂志》为我国护理学界的最高杂志,集中反映了我国护理学界的学术动态和科研水平;《中国实用护理杂志》侧重于临床应用;《护士进修杂志》着眼于对护士在职教育进行指导;《护理学杂志》兼有科研与临床内容。此外,护理人员还应注重从国外有关护理期刊中获取信息,使自己的研究更具广度、深度及先进性。

(二)护理科研的任务

护理学属于生命科学的范畴,其科学性、技术性、服务性、社会性很强,故需用科学的方法来进行研究,以从整体上提高这一学科的水平。凡与护理工作有关的问题,都属护理研究的任务,其内容可包括以下几项。

1. 护理理论研究

医学模式的转变、科学技术的发展、各种精密医疗仪器设备和新疗法的不断引进,正在有力地促进护理内容和手段的变革与发展。护理学作为现代科学体系中综合自然科学、社会科学和人文科学的应用科学,其面临的任务贯穿于人的生命过程。我国的护理内容已由过去的功能制生理护理向着集生理、社会心理、文化于一体的整体护理转变;护理手段已由直观操作向遥感、监护等方面发展;护理范围已由临床治疗型护理向医疗、预防、保健、康复综合性护理发展,从患者扩展到健康的个人、家庭、社区工作场所,从医院扩展到社会。面临新的情况、新的要求,迫切需要研究和发展相关的护理哲理、各种护理理论。

2. 护理实践研究

对各专科护理技术、急救护理、监护、护患关系,掌握和应用新技术、新仪器等方面的研究,对直接提高护理质量具有实际意义。例如1972年Ross有关输液静脉炎的研究,发现留置静脉导管与静脉炎的发生有关,留置静脉导管时间越长,静脉炎发生率越高。经研究后发现其原因,也就可能提出避免方法,改进工作,使患者得到更好的治疗。其他如评价或比较几种护理方法、探讨护理措施的优缺点和临床效应都是护理研究中可选择的课题。

3. 护理教育研究

随着社会的发展、科学技术的进步，以及人民生活水平的不断提高，人民群众对卫生、医疗、护理工作提出了更多、更高的要求。21世纪医学的发展对护理教育也提出了更高的要求。培养高素质的护理人才是确保护理事业更好地发展和护理工作更好地为人民健康服务的关键。在面向世界、面向未来、面向现代化的形势下，护理教育必须进行必要的改革，使教育制度、教学内容、教学方法、教学设施等方面能更好地符合教学规律。要在能使学生在学习和掌握知识的过程中不断提高获得新知识的意识和能力，以及运用知识解决实际问题的能力上下功夫，以适应21世纪护理学发展和护理工作的需要。

4. 护理管理研究

现代化的关键是科学技术的现代化，而科学技术的现代化则有赖于管理的科学化。为了适应护理学科发展，护理管理也必须由单纯的行政和经验管理向现代科学化管理过渡，必须研究护理管理的历史、管理的对象、管理的过程、管理的方法、现代科学技术手段在护理管理中的应用及护理立法等问题。

5. 护理心理学研究

护理心理学研究是运用心理学的理论和方法研究人的心理规律与健康的关系，探索有效的心理护理方法与技巧。

6. 其他

社会和医学的发展向护理科学研究提出了新的挑战，要求我们从经验性总结向前瞻性研究发展，把人体作为一个有机的整体来研究护理。要与医学发展的新技术、新仪器、新设备同步发展，从多学科、多层次、多渠道进行研究，探索、发展新技术条件下的各项护理工作。

（王　萍）

任务二 护理科研的原则和程序

任务目标

1. 熟悉护理科研的原则。
2. 掌握护理科研的程序。

一、护理科研的原则

护理科研必须遵循下列原则。

(一) 护理道德的基本原则

动物实验可在完全模拟情况下进行，也可进行破坏性实验。但在进行以人为观察对象的临床实验时，一切科研题目的选定、科研设计和拟采用的方法等，必须在保障患者安全的前提下进行。此外，还应开展如何防范危害性效果和减轻患者痛苦的科学研究。

1. 自主原则

自主原则强调每个人都有权利根据自己的价值观和所掌握的信息与资料，不受外界干扰，自由地做出决定并采取行动，其实质是对人的尊重。

2. 有利原则

有利原则强调一切为患者的利益着想，尽量做对患者有益的事情，同时也要尽量避免对患者的伤害。一切为患者的利益着想、避免或消除对患者的伤害是护士最主要的职责之一。

3. 无害原则

无害原则即不要做有害于患者身心的事，而且强调了护士的品德，应做到有同情心、仁慈和蔼。

4. 公正原则

公正原则要求护士面对各种不同种族、肤色、年龄、职业、社会地位、经济状况、文化水平的人，给予公正的护理。公正的实质是平等，即护士应对患者一视同仁，平等待人。

5. 知情同意原则

知情同意原则即患者在医院所接受的主要治疗必须在患者或其家属全面了解情况、经过自身的判断、自愿表示同意的条件下才能进行。

（1）患者必须对所接受的诊断、治疗或护理完全知情，即了解其原因、方法、优点及缺点、可能出现的反应或副作用等。

（2）同意必须建立在完全自愿的基础上，任何强迫患者同意或患者由于害怕报复而同意的均不属于知情同意。

（3）患者或其家属是在完全清楚、有能力做出判断及决定的情况下同意的。

知识拓展

道德衰亡，诚亡国灭种之根基。

——章炳麟

人在智慧上应当是明豁的，道德上应该是清白的，身体上应该是清洁的。

——契诃夫

感情有着极大的鼓舞力量，因此，它是一切道德行为的重要前提，谁要是没有强烈的志向，也就不能够热烈地把这个志向体现于事业中。

——凯洛夫

（二）护理科研选题的原则

1. 创新性原则

一要详尽占有资料，充分了解前人及同行的研究现状，从中探索新的研究领域。资料的数量过多浪费人力、物力、财力，但若数量过少，提供的信息不足，估计就不一定准确，结果也不可靠。样本大小一般可以通过数学公式推算或用查表法来确定。

二要科学思维，采用新的研究方法去推导，敢于冲破传统观念的束缚。

2. 科学性原则

所选课题必须符合最基本的科学原则，遵循客观规律，具有科学性，主要包括三个方面：所选课题必须有事实根据或科学的理论根据，其中包括前人的经验总结和个人研究工作的实践，这是选题的理论基础；科研选题要符合客观规律，所选课题必须正确揭示客观对象的内在矛盾及与之相关联的重要问题；课题的整个设计过程必须用科学的概念、准确的语言正确地表达出来。对选题自始至终必须有科学的论证，只有这样，才能保证研究工作在可靠的理论基础上一步步走向成功。

3. 可行性原则

可行性原则即从技术和经济两方面论证一个课题是否具备开展研究的主客观条件。客观条件是指科学的阶段、资料的积累和方法的成熟程度等，主观条件是指研究人员的数量、专业知识的掌握、人力和物力的配备等。

4. 实用性原则

题材要有实用性，因为护理学科是一门应用性很强的学科，护理科研的最终目的是指导临床实践，贴近临床，切实解决护理工作中的疑难问题。选题过程中要突出以患者为中心，可做一些满足患者需求、减轻患者痛苦、促进患者健康的课题。

> **知识拓展**
>
> 护理科研必须在控制条件下进行，尽量避免受到干扰，以免影响结果的准确性。要对观察对象规定严格的选择标准和效果评定标准，要设置对照组，按照随机化原则进行分组，以保证样本的真实性与样本对总体的代表性。

二、护理科研的程序

护理科研的基本程序是指一项护理研究课题从开始到终结所经过的步骤。根据科研工作的规律，对科研工作规定一个科学的、严密的程序是实现计划管理、确保课题研究有效进行的重要手段。因此，要求每个科研人员与科研管理人员都应熟悉和掌握它，并严格执行。护理科研的基本程序如下。

（一）选定科研课题

选题主要通过各种线索、途径和方法确定研究方向，选择并论证研究课题。选题要有明确的目的性、充分的科学性、先进的水平，以及现实的可行性和实用性。应选择护理工作中常见的、可以提高工作效率和质量、有利于实现护理工作现代化、具有重要现实意义的题目。题目可以分为两类，即主题与分题。主题范围较大，需要长时间才能完成；分题是主题的一部分，一般在数月至1～2年内可以完成。阶段分题不要太多，以免分散力量。

（二）研究课题设计

科研设计是完成研究课题的科学实施方案，是对科研内容的具体安排和设想。课题设计必须具有实用性、先进性、可重复性及经济性，应根据科研项目、目的、内容、条件及统计学原理进行计划，制订研究工作方案和具体实施方案。研究工作方案包括研究内容、研究方法、研究计划、研究人员、物质条件、规章制度、组织领导等设计，这是课题总体设计方案。根据研究内容和任务分工，分别制订各项研究内容的详细的研究工作方案，其中包括实验设计及调查计划。理论性较强的课题应由护理经验丰富、有较高理论水平者担任课题负责人。与医疗关系十分密切的课题，可请有关医师参加。器械与一些特殊用具的研究，可请这方面的专业人员协作。

（三）实验（调查）

首先应按照实验（调查）设计进行预实验，以检查科研设计方案是否切实可行。然后再按照预定的程序，运用科学方法搜集事实资料。研究人员通过这一科学活动获得第一手的客观材料，为以后的理论思维搜集素材；大量的科学机遇也会在这一科学实践中为有准备的研究人员所捕捉，进而做出科学发现和发明创造。

（四）资料整理

通过实验或调查等科学实践搜集的大量资料和数据需要进行科学的整理和加工，为最后进行科学分析做好准备。资料整理和数据处理是对实验或调查获得的资料进行科学加工，对大量数据进行编译分析，主要包括资料的系统化、判断比较组间结果差异的意义、揭示各因素间的相互关系。在科研完成或告一段落后，课题负责人应迅速组织科研人员做好资料的汇总整理和分析总结。科研资料应确保科学性、完整性、准确性。对于每次的研究结果（包括成功的和失败的）都必须写出学术总结报告或学术论文，并及时发表。在做好学术总结的同时，还应做好工作总结。

（五）理性概括

对实验或调查所获资料加以整理之后，进行分析、综合和抽象、概括，以建立概念；之后再运用概念进行判断和推理，从而得出一定的科学结论，或论证科学假说，甚至科学理论。这是护理科学研究过程的最后一步，也是最高阶段，是从现象深入本质，从个别上升为一般的理性认识过程。同时，它又是护理科研的新起点，以此深入探索未知而提出新的研究课题。

（石宏燕）

任务三 护理科研管理

任务目标

1. 熟悉护理科研的组织领导。
2. 掌握护理科研管理的内容。

一、护理科研的组织领导

随着科学技术的发展，科研工作的集体性、综合性和长期性越来越强。几乎每个研究项目都不是某几个人、某个科室或某个单位所能独立完成的，这就要求发挥各级领导机构的指挥效能，从组织管理上加强规划、领导，建立健全科研组织机构。

医院的护理科研工作需由护理部主任具体负责领导，由护理部成员和部分护理骨干参加，组成护理科研领导小组，并将其纳入医院学术研究的轨道，统一规划，统一管理。加强护理科研队伍建设也是护理科研管理的重要任务。护理科研人员一般以兼职为主，重点课题也应根据任务轻重配备一定数量的专职人员，以便集中力量，保持科研工作的连续和稳定。护理科研队伍建设是护理科研出成果、出人才的基础。护理科研管理必须重视护理科研队伍的建设和人才的培养，发挥老专家和高学历护理人才的作用，提高护理骨干的科研水平，抓紧对青年人员的培养，以使其承担护理科研的重任。

二、护理科研管理

(一) 护理科研课题的管理

护理科研课题的管理是护理科研计划管理的一个重要环节，课题管理是科研计划工作的第一线，课题研究及其管理优劣决定了成果的质量，标志着人才的水平。只有课题管理科学化，才能保证科研计划的最佳效果，提高课题研究水平和科研效率。

1. 课题与项目

课题是解决科学技术问题最基本的研究单元。在确定研究的分类、性质，组织研究计划的实施时，必须以课题为基础。

项目是解决某一科学技术目标的科学研究单元。它的范围视需研究的问题涉及的学科范畴而定。

项目由若干课题组成，这些课题之间有内在联系。例如：战伤护理是一个研究项目，可以包括战伤心理护理研究、战伤感染研究、战伤康复研究等课题。项目的规模大、涉及面广、周期长。

2. 课题与项目的来源

（1）国家题目。国家题目属指令性的题目，是按国家发展规划要求和卫生保健事业发展的需要，由卫生主管部门经过周密的调查研究确定的，其中包括省、部级和军队课题。

（2）单位题目。单位题目是医教研单位根据国家任务，从本单位的实际出发制定的科研题目。

（3）个人题目。个人题目属于自选课题，是科研人员根据学科发展、个人兴趣，结合自己的专业特长、工作条件，从实际出发来选定的科研题目。一般单位内部有经费资助，对护理课题较实用。

3. 课题管理程序

课题管理由立题管理、课题实施管理、课题总结管理三部分组成。

（1）立题管理。立题是科研工作的第一步，首先是选题，选题要遵循需要性、目的性、创新性、先进性、科学性、可行性、效能性原则。例如当前脑血管病、心血管病、恶性肿瘤三种疾病已占死亡总人数的57.44%，所以这三种严重威胁人民健康的疾病的防治成为当前医学科研的重点。护理科研在选题时如果把和这三方面有关的预防、护理、保健作为研究方向，中标的机会就比较大。其次，要做好开题报告，开题报告要包括具体的研究内容，国内外研究现状、发展趋势，经费物资条件，需要支持的条件，研究的阶段性目标，以及研究进度及预期达到的结果和阶段性成果。另外，要求科技管理部门或承担单位的学术委员会给予实事求是的具体评价、审核并签署意见。

知识拓展

虽然科学家不是算命先生，不能预言研究结果，但茫无目标地寻寻觅觅是科研工作者的大忌。

要提倡独立思考。老话说"打破砂锅问到底"，这是形容人的求知欲旺盛，如果把它理解为不要独立思考，什么都从头问到底，那就错了。

立题管理的主要步骤如下。

1）选题、调研、预实验。

2）起草报告、基层评审。

3）开题报告、专家论证。

4）整理材料、组织申报。

5）确定课题、签订合同。

（2）课题实施管理。科研课题选定后进入实施阶段，保证课题的顺利进行是课题管理的又一个环节。课题负责人要定期做课题汇报，如每年写一次年度报告，上级科研管理部门要对课题进展情况、经费使用情况定期检查，检查的目的一方面是帮助科研人员解决困难，另一方面是对没有进展的课题考虑是否继续拨给经费。

课题实施管理的主要步骤如下。

1）指导实践、提供服务。

2）发现问题、纠正偏差。

3）阶段小结、定期上报。

4）完成课题、准备鉴定（整理课题资料、查新、预审）。

（3）课题总结管理。结束研究课题，要及时总结资料、发表论文、申请鉴定成果、按要求归档。

课题总结管理的主要步骤如下。

1）总结课题、撰写论文。

2）申请鉴定、申报成果。

（二）科研经费管理

科研经费在科学研究中占的地位是众所周知的。没有足够的物质资料保障，是难以完成课题并取得成果的。多方筹措经费，加强经费管理，合理使用经费，是科研管理者的重要责任，也是科研经费管理的主要内容。

1. 科研经费的主要来源

医药卫生科研基金有严格的资助目标和申请资格要求，如重点课题基金主要支持具有重大军事效益、重要科学价值和实际意义的应用研究和基础研究课题；开发基金主要用于引进、创新先进技术，开发具有重大社会效益、军事效益、经济效益的新产品；青年基金主要支持具有一定创造能力和开拓能力，年龄在35周岁以下的优秀青年和留学归国青年科技工作者。如果课题不在资助项目规定范围内，或申请者不具备课题申请资格，很容易在课题初审时落选。所以，了解经费的主要来源和管理方法，可以提高课题申报的命中率。

（1）上级拨款，如国家"863"计划的研究项目是由国家财政部直接拨款的。随着科研经费管理的改革，上级拨款的比例将明显降低。

（2）国家重点攻关项目的合同经费。

（3）中央部委和地方科技部门重点攻关项目的合同经费。

（4）各级各类的科学基金。

1）国家科技基金：资助重点是国家重点攻关课题、新技术研究课题。

2）国家自然科学基金：面向社会，资助重点是基础研究和应用研究理论。

3）国家青年自然科学基金：资助已获博士学位的35岁以下青年科技人员的研究课题。

4）部门基金：（国家卫健委、国家中医药管理局、中国共产党中央军事委员会后勤保障部等）资助相应的科研课题。

5）国家核安全局：资助放射医学、核医学的研究课题。

6）国家经委：资助重点是军用技术转民用的开发性项目。

7）国家教委：资助重点是申请培养研究生、博士生的重要研究课题，以及博士后流动站的重要研究课题。

8）省市自然科学基金、青年基金，其他专项基金：资助所在地区、部门的有关研究课题。

（5）协作单位委托科研项目经费，如临床很多新药、新仪器的开发、应用研究，有些是由医药公司或医疗仪器公司委托或协助的。

（6）科技成果转让费。研究成果转化为经济效益后，其中一部分用于科研工作。

（7）银行贷款。研究项目不属于上述经费资助范围，申请不到上述经费但研究成果有比较大的经济效益，可以先在银行贷款。

（8）其他，如国际科技、卫生组织和国内外机构、团体或个人资助科研单位或某课题组的科研经费。

知识拓展

"难"也是如此，面对悬崖峭壁，一百年也看不出一条缝来，但用斧凿，能进一寸进一寸，得进一尺进一尺，不断积累，飞跃必来，突破随之。

——华罗庚

谬误的好处是一时的，真理的好处是永久的；真理有弊病时，这些弊病是很快就会消灭的，而谬误的弊病则与谬误始终相随。

——狄德罗

2. 科研经费的使用原则

（1）政策性原则。整个研究过程自始至终必须严格执行国家的财政法规和财会政策，切实做到单独建账、单独核算、专款专用，防止任何不符合财务政策规定的行为出现，保证科研的财务活动正常进行。

（2）计划性原则。任何资金活动必须计划开支，按课题核算，保证合理使用经费。

（3）节约原则。在科研活动中，要最大限度地节省人力、物力和财力。在课题设计合理的前提下，对仪器购置和其他消耗性开支要严格审核。提高设备的使用率和使用寿命，减少仪器设备的自然损耗，防止损坏丢失等。

（4）监督原则。财务部门和科技管理部门应制定必要的检查监督制度，定期检查课题进展和经费使用情况，对那些申请了基金而不开展工作或工作确无成效的，应实行退款或终止其科研经费；对那些违反财务法规的，应追究其责任，并执行相应的处罚规定。

（三）科技成果管理

科技成果是生产力，科技成果的应用对推动社会发展、加速军队建设具有积极意义。自1978年全国科学大会以后，从国家到地方都逐步建立了科技成果奖励制度。科技成果是衡量一个国家、一个部门、一个单位乃至科技人员个人科技实力和水平的一个重要标志。目前，也常把科技成果作为检查、比较、衡量一个单位、某个个人工作实绩的尺度，在评选、晋职、调薪工作中常作为一个硬性指标。作为护理管理者，要把握时机，加强护理科研工作和科技成果管理，提高护理科研水平。

1. 科技成果必须具备的条件

申报成果奖励的科研工作要具备以下条件。

（1）新颖性，在一定时间或空间范围内首创或前所未有，如地区内首创或国内首创。

（2）先进性，在一定时间或空间范围内超过已公开成果的最高水平。

（3）实用性，具有科学意义或经济价值和实用价值。

2. 科技成果的水平等级

科技成果的水平等级分三个层次三个等级。

（1）层次：国际—国家—省。

（2）等级：领先级—先进级—水平级。

1）领先级，即在一定时间和范围内，科技成果水平超过同行业中已公开的先进成果的水平。

2）先进级，即在一定时间和范围内，科技成果水平接近同行业中已公开的领先水平。

3）水平级，即在一定时间和范围内，科技成果水平达到同行业中公开的一般科学技术水平。

3. 科技成果管理的内容

成果管理内容较多，归纳起来大致有：成果鉴定、成果登记、申报奖励、材料建档、技术保密、推广应用、技术转让等几个方面，其中成果鉴定、申报奖励、推广应用四个方面是科技成果管理的重点。

（1）科技成果鉴定。正确评价科学技术成果的水平，做好医药卫生成果的鉴定，是加强科技成果管理、促进科学成果推广应用的首要环节。科技成果鉴定工作是主管科技工作的政府机关的行政行为。科技成果鉴定工作应当坚持实事求是、科学民主、客观公正、注意质量、讲求实效的原则，确保科技成果鉴定工作的严肃性和科学性。

1）提请成果鉴定的条件。

• 研究课题全面完成科研合同、任务书或计划的各项要求。

• 技术资料完整，并符合科技档案管理部门的要求，包括设计、研究、实验、试制、应用效果等原始资料和报告，有关单位测试、验证、使用证明、生产技术图纸、工艺流程和工作小结，有关论文、专著等。

• 应用性科研成果必须经过实际验证并已推广应用，取得一定经济效益和社会效益。

• 理论成果发表（会议宣读）1年以后，得到同行的承认。

• 使用的实验动物必须合格。

• 经过查新检索，确认达到国际或国内（省内）领先水平。

• 课题的主要完成单位及主要完成者在名次排列上已达成一致意见，各参加单位已有书面认可意见，并加盖了单位公章。

凡具备鉴定条件的护理科研成果，按有关规定填报成果鉴定申请书，提交研究报告和有关技术资料，向组织鉴定的主管部门申请鉴定。

2）鉴定形式。

应根据成果的不同类型，采取不同方式组织鉴定，各种鉴定方式具有同等效力。

• 会议鉴定。会议鉴定由组织鉴定单位聘请同行专家组成鉴定委员会（或小组），由鉴定委员会（或小组）对按规定提供的证明、技术资料、文件进行审查、评价，并做出结论。会议鉴定适用于涉及面广、必须通过现场鉴定才能评定其科技水平的成果。聘请专家的人数应控制在5~13人，与项目有直接关系的人员不得参加技术鉴定或评审，科技成果完成单位参加技术鉴定的人数不得超过总数的1/2，高级职称的专家不得少于2/3，组成专家组，确认1名主任委员，1~3名副主任委员。科技成果鉴定一般由国家行政机关负责组织，将任务下到部门组织鉴定。研究课题完成以后，各级科研管理部门应于鉴定前1个月上报材料到科研处办理鉴定申请。

• 通信鉴定，又称函审。凡不需现场考察或实际测试，仅依靠技术报告和有关技术资料就能鉴定的科技成果，均可采用函审鉴定。由组织鉴定单位确定函聘同行专家名单，专家人数一般控制在5~7人，并确认其中一位任专家组长，由组织鉴定单位将该项成果的有关证明、技术资料、文件及"专家评审意见书"函送所聘专家,并请其在一定时期内反馈具有专家亲笔签名及加盖专家所在单位公章的评审意见书,反馈的评审意见书不得少于5份,若少于此数时,应增聘评审专家。

• 检测鉴定。检测鉴定由被鉴定单位委托专业检测机构按国家标准、行业标准或者有关技术指标对被鉴定的科技成果进行检验、测试,并出具附有检测人员签名和检测机构加盖公章的检测证明,由组织鉴定单位根据检测证明及计划任务书(或合同)、技术资料、文件进行全面评价,并依此填入鉴定证书,必要时再聘请5~8名同行专家参与,进行咨询和评议。

• 验收鉴定。验收鉴定由组织鉴定单位或委托下达任务的专业主管部门(或委托单位)主持,根据计划任务书(或委托合同书)或规定的验收标准和方法,必要时可视具体情况邀请3~5名同行专家参加,对被鉴定的科技成果进行全面验收,并出具附有验收人员签名和验收单位加盖公章的验收合格证明,同时根据验收合格证明由验收单位按照计划任务书(合同书)所规定的验收标准和方法进行测试、评价,并做出结论。

(2)科技成果奖励。科研成果奖励,是对科研活动和研究人员的科研能力的承认,是科研管理工作的一项重要任务。护理管理人员要加强成果意识,鼓励护理科研人员敢想、敢干、敢创新,协助科研人员搞好申请科技奖励的各项工作。

申报科技成果奖励应由第一完成单位或个人按隶属关系申报,各级科技管理部门按"择优推荐、逐级申报"的原则办理。主要奖励如下。

1)国家级。科技成果的国家级奖励统归国家科学技术部管理。根据国务院发布施行的《国家科学技术奖励条例》,为了奖励在科学技术进步活动中做出突出贡献的公民、组织,调动科学技术工作者的积极性和创造性,加速科学技术事业的发展,提高综合国力,国务院设立了下列国家科学技术奖。

• 国家最高科学技术奖,奖励在当代科学技术前沿取得重大突破或者在科学技术发展中有卓越建树,在科学技术创新、科学技术成果转化和高技术产业化中创造巨大经济效益,或者社会效益对促进经济、社会发展和保障国家安全做出特别重大贡献的个人。

• 国家自然科学奖,奖励在自然科学基础研究和应用基础研究领域内取得重大发现,阐明自然现象、特性或规律,在科学技术的发展中有重大意义,其科研成果达到国际先进水平,为国内外同行所公认的我国公民。国家自然科学奖每两年评审一次,限额申报,奖励等级为1~4等。

• 国家技术发明奖,奖励利用自然规律首创的科学技术新成果,但不包括科学发现、科学理论和依赖个人的技能、技巧所实现的技术。它必须同时具备下列3个条件:前人所没有的、先进的、经过实践证明可以应用的。该类成果可申请国家发明奖,每年评审一次，奖励等级为1~4等。

• 国家科学技术进步奖，奖励在自然科学应用技术领域推动科学技术进步，提高经济效益和社会效益的创造性研究成果，包括：应用于社会主义建设的新的科学技术成果；推广、应用已有的科学技术成果；在重大工程建设、重大设备研制和企业技术改造中采用的新技术；引进、消化、吸收、开发、应用国外先进技术；社会公益服务的技术基础工作（标准、计量、科技情报、科技档案等）；为决策科学化、管理现代化而进行研究的软科学成果。该类成果可申报科学技术进步奖，科学技术进步奖分为国家级和省（部委）级。获得省（部委）二等以上科学技术进步奖的项目方可申报国家科学技术进步奖和国家技术发明奖。此奖项每年评审一次，奖励等级为1~3等。

知识拓展

《国家科学技术奖励条例》第四章 法律责任

第二十八条 候选者进行可能影响国家科学技术奖提名和评审公平、公正的活动的，由国务院科学技术行政部门给予通报批评，取消其参评资格，并由所在单位或者有关部门依法给予处分。其他个人或者组织进行可能影响国家科学技术奖提名和评审公平、公正的活动的，由国务院科学技术行政部门给予通报批评；相关候选者有责任的，取消其参评资格。

第二十九条 评审委员、评审专家违反国家科学技术奖评审工作纪律的，由国务院科学技术行政部门取消其评审委员、评审专家资格，并由所在单位或者有关部门依法给予处分。

第三十条 获奖者剽窃、侵占他人的发现、发明或者其他科学技术成果的，或者以其他不正当手段骗取国家科学技术奖的，由国务院科学技术行政部门报国务院批准后撤销奖励，追回奖章、证书和奖金，并由所在单位或者有关部门依法给予处分。

第三十一条 提名专家、学者、组织机构提供虚假数据、材料，协助他人骗取国家科学技术奖的，由国务院科学技术行政部门给予通报批评；情节严重的，暂停或者取消其提名资格，并由所在单位或者有关部门依法给予处分。

第三十二条 违反本条例第二十七条规定的，由有关部门依照相关法律、行政法规的规定予以查处。

第三十三条 对违反本条例规定，有科研诚信严重失信行为的个人、组织，记入科研诚信严重失信行为数据库，并共享至全国信用信息共享平台，按照国家有关规定实施联合惩戒。

第三十四条 国家科学技术奖的候选者、获奖者、评审委员、评审专家和提名专家、学者涉嫌违反其他法律、行政法规的，国务院科学技术行政部门应当通报有关部门依法予以处理。

第三十五条 参与国家科学技术奖评审组织工作的人员在评审活动中滥用职权、玩忽职守、徇私舞弊的，依法给予处分；构成犯罪的，依法追究刑事责任。

• 中华人民共和国国际科学技术合作奖，奖励在双边或者多边国际科技合作中对中国科学技术事业做出重要贡献的外国科学家、工程技术人员、科技管理人员和科学技术研究、开发、管理等组织。

2）军队级。

• 科技进步奖：分一、二、三等奖三个级别。

• 医疗成果奖：分一、二、三等奖三个级别，主要奖励在临床工作中有突出贡献和突破性进展的医疗成果，如手术方式、消毒方式、诊断标准等。

3）护理科技进步奖，于1993年开始由中华护理学会颁发，每两年评审一次，奖励等级为1~3等。

• 评选范围为从事护理工作的护理学会会员。

• 评选条件：

第一，热爱祖国，热爱护理事业，具有献身、创新、求实、协作的科学精神和优良的科学作风。

第二，在护理工作实践中勇于创新，已取得护理科研成果并推广应用，取得较好的经济效益和社会效益。

第三，所取得的成果在公开发表后被公认达到国内先进水平，对提高护理质量、促进患者康复、加速护理人才培养和科技进步有推动作用。

• 授奖名额。每两年评选一次，每届授一等奖5名，二等奖15名，三等奖30名。现在一些省、市也开始设立护理科技进步奖。

• 上报材料：推荐表1、主要成果和成绩及证明材料1份、专家推荐表2。

（3）科研成果的推广应用。科研成果的推广应用包括两个方面：一是努力将本单位的成果推向医疗、护理第一线；二是引进、消化、吸收国内外已有的新成果，特别是应注意把高新技术成果引入护理工作和护理科研。如何将科研成果尽快转化为现实的生产力，为提高医疗护理质量、保障人民健康服务是科研成果管理的重点和目标。设置对口的推广机构、选择适宜的推广项目、采取不同的推广方式、建立合理的推广机制等显得尤为重要。通过科研成果的推广应用推动我国护理理论和技术水平的整体进步，是全体护理工作者的共同责任。推广医药科技成果可以采取灵活多样的方式。科研成果推广应用常用的形式如下。

1）新闻形式：通过新闻媒体，如新闻发布会、报纸、杂志、电视等进行推广。

2）展览形式：实物、图片、现场示教等。

3）学术活动形式：学术会议、专题讲座、学习班、研究班、科技交流会、发表论文、出版专著等。

4）贸易形式：技术转让、技术开发、技术咨询、技术服务、技术培训、技术承包、技术入股、各种科研生产横向联合等。

5）计划形式：对国民经济影响较大的成果可以由各级经委安排将推广计划纳入国民经济计划。

6）其他：还可以采取优惠价格、分期付款、优质服务、送货上门等方式进行新器械、新仪器的推广。对一些前瞻性研究、理论性研究，如"中风预测咨询指导""急性心肌梗死及心肺复苏的现场抢救技术"等，最好汇编成防治手册，送到基层或社区保健部门及时推广，提高全民医疗、预防、保健水平。另外，还要依据《中华人民共和国科学技术进步法》《中华人民共和国药品管理法》等法律法规，以国家发展科技和经济的政策为导向，选择一些具有先进性、成熟性、实用性的研究成果进行推广。同时要合理处置知识产权，避免因推广无序、急功近利、以远低于成果自身价值的价格转让，造成成果隐性流失，或因盲目扩大推广范围，造成国家推广资金的浪费。

案例评析

实践内容

按以下提示要求撰写一份科研课题申请书。

（1）简表。

研究项目、申请者、项目组成员、研究内容（这部分是整个课题的精髓，一定要填好，要精而再精，不超过150字，要求简明扼要地写出本课题的研究主题，以及所具有的意义），主题词或关键词不多于3个，标题少于25个字。

（2）立论依据。

研究意义：对学科发展是否有用，能起到哪些作用；对实际工作是否有用，能起到哪些作用。

国内外研究现状：国内外对此问题是否有研究，如果有研究，进行到了什么程度，还有哪些问题没有解决；如果对此问题没有研究，与此问题有关的工作有哪些，其结果对此课题有无帮助，目前要研究的问题是什么。

（3）研究方案。

1）研究目标：研究内容和拟解决的关键点。

2）研究方法：包括技术路线、实验方案、可行性分析。要详细写明实验对象及每一步采用什么方法，具有可重复性。

3) 研究特色：即创新之处，与国内外同类研究相比有何独特之处。

4) 预期研究进展和结果：分阶段的目标和要完成的工作、最后的成果，如发表几篇论文、是否完成专著、报什么奖等，或形成什么标准、技术、仪器等。

(4) 研究基础。

1) 研究工作积累和已取得的研究工作成绩。

2) 已具备的实验条件、缺少的实验条件和拟解决的途径，如利用某实验室。

3) 申请者的主要学历、研究工作简历、近期论著等。

(5) 经费预算。

支出科目（科研业务费、实验材料费、协作费、实验室改装费）、经费、计算根据及理由，申请总数略多于标准，不能过多。

(6) 申请者正在承担的其他项目和过去已申请的项目。

评析

课题能否申报成功，一方面取决于课题是否具备科学性、创新性、先进性、实用性、目的性、可行性、时限性；另一方面取决于课题申报书的内容是否条理清晰、完整，能否充分表达课题的内涵。因此，在充分调查研究、论证的基础上，填写课题申报书时应注意以上问题。

实践模拟

假如你要申报一项课题，你会从哪些方面进行考虑？

（石宏燕）

思考与练习

一、名词解释

1. 护理科研　　2. 课题　　3. 项目

二、选择题

1. 下列不属于科研不端行为的是（　　）。

A. 捏造科研数据　　　　　　B. 篡改科研数据　　　　　　C. 引用他人科研成果

D. 违反实验动物保护规范　　E. 违反知情同意、保护隐私等规定

2. 关于选题的注意事项，描述错误的是（　　）。

A. 立足创新　　　　　　B. 有实用价值　　　　　C. 具有可行性

D. 范围越大越有价值　　　E. 选择自己熟悉的专业

3. 护理研究中的道理原则不包括（　　）。

A. 有利原则　　　　　　B. 公正原则　　　　　　C. 知情同意原则

D. 优先原则　　　　　　E. 自主原则

4. 关于立题依据的阐述，错误的是（　　）。

A. 回答"为什么进行该研究"

B. 阐明该研究问题的重要性

C. 阐明具体的研究对象和研究方法

D. 阐明该研究领域的研究现状和进展

E. 可引用相关文献，以增加论述的说服力

5. 关于选择样本的注意事项，描述错误的是（　　）。

A. 样本量越大越好

B. 严格遵循入选标准

C. 严格规定总体的条件

D. 按随机原则选取样本

E. 根据课题内容确定样本量

6. 关于科研论文结果部分的注意事项，描述错误的是（　　）。

A. 应列出准确的数据

B. 结果多时可分成小标题来写

C. 阴性结果也应客观地报告出来

D. 应针对结果做出自己的评论

E. 可采用统计表或统计图描述结果

7. 下列几个科研选题，（　　）最符合选题的注意事项。

A. 病情观察之我见

B. 探讨高血压患者的心理护理

C. 昏迷患者褥疮发生率与翻身次数关系的探讨

D. 如何做好老年患者的心理护理

答　案

项目一　绪　论

一、名词解释

1. 管理

答：管理就是管理者通过计划、组织、人力资源管理、领导、控制等各项职能工作，合理有效地利用组织资源，与被管理者共同实现组织管理目标的过程。

2. 角色

答：角色是社会学、社会心理学中的专门术语，是描述一个人在某位置或状况下被他人期望的行为总和。角色也可以是社会结构中或社会制度中的一个特定位置，每一个位置都有其特定的权利和义务。一个人常担负多种角色，一种角色也可以由许多不同的社会个体来承担。

3. 组织

答：组织一是指组织形态，二是指组织工作，主要是第二层含义，即对人员的角色安排和任务分配，主要内容包括组织结构设计、人员配备、组织规划与变动、组织授权等。

4. 领导

答：领导是指导和督促组织成员去完成任务的一项管理职能。领导就是管理者带领和指挥组织的全体成员同心协力地执行组织计划，实现组织的目标的活动过程。

二、选择题

1. B　2. D　3. A　4. C　5. B　6. C　7. A　8. A　9. D　10. D

项目二　护理的计划管理

一、名词解释

1. 计划

答：计划是为实现组织目标而对未来的行动进行设计的活动过程。

2. 目标

答：目标是在任务的指导下，整个组织活动要达到的最终的、可测量的具体成果。

3. 目标管理

答：目标管理是由组织中的管理者和被管理者共同参与目标制定，在工作中由员工实行自我控制并努力完成工作目标的管理方法。

4. 时间管理

答：时间管理指在同样的时间消耗情况下，为提高时间的利用率和有效率而进行的一系列管理活动。

二、选择题

1. ABC 2. B 3. ABCDE 4. ABCDE 5. ABCD 6. AB 7. AE 8. ABE 9. ABCDE 10. ABC

项目三　护理的组织管理

一、名词解释

1. 组织

答：组织是按照一定的目的、任务和形式编制起来的结构严密、制度化的人群集合体，是每个成员在这个集合体中进行各项活动的构架系统，是按一定目标所形成的权责角色结构，如医院、学校、护理部、病室、护理小组等，是职、权、责、利四位一体的机构。

2. 管理宽度

答：管理宽度是指一个指挥监督者或管理人员能直接领导隶属人员的数量。

3. 组织结构

答：组织结构是构成组织的各要素之间相对稳定的关系模式。它是表现组织各个部分排列顺序、空间位置、聚集状态、联系方式，以及各要素之间的相互关系的一种模式，是执行管理和经营任务的体制，是为组织提供一种实现工作目标的框架。

4. 组织发展

答：组织发展是指组织为了适应内外环境的变化，建立在组织价值观之上的有计划变革的干预措施的总和。它寻求的是增进组织的有效性和组织成员的安全幸福。

二、选择题

1. A 2. C 3. C 4. D 5. D 6. D 7. B 8. C

项目四　护理的人力资源管理

一、名词解释

1. 护理人力资源规划

答：护理人力资源规划是医院人力资源管理部门和护理职能部门根据组织护理业务范围评估和确认护理人力资源需求并做出策划的过程。

2. 360度绩效评价

答：360度绩效评价是由被评价者的上级、同事、下级和（或）客户（包括内部和外部客户），以及被评价者本人从多个角度对被评价者工作业绩进行全方位衡量并反馈的方法。

3. 绩效评价

答：绩效评价是组织采取特定的方法和工具对组织成员的工作效果进行考查评价的过程。

二、选择题

1. B　2. B　3. D　4. D　5. A　6. C　7. D　8. C　9. A　10. A

项目五　护理的领导管理

一、名词解释

1. 领导

答：领导是指管理者通过影响下属实现组织和集体目标的行为过程，其目的是使下属心甘情愿地为实现组织目标而努力。

2. 权力性影响力

答：权力性影响力是指领导者运用上级授予的权力强制下属服从的一种能力。

3. 成熟度

答：成熟度是指个体完成某一具体任务的能力和意愿。成熟度包括工作成熟度和心理成熟度。

4. 决策

答：决策是指管理者在领导活动过程中，为了实现预定的目标而做出的各种选择和决定。

二、选择题

1. A 2. C 3. B 4. A 5. C 6. D 7. B 8. C 9. D 10. A

项目六　护理质量管理

一、名词解释

1. 质量

答：质量是指产品或服务的优劣程度。

2. 质量管理

答：质量管理是组织为使产品质量能满足不断更新的质量要求、达到顾客满意而开展的策划、组织、实施、控制、检查、审核及改进等有关活动的总和。

3. 质量体系

答：质量体系指为实施质量管理所建构的组织结构、实施程序和所需资源的总和。

4. 质量控制

答：质量控制指为达到质量要求所采取的贯穿于整个活动过程的操作技术和监视活动。

二、选择题

1. B 2. D 3. D 4. D 5. ABCDE 6. ABCDE 7. ABCD 8. ACDE 9. ABCDE

项目七　医疗护理风险与安全管理

一、名词解释

1. 医疗事故

答：医疗事故是指医疗机构及其医务人员在医疗活动中违反医疗卫生管理法律、行政法规、部门规章和诊疗护理规范、常规，过失造成患者人身损害的事故。

2. 医疗风险

答：医疗风险广义上是指存在于整个诊疗过程中的可能会导致损失和伤残事件的不确定性和可能发生的一切不安全事件。

3. 医疗安全

答：医疗安全是指在医疗活动中不发生或者尽量避免、减少因过失损害患者健康和生命的医疗事件。

4. 护理纠纷

答：患者或其家属对护理过程、内容、结果、收费、服务态度等不满而发生争执或对同一护理事件护患双方对其原因及结果、处理方式或轻重程度产生分歧或发生争议，称为护理纠纷。

二、选择题

1. AD 2. C 3. A 4. D 5. C 6. D 7. B 8. D 9. C 10. B

项目八　护理经营管理

一、名词解释

1. 护理预算

答：护理预算是指医疗机构为某一特定时间段制定预算，预计收入和支出，然后做出全年预算，每个月监测落实情况。

2. 成本控制

答：成本控制是组织根据一定时期预先建立的成本管理目标，由成本控制主体在其职权范围内，在生产耗费发生以前和成本控制过程中，对各种影响成本的因素和条件采取的一系列预防和调节措施，以保证成本管理目标实现的管理行为。

3. 业务预算

答：业务预算为每日消耗分配资金，比如薪水、易耗品、维修和维护，以及护理患者所需要的物品。

4. 社区卫生服务

答：社区卫生服务是社区建设的重要组成部分，是在政府领导、社区参与、上级卫生机构指导下，以基层卫生机构为主体，全科医师为骨干，合理使用社区资源和适宜技术，以人的健康为中心、家庭为单位、社区为范围、需求为导向，以中青年妇女、儿童、老年人、慢性病患者、残疾人、贫困居民等为服务重点，以解决社区主要卫生问题、满足基本卫生服务需求为目的，融预防、医疗、保健、康复、健康教育、计划生育技术服务功能等于一体的，有效、经济、方便、综合、连续的基层卫生服务。

二、选择题

1. B 2. D 3. C 4. B 5. B 6. B 7. C 8. A 9. B 10. D

项目九　护理科研管理

一、名词解释

1. 护理科研

答：护理科研是用科学的方法反复地探索、回答和解决护理领域的问题，直接或间接地指导护理实践的过程。

2. 课题

答：课题是解决科学技术问题最基本的研究单元。在确定研究的分类、性质，组织研究计划的实施时，必须以课题为基础。

3. 项目

答：项目是解决某一科学技术目标的科学研究单元。它的范围视需研究的问题涉及的学科范畴而定。

二、选择题

1. C　2. D　3. D　4. C　5. A　6. D　7. C

参考文献

[1] 宫玉花. 护理管理学 [M]. 4版. 北京：北京大学医学出版社，2008.

[2] 娄凤兰. 护理管理学 [M]. 北京：人民卫生出版社，2009.

[3] 郭咸纲. 西方管理思想史 [M]. 北京：世界图书出版公司，2010.

[4] 叶文琴，朱建英. 现代医院护理管理学 [M]. 上海：复旦大学出版社，2004.

[5] 路易斯·戈麦斯-梅西亚，戴维·鲍尔金，罗伯特·卡迪. 管理学：原理、案例与实践 [M]. 詹正茂，主译. 北京：人民邮电出版社，2009.

[6] 罗艳华，薛军霞. 护理管理学 [M]. 2版. 北京：科学出版社，2014.

[7] 王惠珍. 护理管理学 [M]. 北京：人民军医出版社，2007.

[8] 杨英华. 护理管理学 [M]. 北京：人民卫生出版社，1999.